U0454595

人体解剖学基础

主　编　李倩倩　　姚力源　　侯彦华
副主编　宋丹阳　　胡俏丽　　崔晨阳
编　委　田振兴　　王晓燕

 四川科学技术出版社

图书在版编目（CIP）数据

人体解剖学基础/李倩倩，姚力源，侯彦华主编
. —成都：四川科学技术出版社，2024.5
ISBN 978-7-5727-1366-8

Ⅰ.①人… Ⅱ.①李…②姚…③侯… Ⅲ.①人体解
剖学 Ⅳ.①R322

中国国家版本馆 CIP 数据核字（2024）第 108657 号

人体解剖学基础

RENTI JIEPOU XUE JICHU

主　编　李倩倩　姚力源　侯彦华

出品人程　程佳月
责任编辑　胡小华
责任出版　欧晓春
出版发行　四川科学技术出版社
　　　　　成都市锦江区三色路 238 号邮政编码 610023
　　　　　官方微博：http：//e. weibo. com/sckjcbs
　　　　　官方微信公众号：sckjcbs
　　　　　传真：028-86361756
成品尺寸　185mm×260mm
印　张　16.5
字　数　340 千
印　刷　成都一千印务有限公司
版　次　2024 年 5 月第 1 版
印　次　2024 年 5 月第 1 次印刷
定　价　68.00 元

ISBN 978-7-5727-1366-8

邮　购：成都市锦江区三色路 238 号新华之星 A 座 25 层邮政编码：610023
电　话：028－86361758

■版权所有　翻印必究■

前　　言

　　健康是人类全面发展的必然要求，是经济社会发展的基础条件，也是国家富强和民族复兴的重要标志，而医学教育则是卫生健康事业发展的重要基石。2020年国务院办公厅印发了《关于加快医学教育创新发展的指导意见》，对加快推进我国医学教育改革创新，全面提高医学人才培养质量做出了系统部署，明确提出以"四新"引领医学教育创新发展，即以新理念谋划医学发展，以新定位推进医学教育发展，以新内涵强化医学生培养，以新医科统领医学教育创新。面对实施健康中国行动的新任务和世界医学发展的新要求，医学教育要加快以疾病治疗为中心向以健康促进为中心的转变速度，转变服务生命全周期、健康全过程。要加强救死扶伤的道术、心中有爱的仁术、知识扎实的学术、本领过硬的技术、方法科学的教育，培养医德高尚、医术精湛的人民健康守护者。

　　人体解剖学是一门研究正常人体形态结构的科学，属于生物学中的形态学范畴。本课程是学习中医药学的必修课，通过对本课程的学习，学生能够理解和掌握人体形态结构的基本知识，为学习其他基础医学课程打下必要的基础。本教材按照"注重传承、整体优化、面向临床"的培养目标，强调基本理论、基本知识和基本技能的学习与训练；以科学、严谨的治学态度，对教材体系进行科学设计，综合考虑学科的分化与交叉，注意各学科之间的有机衔接，确保理论体系完整、知识点阐述完备。笔者在编写时力求做到内容精炼、文字表达准确、名词术语规范、重点突出、图文并茂，充分体现科学性、启发性、适用性的基本原则，便于学生学习和掌握。

　　教材永远是在使用中不断得到改进的，书中不足之处在所难免。笔者恳请读者提出宝贵意见和建议，以便修订，使其更臻完善。

目　　　录

项目一

概　论

1. 掌握人体器官的组成和系统的划分，了解人体解剖学的学习方法。
2. 了解人体解剖学发展简史。
3. 掌握人体解剖学姿势、轴与面及方位术语。

一、人体解剖学的定义及其在医学中的地位和分科

人体解剖学是研究正常人体形态结构的科学，属于生物学中的形态学范畴。

人体解剖学是医学重要的支柱学科之一，是医学生的重要必修课程。医学生只有掌握人体各器官系统的正常形态结构，才能正确判断人体的正常与异常，正确理解人体的生理现象和病理变化，从而对疾病做出正确的诊疗和防控。学好人体解剖学，将为其他基础医学和临床医学课程的学习奠定坚实的基础。

人体解剖学分科方法众多，根据研究的方法和目的不同，可分为系统解剖学和局部解剖学。系统解剖学是按照人体各系统来叙述各个器官的形态结构；局部解剖学则是描述人体各区域内器官与结构的位置、形态、毗邻、层次关系及临床意义。此外还有外科解剖学、神经解剖学、X线解剖学、断面解剖学、运动解剖学及腧穴解剖学等。在科学研究和技术方法快速发展的时代，解剖学的研究也随之进入分子和基因水平，将不断有新兴交叉学科涌现，为人类的健康做出新的贡献。

二、人体的组成及系统的划分

人体是一个不可分割的有机整体，其结构和功能的基本单位是细胞。细胞之间存在一些不具细胞形态的物质，称细胞间质。细胞与细胞间质共同构成组织。人体基本组织包括上皮组织、结缔组织、肌肉组织和神经组织。几种组织互相结合，成为具有一定形态和功能的结构，称为器官，如心、肝、脾、肺、肾、胃、大肠、小肠等。在结构和功能上密切相关的一系列器官联合起来，构成执行某种特定生理活动的系统。人体可分为运动、消化、呼吸、泌尿、生殖、循环、内分泌、感觉器及神经九个系统。各系统在神经系统的支配和调节下，实现各种复杂的生命活动，使人体成为一个完整统一的有机体。

三、人体解剖学简史和在中国的发展

在古希腊时代，希波克拉底和亚里士多德已进行过动物解剖，并有专著。古罗马的著名医生和解剖学家盖伦，编写了解剖学论著《医经》，其中有许多解剖学记载，如认为血管内运行的是血液而不是空气、神经是按区分布的等，但其资料主要来自动物解剖，错误较多。达·芬奇堪称欧洲文艺复兴时期的代表人物，他不仅将不朽的绘画流传后世，而且所绘的解剖学图谱的精确细致程度直到今日仍令人叹为观止。维萨里著有《人体构造》一书，共7册，纠正了盖伦和前人的许多错误，为医学的新发展开辟了道路，从而使他成为现代人体解剖学的创始人。英国学者哈维提出了心血管系统是封闭的管道系统的概念，创建了血流循环学说，从而促进了生理学从解剖学中分离出去。显微镜发明之后，意大利人

马尔皮基观察了动物、植物的微细构造，从而奠定了组织学成为一门新学科的基础。18世纪末，研究个体发生的胚胎学开始起步。19世纪，意大利学者卡米洛·高尔基首创镀银浸染神经元技术，西班牙人卡哈建立了镀银浸染神经原纤维法，从而成为神经解剖学公认的两位创始人。

拓展知识

达·芬奇与解剖学

达·芬奇是欧洲文艺复兴时期的代表人物。众所周知，达·芬奇是一位伟大的画家，他的作品《蒙娜丽莎》《最后的晚餐》等无一不是价值连城的艺术瑰宝。达·芬奇不仅是杰出的画家，而且是雕塑家、建筑师、军事工程师，同时还是解剖学家、博物学家、作家和诗人。15世纪80年代，达·芬奇从故乡来到米兰，为了正确表现人体这个"完美世界"，他开始绘制人体解剖素描，自30岁起致力于解剖学研究，他冒着教会的禁忌，一生中进行了30余次人体解剖，在他的解剖笔记中有约600幅描画人体主要器官、骨骼、肌肉和血管的草图。基于保留下来的这些资料，临床解剖学家认为达·芬奇绘制的解剖图精确度领先其所处时代几百年，而他也理所当然地成为现代医学和解剖学的先驱。

进入20世纪，伴随胸、肝和脑外科等手术的开展，器官内血管和管道等解剖学的研究有了长足进步；免疫学的发展和显微外科的进步，推动了显微外科解剖学和组织工程学等学科的发展；计算机体层成像（CT）、磁共振成像（MRI）、正电子发射体层成像（PET）和超声等先进技术的应用，促进了影像解剖学、数字解剖学和虚拟解剖学的发展；由于脑科学的建立和神经科学新技术的不断发展，解剖学等形态学科的研究已走向综合性学科研究的趋势，曾经的纯形态学研究情况正在发生改变。

人体解剖学在我国的发展经历了一个漫长的历史时期。早在两千多年前，我国的医学经典著作《黄帝内经》中即有关于人体解剖学知识的记载："若夫八尺之士，皮肉在此，外可度量切循而得之，其尸可解剖而视之……"书中对脏、腑和脉管的形态结构进行了观察和度量。汉代名医华佗使用麻沸散进行麻醉，为患者施行外科手术。宋代宋慈著的《洗冤集录》，详细记载了各部分骨骼的名称、数目和形状，并附有检骨图。清代名医王清任亲自解剖30余具尸体，并著有《医林改错》一书，他对古书中许多解剖学记载做了订正和补充，尤其对脑的描述独具创见。

19世纪，随着西方医学的传入，我国的现代解剖学得以逐步发展起来，相继建立了医学院校和医院，有了解剖学的教学。中华人民共和国成立后，解剖学迅速发展，国内解剖学专家学者编写了具有我国特点的解剖学教材、图谱和专著，出版了解剖学的期刊，在应用解剖学、显微解剖学、断面解剖学、神经解剖学等方面的研究取得了丰硕的成果，为我国的医学教育做出了巨大贡献。我国中医药院校解剖工作者在针刺麻醉、经络腧穴研究等方面成就卓著，并在经穴断面解剖、经穴层次解剖、经穴CT扫描图像解剖、经穴立体构筑和经穴显微结构等方面开展了大量的工作，编写出版了有关针灸腧穴解剖学、中医应用推拿解剖学等具有中医院校特色的解剖学教材，为中医不同专业开设相应的实用解剖学课程及中医教育事业的发展做出了重要贡献。

拓展知识

脏象学说与人体解剖

脏象学说，又称脏腑学说、藏象学说，是通过对人体生理、病理现象的观察，来研究人体各脏腑的生理功能、病理变化及其相互关系的学说。脏象学说在中医学理论体系中占有极其重要的地位，对于临床实践具有普遍的指导意义。脏象学说以肝、心、脾、肺、肾为中心，配以胆、小肠、胃、大肠、膀胱、三焦，以气、血、精、津液为物质基础，通过经络使人体内外相连而形成一个整体。

"解剖"一词最早见于《灵枢·经水》，我国较早的人体解剖知识散见于《灵枢》的《骨度》《脉度》《肠胃》《平人绝谷》，以及《黄帝八十一难经·四十二难》之中（《黄帝八十一难经》简称《难经》）。《灵枢》与《难经》对内脏尺度的记载并非揣测空谈，而是经人体解剖以后实测的结果。《难经》奠定了中医脏象学说的形态学基础。学界主流观点认为：人体解剖是脏象学说的认识来源，是形成脏象学说的重要基础之一。

四、学习人体解剖学的基本观点和方法

人体解剖学与医学各科有着密切的联系，是一门重要的医学基础课程。医学名词中有 1/3 以上来源于解剖学。学习人体解剖学必须运用进化发展的观点、形态与功能统一的观点、局部与整体统一的观点、理论密切联系实际的观点去观察、分析和研究人体。人类的形态结构由低等动物经过不同的进化阶段，逐渐进化发展而来。人体的形态结构仍保留着与脊椎动物相似的基本特点。形态结构与功能是相互依存又相互影响的关系。人体虽然由许多各自执行不同功能的器官系统构成，并可分为若干局部，但是作为一个完整的有机体，任何器官系统都是有机体不可分割的组成部分，不可能离开整体而独立存在。

人体解剖学的基本研究方法是解剖和肉眼观察。人体结构复杂，直观性强，名词繁多，描述性语言多，需要记忆的内容也多。学习解剖学时，应遵循理论密切联系实际和临床的原则。通过观察实物（尸体、标本及模型等）、活体对照等方式方法，加强自我学习，加深理解和记忆。充分利用图形记忆印象深刻的特点，养成多看图谱和插图的习惯，必要时可动手描图和绘图。当今的人体解剖学学习，可运用融合教材、网络增值服务和手机终端等新媒体形式，拓展学习的时空和视野。同时，在学习的过程中，加强知识的归纳和总结，分析并理解解剖结构的形态特征，联系临床问题，增强分析问题和解决问题的能力。

拓展知识

"上工"与人体解剖

　　上工，乃中医名词，是古代对技术精良的医生的称谓，出自《灵枢·邪气脏腑病形》。"上工十全九"，即指上工在治疗疾病时其治愈率可达90％。对于如何成为"上工"，《难经集注》载"解五脏为上工"，其意是掌握了人体器官的形态结构者为医术高超的医生。在我国第一部医学著作《黄帝内经》中有多处涉及具体的解剖学内容。如"若夫八尺之士，皮肉在此，外可度量循切而得之，其尸可解剖而视之，其脏之坚脆，腑之大小，谷之多少，脉之长短……皆有大数"，已明确提出了"解剖"的认识方法，且脏器的名称一直沿用至今。清代名医王清任更是指出："著书不明脏腑，岂不是痴人说梦；治病不明脏腑，何异盲子夜行。"可见中国古代传统医学已经把人体解剖提高到很重要的地位。从古至今要成为一名医德高尚、医术精湛，能疗人之心的高明医生，学好人体解剖学是必备条件之一。

五、解剖学姿势、方位术语及人体的轴和面

　　为了便于准确地描述人体各器官的形态结构和位置关系，人体解剖学规定了统一的解剖学姿势和方位术语。

（一）解剖学姿势

　　人体的解剖学姿势（图 1-1）是指身体直立，面向前，两眼向正前方平视，双上肢自然下垂于躯干两侧，手掌向前，两足并拢，足尖向前。观察和描述人体任何结构时均应以此姿势为标准。

（二）方位术语

　　按照人体的标准解剖学姿势，为正确描述各器官或结构的方位及相互位置关系，又规定有统一的方位术语。

　　（1）上和下是描述器官和结构距颅顶或足底的相对远近关系的术语。近颅者为上，近足者为下。

　　（2）前和后是指距身体前面或后面距离相对远近的术语。距身体腹侧面近者为前，也称腹侧；而距身体背侧面近者为后，也称背侧。

　　（3）内侧和外侧是描述人体结构与人体正中矢状切面相对距离远近关系的术语。近正中矢状切面者为内侧，远离正中矢状切面者为外侧。

　　（4）内和外是描述空腔器官相互位置关系的术语。近内腔者为内，远离内腔者为外。

　　（5）浅和深是描述与皮肤表面相对距离关系的术语。近皮肤者为浅，远离皮肤者为深。

　　（6）近侧和远侧在描述四肢各结构的方位时，以接近躯干的一端为近侧，远离躯干的

一端为远侧。

在前臂，尺骨与桡骨分别位于内侧和外侧，故前臂的内侧又称尺侧，前臂的外侧又称桡侧。同样，小腿的内侧又称胫侧，小腿的外侧又称腓侧。

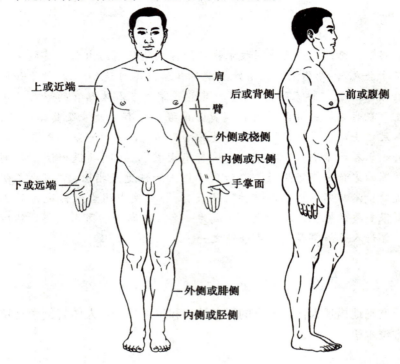

上或近端
肩
臂
外侧或桡侧
内侧或尺侧
下或远端
手掌面
后或背侧
前或腹侧
外侧或腓侧
内侧或胫侧

图 1-1　解剖学姿势与常用方位术语

（三）人体的轴和面

1. 轴

按照解剖学姿势，人体可设计三种互相垂直的轴，即垂直轴、矢状轴和冠状轴。轴是叙述关节运动时的常用术语。

（1）垂直轴：与身体长轴平行的轴，垂直于地面。

（2）矢状轴：从腹侧面至背侧面，呈前后方向，与身体的长轴和冠状轴垂直相交的轴。

（3）冠状轴：呈左右方向，与地面平行，并与另两个轴相垂直的轴。

2. 面

在描述和观察人体器官的形态结构时，常需要将其切成不同的断面（图 1-2）。

（1）矢状面：是指从前、后方向，将人体分成为左、右两部分的纵切面。经过人体正中的矢状面，称正中矢状切面。

（2）冠状面：是指从左、右方向，将人体分为前、后两部分的纵切面，该切面与矢状面及水平面互相垂直。

（3）水平面：也称横切面，即与人体长轴成直角的切面，将人体横断为上、下两部分的切面。

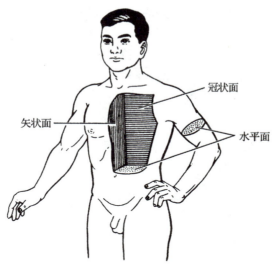

冠状面

矢状面

水平面

图 1-2　人体切面术语

项目二

运动系统

学习目标

1. 掌握各部骨的形态结构及重要骨性标志。
2. 掌握主要关节的组成、特点和运动。
3. 掌握主要骨骼肌的位置、作用及重要肌性标志。
4. 熟悉胸廓、脊柱和骨盆的构成和运动；熟悉斜角肌间隙、腋窝、肘窝、腕管、腘窝腹直肌鞘和腹股沟管等局部结构。

全身各骨借骨连结构成骨骼，形成人体支架。骨骼肌收缩时，以关节为运动枢纽，牵引骨位置发生移动，产生运动；在运动过程中，骨为运动的杠杆，关节为运动的枢纽，骨骼肌为运动的动力器官。骨和骨骼肌共同赋予人体基本外形，并参与构成颅腔、胸腔、腹腔、盆腔等体腔的壁，以保护脑、心、肺、肝、肾、脾等器官。

  任务一　骨和骨连结

一、概论

成人的骨为 206 块，可分为颅骨、躯干骨、上肢骨和下肢骨四部分（图 2-1）。

骨和骨之间的连结装置称骨连结，可分为直接连结和间接连结两种。骨和骨之间借致密结缔组织构成的膜、韧带或软骨直接相连称为直接连结，多位于颅骨和躯干骨。相邻两骨之间借结缔组织囊互相连接，囊内有间隙，能活动，这种骨连结称为间接连结，又称关节，多见于四肢骨之间，以适应人体的活动。

（一）骨的形态

骨的形态不一，大致分可为四类，即长骨、短骨、扁骨和不规则骨（图 2-2）。

1. 长骨

多位于四肢，呈长管状，可分为一体、两端。体又称骨干，内有骨髓腔，容纳骨髓；两端膨大称骺，具有光滑的关节面，由关节软骨覆盖。

2. 短骨

一般呈立方形，多位于连结牢固又有一定灵活性的部位，如腕骨和跗骨等。

3. 扁骨

呈板状，主要构成骨性腔的壁，对腔内器官有保护作用，如肋骨、胸骨等。

4. 不规则骨

形状不规则，如椎骨。有些不规则骨，内有含气的腔，称含气骨，如位于鼻腔周围的上颌骨等。

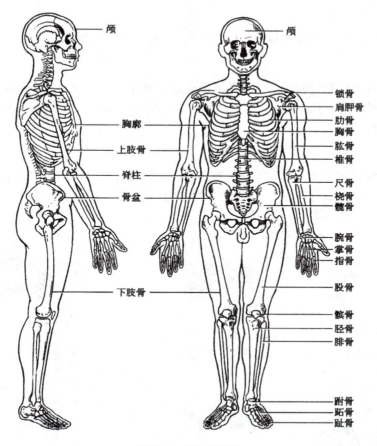

颅

颅

锁骨
肩胛骨
肋骨
胸骨
肱骨
椎骨

尺骨
桡骨
髋骨

腕骨
掌骨
指骨

股骨

髌骨
胫骨
腓骨

跗骨
距骨
趾骨

胸廓
上肢骨
脊柱
骨盆

下肢骨

图 2-1　人体的骨骼

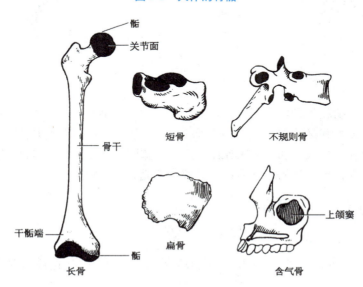

头
关节面

骨干

干骺端
骺

短骨

不规则骨

扁骨

含气骨

上颌窦

长骨

图 2-2　骨的形态

11

（二）骨的构造

每块骨都由骨质、骨膜和骨髓等构成（图2-3），并有神经和血管分布。

1. 骨质

骨质分为骨密质和骨松质。骨密质致密坚硬，抗压、抗扭曲力强，分布于长骨干及其他类型骨和长骨骺的外层。骨松质由相互交织的骨小梁构成，呈海绵状，分布于长骨骺及其他类型骨的内部。

2. 骨膜

骨膜是由致密结缔组织构成的一层薄膜，包裹除关节面以外的整个骨面。骨膜内含有丰富的神经和血管，对骨有营养、保护和再生的作用。幼年时期骨膜内层的成骨细胞直接参与骨的生长，使骨不断加粗。

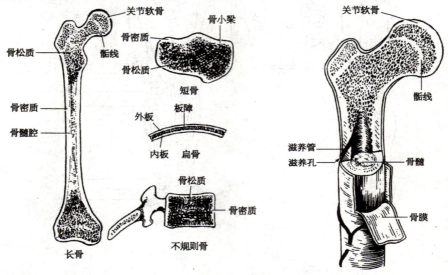

图2-3 骨的构造

3. 骨髓

骨髓充填于骨髓腔及骨松质网眼内，分为红骨髓和黄骨髓两种。红骨髓内含有大量不同发育阶段的红细胞和某些白细胞，有造血功能；黄骨髓含大量脂肪组织，无造血功能。胎儿及幼儿的骨髓全是红骨髓；6岁前后，长骨骨髓腔内的红骨髓逐渐转化为黄骨髓，红骨髓终身保留于各种类型骨的骨松质内，始终保持造血的功能。

（三）关节的结构和运动

1. 关节的主要结构

关节包括关节面、关节囊和关节腔，这些结构为每个关节必须具备的基本结构（图2-4）。

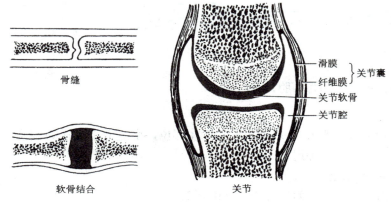

图 2-4 关节的构造

（1）关节面：是两骨互相接触的光滑骨面，通常一骨形成凸面，称关节头；另一骨形成凹面，称为关节窝。关节面覆盖一层关节软骨，可减少运动时的摩擦和缓冲运动时的冲击。

（2）关节囊：是连接在两骨之间的结缔组织囊，可分为内、外两层。外层为纤维膜，由致密结缔组织构成，较厚且坚韧，附着于关节面周围的骨面上，并与骨膜相延续。内层为滑膜，由疏松结缔组织构成，薄而光滑，附着于关节软骨周缘；滑膜富含血管，能产生少量的滑液，起润滑作用。

（3）关节腔：为关节囊滑膜层与关节软骨所围成的密闭腔隙，内含少量滑液，其内为负压，利于关节的稳定。

2. 关节的辅助结构

除上述基本结构外，某些关节为适应其特殊功能，需要一些辅助结构，包括韧带、关节内软骨和关节唇。

（1）韧带：由致密结缔组织构成，呈束状或膜状，有增加关节的稳固性和限制关节运动的作用。

（2）关节盘：由纤维软骨构成，位于两骨关节面之间，可使两骨关节面更为适合，能增加关节的运动范围，并有缓冲冲击的作用。

（3）关节唇：为附着于关节窝周缘的纤维软骨环，可加深关节窝、扩大关节面，使关节更加稳固，如髋臼唇等。

3. 关节的运动

（1）屈和伸：为关节绕冠状轴进行的运动。两骨互相靠拢，角度缩小称为屈；反之，角度加大则称为伸。膝关节以上为前屈后伸，膝关节及以下为后屈前伸。

（2）内收和外展：为关节绕矢状轴进行的运动。骨的远端向正中矢状面靠拢的运动称内收；反之，远离正中矢状面的运动称外展。

（3）旋内和旋外：关节绕垂直轴运动，骨的前面转向内侧的称为旋内，在前臂称为旋前；反之，旋向外侧的称旋外，在前臂称为旋后。

凡二轴或三轴关节还可做环转运动，即关节头原位转动，骨的远端可做圆周运动，运动时全骨描绘成一圆锥形的轨迹。

二、躯干骨及其连结

（一）躯干骨

躯干骨包括椎骨、胸骨和肋。

1. 椎骨

成人的椎骨总数一般为 26 块，根据其所在部位，由上而下依次为颈椎 7 块、胸椎 12 块、腰椎 5 块、骶骨 1 块和尾骨 1 块。

1）椎骨的一般形态

椎骨一般由椎体、椎弓两部分构成（图 2-5）。

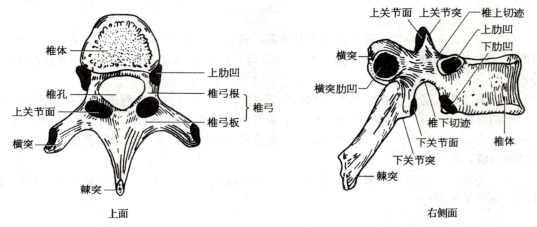

图 2-5　胸椎

（1）椎体：位于椎骨的前方，呈短圆柱状，是椎骨负重的主要部分，内部为骨松质，表面为薄层骨密质。

（2）椎弓：是附在椎体后方的弓形骨板。椎弓与椎体围成一孔，称为椎孔。全部椎骨的椎孔叠连在一起，形成一纵行管道，称椎管，容纳脊髓和脊神经根等。椎弓与椎体连结的部分较细，称为椎弓根，其上、下缘各有一切迹，分别称椎上切迹和椎下切迹。椎骨叠连时，上位椎骨的椎下切迹和下位椎骨的椎上切迹围成一个孔，称为椎间孔，有脊神经及血管通过。椎弓上伸出 7 个突起，即向两侧伸出一对横突，向上伸出一对上关节突，向下伸出一对下关节突，向后伸出单一的棘突。

2）各部椎骨的主要特征

（1）颈椎：其主要特征是横突上有一个圆孔，称为横突孔。第 3～6 颈椎属于一般颈椎，第 1、第 2、第 7 颈椎为特殊颈椎。

第 1 颈椎又称寰椎（图 2-6），形似环形，由前弓、后弓及两个侧块构成。

第 2 颈椎又称枢椎（图 2-7），其特点为椎体向上伸出一齿状突起，称为齿突，与寰椎前弓后面的齿突凹相关节。

第 7 颈椎又称为隆椎（图 2-8），棘突长，末端变厚呈结节状。当头前屈时，该突起在项背交界处形成明显隆起，皮下易于触及，是临床计数椎骨和针灸取穴定位的标志。

2）胸椎：在椎体侧面和横突尖端的前面，都有与肋骨相关节的肋凹，分别称为椎体肋凹和横突肋凹。胸椎棘突较长，伸向后下方，互相掩盖，呈叠瓦状（图 2-5）。

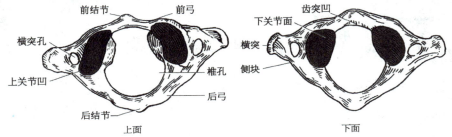

图 2-6 寰椎

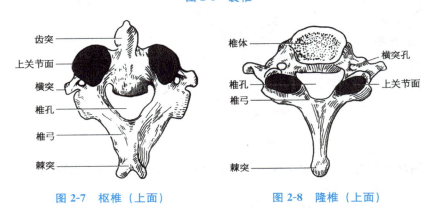

图 2-7 枢椎（上面）　　　　图 2-8 隆椎（上面）

（3）腰椎：由于承受重力较大，故椎体肥厚。棘突呈板状，水平位后伸，棘突间空隙较大，临床上常在第 3、第 4 或第 4、第 5 腰椎棘突间做腰椎穿刺（图 2-9）。

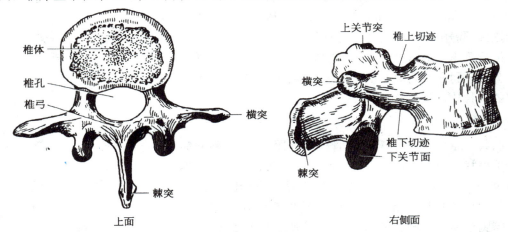

图 2-9 腰椎

（4）骶骨：由 5 块骶椎融合而成，略呈三角形，上端较宽厚，为骶骨底，向上与第 5 腰椎相连；下端较尖细，为骶骨尖，与尾骨相连接。前、后各有 4 对小孔，分别称为骶前孔、骶后孔，分别有骶神经前、后支及血管通过（图 2-10）。

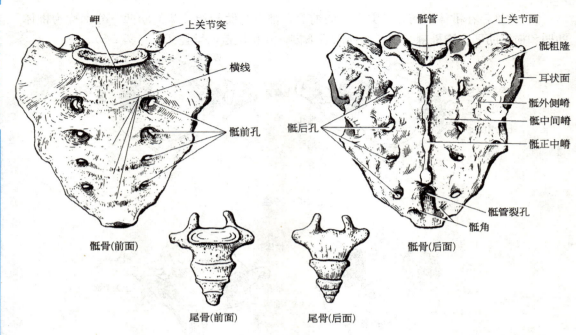

图 2-10　骶骨和尾骨

骶骨两侧有耳状面与髋骨相连接，其中央有一纵贯全长的管道，称骶管，向上与椎管相通，向下裂开形成骶管裂孔。

（5）尾骨：由 4～5 块退化的尾椎融合而成（图 2-10）。

2. 胸骨

胸骨是一块位于胸前部正中的扁骨，由上而下分为胸骨柄、胸骨体和剑突三部分（图 2-11）。胸骨柄上缘正中的切迹称颈静脉切迹。胸骨柄与胸骨体相接处形成突向前方的横行隆起，称胸骨角，可在体表触知，它平对第 2 肋，为计数肋和肋间隙的重要标志。胸骨的下端为一形状不定的薄骨片，称剑突。

3. 肋

肋共 12 对，由肋骨和肋软骨构成（图 2-12）。肋骨为细长呈弓状弯曲的扁骨，富有弹性。每一肋骨可分为中部的体及前、后两端。肋骨前端接肋软骨；后端膨大称肋头，与胸椎椎体肋凹相关节。肋头稍外侧的隆起称肋结节，与胸椎横突肋凹相关节。肋体内面近下缘处有肋沟，是肋间血管和神经的走行部位。

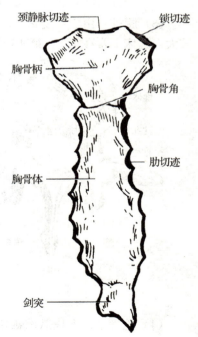

图 2-11　胸骨（前面）

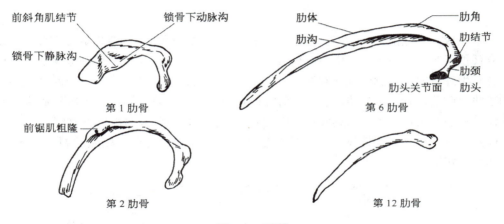

第 1 肋骨　　前斜角肌结节　　锁骨下动脉沟　　锁骨下静脉沟

第 6 肋骨　　肋体　　肋沟　　肋角　　肋结节　　肋颈　　肋头关节面　　肋头

前锯肌粗隆　第 2 肋骨

第 12 肋骨

图 2-12　肋骨

(二) 躯干骨的连结

1. 椎骨间的连结

相邻椎骨之间借椎间盘、韧带和关节相连接。

(1) 椎间盘：是位于上、下两椎体之间的纤维软骨盘，由周围的纤维环和内部的髓核组成（图 2-13）。纤维环是由多层环形排列的纤维软骨组成；髓核是一种富有弹性的胶状物质。椎间盘坚韧而有弹性，除连结椎体外，还可承受压力、吸收震荡、减缓冲击。

(2) 韧带：位于椎体前面的为前纵韧带；位于椎体后面的为后纵韧带；连接棘突尖端的为棘上韧带；在颈椎棘突末端的为板状的项韧带，向上连至枕外隆凸，向下延续为棘上韧带；连结各棘突的为棘间韧带；椎弓之间有黄韧带相连（图 2-14）。

(3) 关节突关节：由相邻椎骨的上、下关节突构成（图 2-13）。

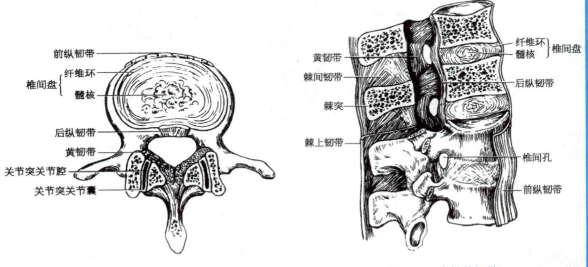

前纵韧带　纤维环　椎间盘　髓核　后纵韧带　黄韧带　关节突关节腔　关节突关节囊

黄韧带　棘间韧带　棘突　棘上韧带　纤维环　髓核　椎间盘　后纵韧带　椎间孔　前纵韧带

图 2-13　椎间盘和关节突关节　　　　图 2-14　脊柱的韧带

2. 脊柱

（1）组成：脊柱由 24 块分离椎骨、1 块骶骨和 1 块尾骨借椎间盘、韧带和关节连结而成。脊柱位于躯干背面正中，中央有椎管，容纳脊髓及其被膜和脊神经根等（图 2-15）。

（2）生理弯曲：从侧面观察脊柱，有 4 个生理弯曲，即颈曲、胸曲、腰曲及骶曲。颈曲和腰曲向前凸，胸曲和骶曲向后凸。脊柱的弯曲使脊柱更具有弹性，可减轻震荡并与维持人体的重心有关，且扩大了胸腔和盆腔的容积，使之能容纳众多的脏器（图 2-15）。

（3）功能：脊柱除支持体重、保护脊髓外，还有运动的功能，能做前屈、后伸、左、右侧屈和旋转等运动。

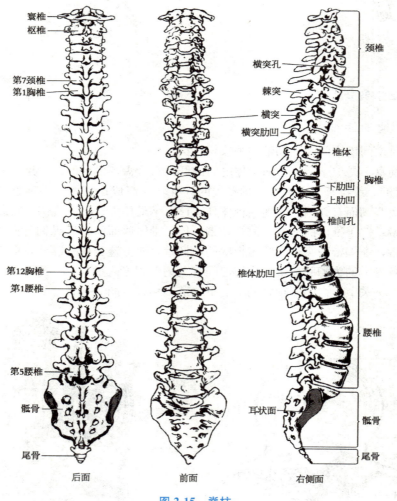

图 2-15　脊柱

3. 胸廓

（1）组成：胸廓由 12 块胸椎、1 块胸骨和 12 对肋借椎间盘、韧带和关节连结而成。12 对肋后端与同序数胸椎以关节相连接；第 1 肋软骨与胸骨柄直接连结，第 2～7 肋软骨与胸骨侧缘相应的肋切迹形成胸肋关节；第 8～10 肋软骨不直接连于胸骨，而是依次连于上一位肋软骨，形成一对肋弓；第11、第12肋的前端游离于腹壁肌之间（图2-16）。

（2）形态：成人胸廓近似圆锥形，有上、下两口，胸廓上口是食管、气管、大血管和神经等出入胸腔的通道；胸廓下口宽阔而不整齐，被膈封闭。相邻各肋之间的空隙，称肋间隙，均由肌肉和韧带封闭。胸廓的内腔称胸腔，容纳心、肺、气管、食管等（图2-16）。

（3）功能：胸廓具有支持和保护胸腔重要脏器、参与呼吸运动等功能。

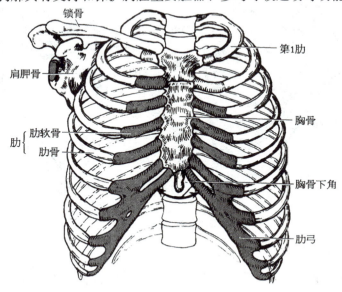

图 2-16　胸廓

三、上肢骨及其连结

（一）上肢骨

上肢骨包括上肢带骨和自由上肢骨。

1. 上肢带骨

上肢带骨包括锁骨和肩胛骨。

（1）锁骨：位于胸廓前面上部两侧，全长在体表均可触及。锁骨呈横卧的"S"形，内侧端粗大称胸骨端，与胸骨相关节；外侧端扁平称肩峰端，与肩胛骨的肩峰相关节（图2-17）。

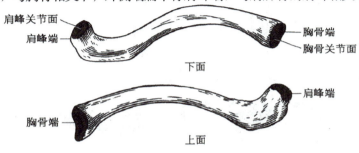

图 2-17　锁骨

（2）肩胛骨：为三角形扁骨，位于背部外上方，介于第2～7肋骨之间，有三缘、三角和二面。肩胛骨的外侧角有关节盂与肱骨头形成肩关节。肩胛骨后面有一骨性隆起，称肩胛冈；肩胛冈的外侧端逐渐高起，称肩峰。肩胛骨上缘的外侧部，有一弯曲的指状突起，称喙突（图2-18）。

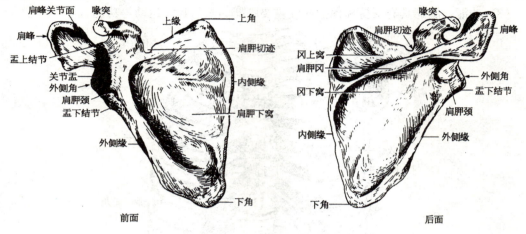

图 2-18　肩胛骨

2. 自由上肢骨

自由上肢骨包括肱骨、桡骨、尺骨和手骨。除手骨的腕骨为短骨外，其余均属长骨。

（1）肱骨：位于臂部。上端有半球形的肱骨头，与肩胛骨关节盂相关节。肱骨体中部外侧面有一粗糙隆起称三角肌粗隆；体的后面有一斜行浅沟，称桡神经沟，有桡神经通过。肱骨下端外侧有肱骨小头，与桡骨相关节；内侧有肱骨滑车，与尺骨相关节；下端内后下方有一浅沟，称尺神经沟（图2-19）。

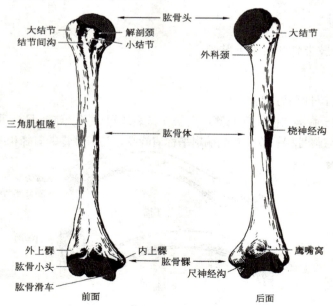

图 2-19　肱骨

　　（2）桡骨：位于前臂外侧部。上端细小，下端粗大。上端有桡骨头，与肱骨小头相关节。桡骨头下方内侧的隆起，称桡骨粗隆。桡骨下端的下面为腕关节面，与腕骨相关节，其外侧向下的突出称桡骨茎突（图 2-20）。

　　（3）尺骨：位于前臂内侧部。上端粗大，前面有大的半月形凹陷称滑车切迹，与肱骨滑车相关节。在切迹的上、下方各有一突起，分别称鹰嘴和冠突。尺骨下端较小，称尺骨头，向内下方的突起称尺骨茎突（图 2-20）。

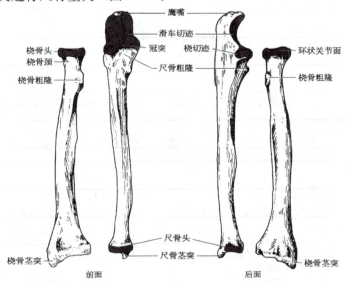

图 2-20　桡骨和尺骨

　　（4）手骨：分为腕骨、掌骨及指骨（图 2-21）。

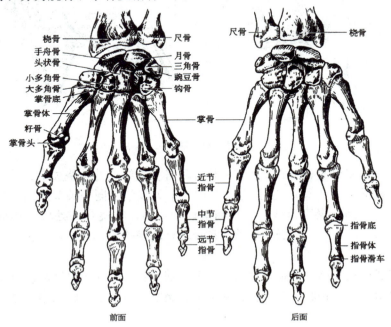

图 2-21　手骨

腕骨：由 8 块小的短骨组成，排成 2 列，每列各有 4 块。近侧列由桡侧向尺侧依次为手舟骨、月骨、三角骨和豌豆骨；远侧列依次为大多角骨、小多角骨、头状骨和钩骨。

掌骨：共 5 块，由桡侧向尺侧，分别为第 1～5 掌骨。

指骨：共 14 块，拇指有 2 节指骨，其余各指都有 3 节指骨；由近侧至远侧依次为近节指骨、中节指骨和远节指骨。

（二）上肢骨的连结

上肢骨的连结可分为上肢带连结和自由上肢骨连结。

1. 上肢带连结

上肢带连结包括胸锁关节和肩锁关节。

（1）胸锁关节：是上肢骨和躯干骨连结的唯一关节，由锁骨胸骨端与胸骨的锁切迹及第一肋软骨的上面构成。

（2）肩锁关节：由锁骨肩峰端与肩胛骨的肩峰构成的微动关节。

2. 自由上肢骨连结

（1）肩关节：①组成。由肱骨头与肩胛骨的关节盂构成（图 2-22）。②特点。肱骨头大，关节盂浅小，周缘有纤维软骨构成的盂唇加深关节窝；关节囊薄而松弛，囊内有肱二头肌长头腱通过。③运动。肩关节为全身活动范围最大、最灵活的关节，可做屈、伸、内收、外展、旋内、旋外及环转运动。

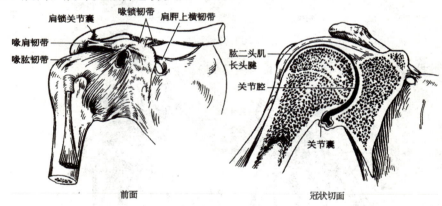

图 2-22　肩关节

（2）肘关节：①组成。由肱骨下端和桡、尺骨上端组成的肱桡关节、肱尺关节和桡尺近侧关节共同构成（图 2-23）。②特点。上述 3 个关节包在同一关节囊内，关节囊前、后壁薄弱而松弛，两侧有桡侧副韧带和尺侧副韧带加强；在桡骨头处增厚形成桡骨环状韧带，包绕桡骨头。③运动。可做屈、伸运动；另外肱桡关节、桡尺近侧关节与桡尺远侧关节同时参与前臂旋前、旋后运动。

（3）前臂骨间的连结：包括桡尺近侧关节、前臂骨间膜和桡尺远侧关节三部分。

（4）手关节：包括桡腕关节、腕骨间关节、腕掌关节、掌骨间关节、掌指关节和指骨间关节。

桡腕关节：又称腕关节。①组成：由桡骨下端的腕关节面和尺骨下方的关节盘形成的关节窝，与手舟骨、月骨、三角骨的近侧关节面组成的关节头共同构成（图 2-24）。②特点：关节囊松弛，关节腔宽广，囊外有韧带加强。③运动：可做屈、伸、内收、外展和环转运动。

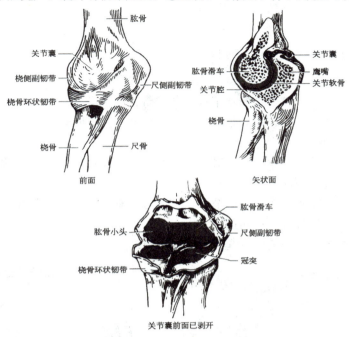

前面　　　　　　　　　　　　　矢状面

关节囊前面已剥开

图 2-23　肘关节

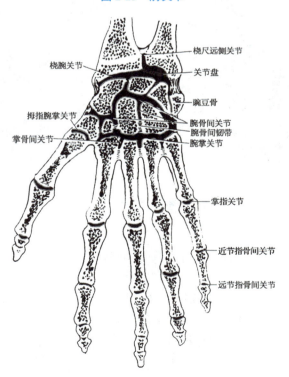

图 2-24　手关节（冠状切面）

四、下肢骨及其连结

（一）下肢骨

下肢骨包括下肢带骨和自由下肢骨。

1. 下肢带骨

每侧各有 1 块髋骨。髋骨是形状不规则的扁骨，由上方的髂骨、后下方的坐骨和前下方的耻骨组成（图 2-25）。其外侧面有一深窝，称髋臼，与股骨头相关节；下部由耻骨和坐骨围成一孔，称闭孔。

髂骨上部的扇形骨板称髂骨翼，其上缘较肥厚，称髂嵴，髂嵴前端称髂前上棘，后端称髂后上棘。髂骨翼内侧面的浅窝，称髂窝。

坐骨后下部有肥厚粗糙的坐骨结节，在其上方，有一伸向后内的锐棘，称坐骨棘，坐骨棘上、下方分别为坐骨大、小切迹。

耻骨内侧部上缘有一向前的突起，称耻骨结节。

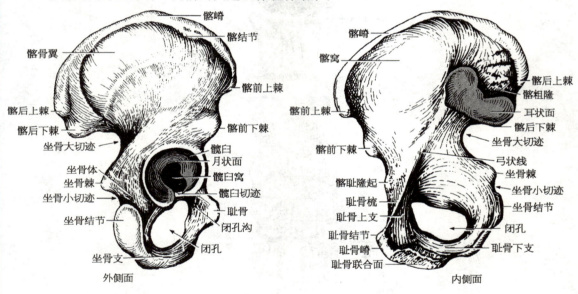

图 2-25 髋骨

2. 自由下肢骨

自由下肢骨包括股骨、髌骨、胫骨、腓骨和足骨。除髌骨和足骨的跗骨为短骨外，其余均属于长骨。

（1）股骨：位于大腿，为人体最长的骨，其长度约占身高的 1/4（图 2-26）。上端有球形的股骨头，与髋臼构成髋关节。股骨头外下方狭细部分，称股骨颈，颈与体交界处有两个隆起，上外侧者为大转子，下内侧者为小转子。股骨下端有两个膨大，分别称内侧髁和外侧髁，与髌骨和胫骨共同构成膝关节。

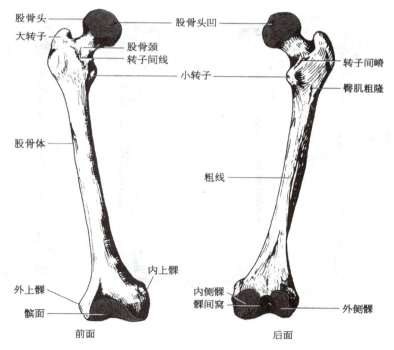

股骨头　　　　　　　　　股骨头凹
大转子
　　　　　股骨颈　　　　　　　　　　　转子间嵴
　　　　　转子间线
　　　　　　　　　小转子　　　　　　　　臀肌粗隆

股骨体

　　　　　　　　　粗线

　　　　　　　内上髁
外上髁
髌面　　　　　　内侧髁　　　　　　　　外侧髁
　　　　　　　髁间窝
前面　　　　　　　　　　后面

图 2-26　股骨

　　（2）髌骨：略呈三角形，位于膝关节前方、股四头肌腱内（图 2-27）。前面粗糙；后面有光滑的关节面，参与膝关节的构成。

　　（3）胫骨：位于小腿内侧部，是小腿主要负重骨，故较粗壮（图 2-28）。上端有两个膨大，分别称内侧髁和外侧髁，与股骨内、外侧髁相关节；上端前面有胫骨粗隆。胫骨体前缘和内侧面紧贴皮下，体表可触及。胫骨下端内侧面伸向下方的扁突，称内踝；外侧面有一切迹，与腓骨相连结。下端的下面为一略呈四方形的关节面，与距骨相关节。

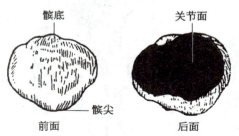

髌底　　　　　　　　关节面

　　　　　　　　髌尖
前面　　　　　　　　后面

图 2-27　髌骨

　　（4）腓骨：位于小腿外侧部（图 2-28）。上端略膨大，称腓骨头，与胫骨相关节。下端膨大为外踝，其内侧的关节面，与距骨相关节。

　　（5）足骨：可分为跗骨、跖骨及趾骨（图 2-29）。

　　跗骨：属于短骨，共 7 块，即距骨、跟骨、骰骨、足舟骨及 3 块楔骨。

　　跖骨：共 5 块，从内侧向外侧依次为第 1～5 跖骨。

　　趾骨：共 14 块，其数目和命名与指骨相同。

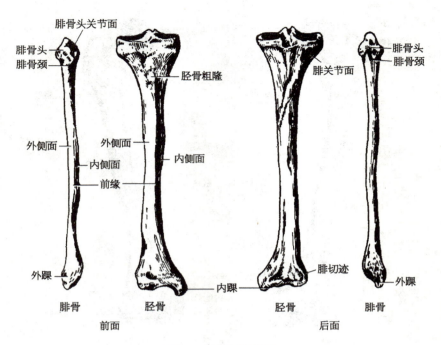

图 2-28　胫骨和腓骨

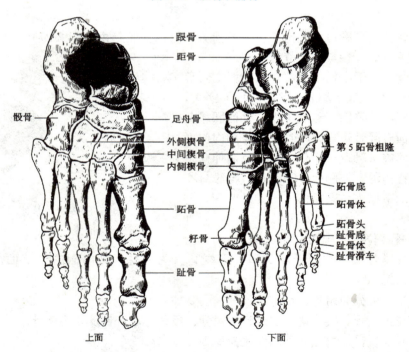

图 2-29　足骨

（三）下肢骨的连结

下肢骨的连结可分为下肢带连结和自由下肢骨连结。

1. 下肢带连结

1）骨盆的骨连结

（1）骶髂关节：由骶、髂两骨的耳状关节面构成。关节囊紧张，并有坚韧的韧带进一步加强其稳固性，运动范围极小。

（2）骶结节韧带：从骶、尾骨的外侧缘连至坐骨结节。

（3）骶棘韧带：从骶、尾骨的外侧缘连至坐骨棘。骶棘韧带和骶结节韧带与坐骨大、小切迹共同围成坐骨大、小孔。

（4）耻骨联合：由左、右两侧的耻骨联合面，借纤维软骨构成的耻骨间盘相连而成。两侧耻骨相连形成骨性弓，称耻骨弓。

2）骨盆的组成和形态

骨盆由骶骨、尾骨及左右髋骨借关节、韧带、耻骨间盘等连结而成（图2-30）。其主要功能是支持体重、保护盆腔脏器，还是胎儿娩出的产道。

以骶骨岬至耻骨联合上缘的两侧连线为界线，骨盆分为前上方的大骨盆和后下方的小骨盆。小骨盆的内腔称盆腔。骨盆的形态有明显的性别差异。

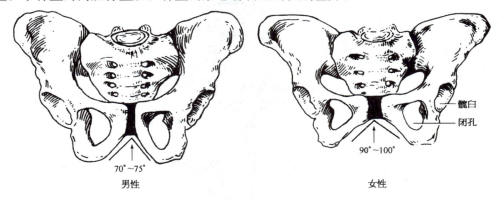

男性　　70°~75°　　　　女性　　90°~100°　　髋臼　闭孔

图 2-30　骨盆

2. 自由下肢骨连结

（1）髋关节：①组成。由股骨头和髋臼构成（图2-31）。②特点。髋臼周缘有纤维软骨构成的髋臼唇，以加深髋臼。关节囊紧张而坚韧，上方附于髋臼周缘，下方前面附于转子间线，后面包裹股骨颈的内侧2/3。关节囊内有股骨头韧带，连于髋臼横韧带和股骨头凹之间。③运动。能做屈、伸、内收、外展、旋内、旋外和环转运动。因受髋臼的限制，髋关节的运动范围较肩关节小，但稳固性强，以适应其负重和行走的功能。

（2）膝关节：人体内最大、最复杂的关节。①组成。由股骨下端、胫骨上端与髌骨共同构成（图2-32）。②特点。关节囊广阔而松弛，各部厚薄不一。囊外有韧带加强，前方为髌韧带，两侧分别为胫侧副韧带和腓侧副韧带。囊内有连接股骨和胫骨的前交叉韧带和后交叉韧带（图2-33）。在股骨与胫骨之间有纤维软骨构成的内侧半月板和外侧半月板（图2-34），半月板加深了关节窝，从而使关节更加稳固，并可缓冲跳跃和剧烈运动时的震荡。③运动。主要能做屈、伸运动；在屈膝状态下，还可做轻微的旋内、旋外运动。

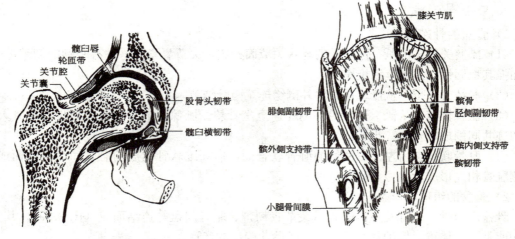

图 2-31 髋关节（冠状切面）　　　　图 2-32 膝关节（前面）

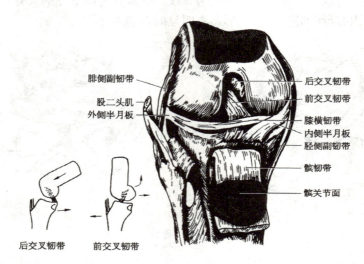

图 2-33 膝关节内部结构

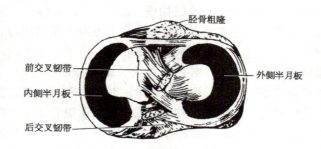

图 2-34 膝关节半月板（上面）

（3）小腿骨间的连结：包括胫腓关节、小腿骨间膜和胫腓连结。

（4）足关节：包括踝关节、跗骨间关节、跗跖关节、跖骨间关节、跖趾关节和趾骨间关节（图 2-35）。

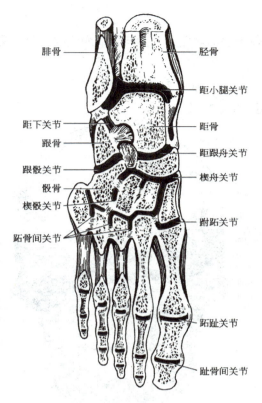

图 2-35 足关节（水平切面）

腓骨 — 胫骨

距小腿关节

距下关节 — 距骨

跟骨

距跟舟关节

跟骰关节 — 楔舟关节

骰骨

楔骰关节 — 跗跖关节

跖骨间关节

跖趾关节

趾骨间关节

踝关节又称距小腿关节。①组成。由胫、腓骨下端的关节面和距骨滑车构成。②特点。关节囊前、后壁薄而松弛。内、外侧有韧带加强，内侧韧带坚韧；外侧为 3 条独立的韧带，较为薄弱。③运动。可做背屈（伸，足尖向上）和跖屈（屈，足尖向下）运动。

五、颅骨及其连结

（一）颅骨

颅骨共 23 块，另有 6 块听小骨，因与听觉有关，故列入前庭蜗器中介绍。除下颌骨和舌骨外，其他各骨都借缝或软骨牢固地结合在一起，彼此间不能活动。颅骨分为脑颅骨和面颅骨两部分；脑颅骨位于颅的后上部，围成颅腔，容纳脑；面颅骨为颅的前下部，形成面部的基本轮廓，并参与构成口腔、鼻腔和眼眶。

1. 脑颅骨

脑颅骨共 8 块（图 2-36、图 2-37）。

（1）额骨：1 块，位于颅的前上部，骨内含有空腔，称额窦。

（2）顶骨：成对，位于颅顶部中线的两侧，介于额骨和枕骨之间。

（3）枕骨：1 块，位于颅的后下部。

（4）蝶骨：1 块，位于颅底中部，枕骨的前方，形似蝴蝶。其中央部称蝶骨体，体内的含气空腔，称蝶窦。

（5）筛骨：1 块，位于颅底，在蝶骨和额骨及左、右两眶之间。其两侧略膨大，内有若干含气的空腔，称筛窦。

（6）颞骨：成对，位于颅的两侧。它参与构成颅底的部分，称颞骨岩部，其内有前庭蜗器。

2. 面颅骨

面颅骨共 15 块（图 2-36、图 2-37）。

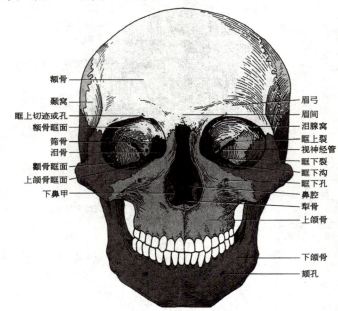

图 2-36　颅的前面观

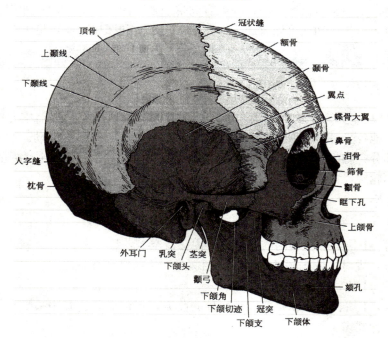

图 2-37　颅的侧面观

（1）上颌骨：成对，位于面颅中央。骨内有一较大的含气空腔，称上颌窦。上颌骨下缘游离，有容纳上颌牙根的上牙槽。

（2）鼻骨：成对，在额骨的下方，两眶之间，构成外鼻的骨性基础。

（3）颧骨：成对，位于上颌骨的外上方，形成面颊部的骨性隆凸，参与颧弓的组成。

（4）泪骨：成对，位于眶内侧壁的前部，为一小而薄的骨片。

（5）下鼻甲：成对，位于鼻腔外侧壁的下方，薄而卷曲，贴附于上颌骨的内侧面。

（6）腭骨：成对，位于上颌骨的后方，参与构成骨腭的后部。

（7）犁骨：1块，为矢状位呈斜方形的骨板，参与构成骨性鼻中隔的后下部。

（8）下颌骨：1块，居上颌骨的下方，可分为一体两支。下颌体居中央，上缘有容纳下颌牙根的牙槽，体的外侧面有一孔，称颏孔。下颌支上缘有两个突起，前突称冠突，后突称髁突，髁突的上端膨大称下颌头，与颞骨下颌窝相关节；下颌支内面有一孔，称下颌孔，由此孔可通入下颌管，最后开口于颏孔。下颌体下缘与下颌支后缘转折处形成下颌角。

（9）舌骨：一块，呈"U"字形，位于下颌骨的下后方，其与颅骨之间仅借韧带和肌肉相连。

3. 颅的整体观

1）颅顶

在额骨与顶骨之间有冠状缝，左、右顶骨之间有矢状缝，顶骨与枕骨之间有人字缝。

2）颅的前面观

由大部分面颅和部分脑颅构成，并共同围成眶和骨性鼻腔（图2-36）。

（1）眶：容纳眼球及其附属结构，呈四面锥体形，眶尖向后内方，经视神经管通入颅腔。眶底的上、下缘分别称眶上缘和眶下缘。眶上缘的内侧部有眶上切迹（或眶上孔）；眶下缘中点的下方有眶下孔。

（2）骨性鼻腔：位于面颅的中央，上方以筛板与颅腔相隔，下方以硬腭骨板与口腔分界，两侧邻接眶和上颌窦，被骨性鼻中隔分为左、右两半。骨性鼻中隔由筛骨垂直板和犁骨组成。鼻腔外侧壁有3个卷曲的骨片，分别称上鼻甲、中鼻甲、下鼻甲，各鼻甲下方的间隙，相应地称上、中、下鼻道。

（3）鼻旁窦：是位于鼻腔周围且与鼻腔相通的若干骨性空腔的总称，包括额窦、上颌窦、筛窦和蝶窦4对，分别位于同名骨内。额窦开口于中鼻道；上颌窦最大，开口于中鼻道；筛窦分前、中、后3组，前、中筛窦开口于中鼻道，后筛窦开口于上鼻道；蝶窦开口于上鼻甲的后上方。这些空腔的形成既减轻了颅骨的重量，又能对发音起共鸣作用。

3）颅的侧面观

在乳突的前上方有外耳门，向内入外耳道。外耳门前方，有一弓状的骨梁，称颧弓。颧弓上方的凹陷，称颞窝。在颞窝区内，有额、顶、颞、蝶4骨的会合处，称翼点（相当于太阳穴的位置）；此处骨质薄弱，其深面有血管通过，一旦骨折易损伤血管，造成颅内血肿而危及生命（图2-37）。

4）颅底内面观

颅底内面凹凸不平，由前向后呈阶梯状排列着3个窝，分别称颅前窝、颅中窝和颅后窝。各窝内有许多孔、裂和管，为血管、神经通过之处（图2-38）。

（1）颅前窝：中央低凹部分是筛骨的筛板，板上有许多小孔，称筛孔，有嗅神经通过。

（2）颅中窝：中央为蝶骨体，体中央的凹陷为垂体窝。窝前方两侧有视神经管，管的外侧有眶上裂，它们都通入眶。蝶骨体两侧，从前内向后外依次有圆孔、卵圆孔和棘孔。

（3）颅后窝：中央有枕骨大孔。颞骨岩部后面有内耳门，由此通入内耳道。

5）颅底外面观

前部有上颌骨的牙槽和硬腭的骨板。颅底后部的中央有枕骨大孔，其两侧有椭圆形的枕髁与寰椎相关节。枕髁的外侧有颞骨的乳突，乳突前方有下颌窝，乳突的内侧有一小孔，称茎乳孔。枕骨大孔的后上方有枕外隆凸（图 2-39）。

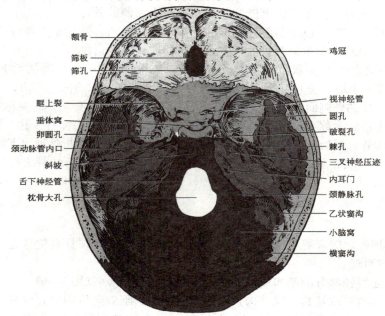

额骨
筛板
筛孔

鸡冠

眶上裂
垂体窝
卵圆孔
颈动脉管内口
斜坡
舌下神经管
枕骨大孔

视神经管
圆孔
破裂孔
棘孔
三叉神经压迹
内耳门
颈静脉孔
乙状窦沟
小脑窝
横窦沟

图 2-38　颅底内面观

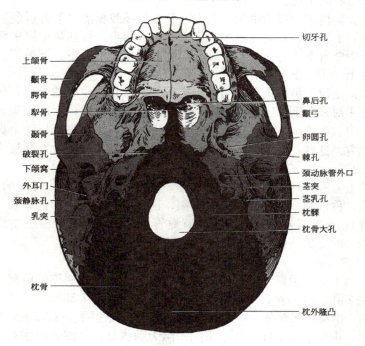

切牙孔

上颌骨
颧骨
腭骨
犁骨
颞骨
破裂孔
下颌窝
外耳门
颈静脉孔
乳突

鼻后孔
颧弓
卵圆孔
棘孔
颈动脉管外口
茎突
茎乳孔
枕髁
枕骨大孔

枕骨

枕外隆凸

图 2-39　颅底外面观

（二）颅骨的连结

各颅骨之间，大多是借缝或软骨相互连结，彼此结合很牢固。只有下颌骨的下颌头和颞骨的下颌窝构成颞下颌关节（又称下颌关节）（图 2-37），其运动关系到咀嚼、语言和表情等功能，必须左、右同时运动，能做开口、闭口、前进、后退和左、右侧方运动。

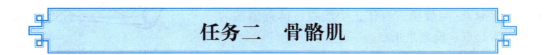

任务二　骨骼肌

人体的肌按结构和功能的不同分为平滑肌、心肌和骨骼肌三种。平滑肌主要构成内脏和血管的管壁，心肌构成心壁，两者都不随人的意志舒缩，故称不随意肌。骨骼肌通常附着于骨，具有收缩迅速、有力、容易疲劳和受人的意志舒缩等特点，故称随意肌。

一、概论

（一）肌的形态和构造

1. 肌的形态

骨骼肌的形态可分为长肌、短肌、阔肌和轮匝肌四种。长肌多见于四肢；短肌多分布于躯干的深层；阔肌扁而薄，多分布于胸、腹壁；轮匝肌多呈环形，位于孔、裂的周围，收缩时使孔裂关闭。

2. 肌的构造

每块骨骼肌都是由肌腹和肌腱两部分构成。肌腹主要由大量的骨骼肌纤维构成，色红、柔软而有收缩能力。肌腱主要由腱纤维构成，色白、坚韧而无收缩能力，多位于肌腹的两端（图 2-40）。

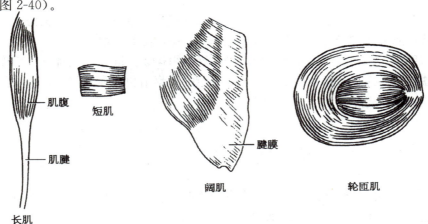

肌腹

短肌

肌腱

腱膜

阔肌

轮匝肌

长肌

图 2-40　肌的形态和构造

（二）肌的起止

肌一般以两端附着于不同的骨上，中间跨过一个或几个关节。当肌收缩时，以关节为枢纽，牵动骨骼，产生运动。肌收缩时，一骨的位置相对固定，另一骨的位置相对移动。通常把肌在固定骨上的附着点称为起点或定点，在移动骨上的附着点称为止点或动点（图 2-41）。一般接近身体正中线或肢体近侧端的附着点为起点，反之是止点。

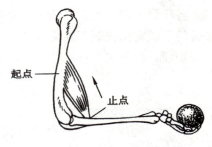

图 2-41 肌的起点和止点

（三）肌的辅助装置

肌的辅助装置有筋膜、滑膜囊和腱鞘等，这些结构有保护和辅助肌肉活动的作用。

1. 筋膜

筋膜分为浅筋膜和深筋膜两种（图 2-42）。

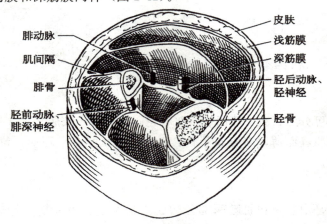

图 2-42 右侧小腿中部横切面（示筋膜）

（1）浅筋膜：位于皮下，包被全身，又称皮下筋膜。由疏松结缔组织构成，内含大量的脂肪、浅静脉和皮神经等。有保护深层组织和维持体温等作用。

（2）深筋膜：位于浅筋膜深面，由致密结缔组织构成，遍布于全身且互相连续。深筋膜包被每块肌，并深入到各肌层之间，形成各肌的筋膜鞘和筋膜间隙；有的则包裹血管和神经，形成血管神经鞘等。

2. 腱鞘

腱鞘为套在长的肌腱周围的鞘管，多位于手、足等摩擦较大部位。

3. 滑膜囊

滑膜囊为一密闭的结缔组织扁囊，内有少量滑液。多位于肌腱和骨面之间，运动时可减少两者之间的摩擦，促进肌腱运动的灵活性。

二、头颈肌

（一）头肌

头肌可分为面肌和咀嚼肌两部分。

1. 面肌

面肌又称表情肌，多起自颅骨不同部位，止于面部皮肤，分布在口裂、眼裂和鼻孔的周围，收缩时可开大或关闭这些孔裂，还可牵动面部皮肤显出喜、怒、哀、乐等各种表情（图 2-43）。

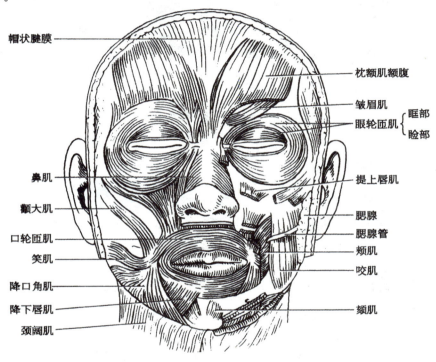

图 2-43 头肌（前面）

左侧标注（从上到下）：帽状腱膜、鼻肌、颧大肌、口轮匝肌、笑肌、降口角肌、降下唇肌、颈阔肌

右侧标注（从上到下）：枕额肌额腹、皱眉肌、眼轮匝肌 { 眶部 睑部、提上唇肌、腮腺、腮腺管、颊肌、咬肌、颏肌

2. 咀嚼肌

咀嚼肌的作用均与咀嚼动作有关，即运动颞下颌关节，主要包括咬肌、颞肌。

（二）颈肌

颈肌分为颈浅肌群、颈中肌群、颈深肌群，颈浅肌群主要有胸锁乳突肌（图 2-44）。

胸锁乳突肌斜列于颈部两侧，起自胸骨柄前面和锁骨胸骨端，肌束斜向后上方，止于颞骨乳突。主要作用：两侧同时收缩可使头向后仰；单侧收缩，使头向同侧倾斜，面部转向对侧。

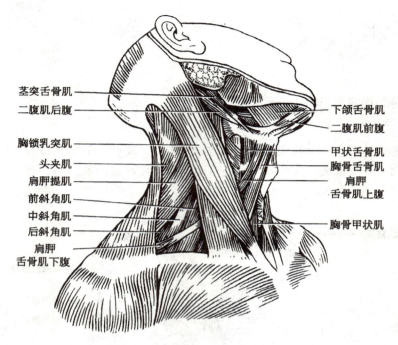

茎突舌骨肌
二腹肌后腹
胸锁乳突肌
头夹肌
肩胛提肌
前斜角肌
中斜角肌
后斜角肌
肩胛
舌骨肌下腹

下颌舌骨肌
二腹肌前腹
甲状舌骨肌
胸骨舌骨肌
肩胛
舌骨肌上腹
胸骨甲状肌

图 2-44 颈肌（右侧面）

三、躯干肌

躯干肌可分为背肌、胸肌、膈和腹肌。

（一）背肌

背肌为位于躯干后面的肌群，可分为浅、深两层。浅层主要有斜方肌、背阔肌，深层主要有竖脊肌（图 2-45）。

1. 斜方肌

斜方肌位于项部及背上部浅层，为扁平三角形，两侧相合呈斜方形。起自上项线、枕外隆凸、项韧带和全部胸椎棘突，向外止于肩胛骨和锁骨。主要作用是拉肩胛骨向脊柱靠拢。

2. 背阔肌

背阔肌位于背下部和胸后外侧部，略呈三角形，为全身最大的扁肌。起自下 6 个胸椎棘突、全部腰椎棘突和骶骨、尾骨背面，向外上方集中，止于肱骨上端。主要作用是内收、旋内和后伸肩关节；当上肢上举被固定时，可引体向上。

3. 竖脊肌

竖脊肌也称骶棘肌，为背肌中最长、最大的肌，纵列于躯干背面、棘突两侧的沟内。起自骶骨背面、髂嵴后部和腰椎棘突，向上分为 3 组，沿途分别止于椎骨、肋骨和颞骨乳突等。主要作用是使脊柱后伸和仰头，对维持人体直立姿势有重要作用。

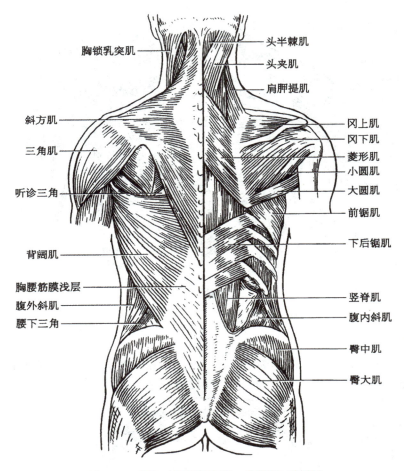

胸锁乳突肌

头半棘肌
头夹肌
肩胛提肌

斜方肌

三角肌

听诊三角

背阔肌

胸腰筋膜浅层
腹外斜肌
腰下三角

冈上肌
冈下肌
菱形肌
小圆肌
大圆肌
前锯肌

下后锯肌

竖脊肌
腹内斜肌

臀中肌

臀大肌

图 2-45 背肌（右侧斜方肌、背阔肌已切除）

（二）胸肌

胸肌可分为胸上肢肌和胸固有肌，胸上肢肌主要有胸大肌，胸固有肌主要有肋间外肌和肋间内肌（图 2-46）。

1. 胸大肌

胸大肌位于胸前壁的上部，位置表浅，宽而厚，呈扇形。起自锁骨、胸骨、第 1～6 肋软骨等处，向外侧扇形集中，止于肱骨上端。主要作用是内收、旋内和前屈肩关节；当上肢固定时，可上提躯干，并上提肋，协助吸气。

2. 肋间外肌

肋间外肌位于各肋间隙的浅层，起自上位肋下缘，向前下止于下位肋上缘。主要作用是提肋，助吸气。

3. 肋间内肌

肋间内肌位于肋间外肌的深面，起自下位肋上缘，向后上止于上位肋下缘。主要作用是降肋，助呼气。

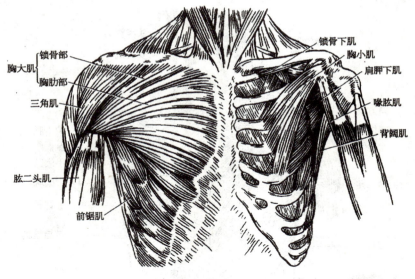

图 2-46　胸肌

锁骨部
胸大肌
胸肋部
三角肌
肱二头肌
前锯肌

锁骨下肌
胸小肌
肩胛下肌
喙肱肌
背阔肌

（三）膈

膈位于胸、腹腔之间，封闭胸廓下口，为向上膨隆的阔肌；其周围为肌性部，起自胸廓下口和腰椎前面，各部肌束向中央集中止于腱膜，称中心腱（图 2-47）。

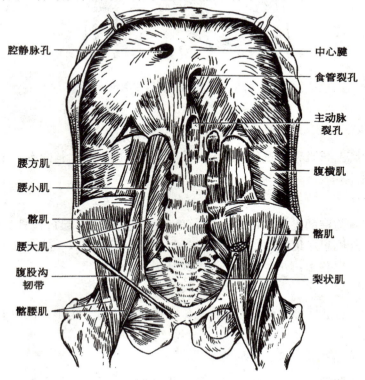

腔静脉孔
腰方肌
腰小肌
髂肌
腰大肌
腹股沟韧带
髂腰肌

中心腱
食管裂孔
主动脉裂孔
腹横肌
髂肌
梨状肌

图 2-47　膈和腹后壁肌

膈有 3 个裂孔：①主动脉裂孔，位于膈与脊柱之间、第 12 胸椎前方，有主动脉及胸导管通过。②食管裂孔，位于主动脉裂孔的左前上方，约平第 10 胸椎，有食管和迷走神经通过。③腔静脉孔，位于食管裂孔右前上方的中心腱内，有下腔静脉通过。

作用：膈是重要的呼吸肌。收缩时，膈的圆顶下降，胸腔容积扩大，以助吸气；舒张时，膈的圆顶上升恢复原位，胸腔容积减小，以助呼气。膈与腹肌同时收缩，则能增加腹压，可协助排便、呕吐及分娩等活动。

（四）腹肌

腹肌位于胸廓下口与骨盆上缘之间，构成腹壁，包括腹直肌、腹外斜肌、腹内斜肌和腹横肌等（图 2-48）。

1. 腹直肌

腹直肌位于腹前壁正中线两旁的腹直肌鞘内，为上宽下窄的带形肌，被 3~4 条横行的腱划分成多个肌腹。

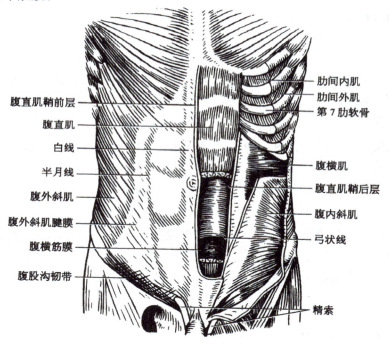

图 2-48　腹前壁肌

2. 腹外斜肌

腹外斜肌位于腹前外侧壁浅层，在腹直肌外侧缘处移行为腹外斜肌腱膜。腱膜向内侧参与腹直肌鞘前层的构成；腱膜的下缘卷曲增厚，连于髂前上棘和耻骨结节之间，形成腹股沟韧带。

3. 腹内斜肌

腹内斜肌位于腹外斜肌深面，在腹直肌外侧缘移行为腹内斜肌腱膜，参与腹直肌鞘前、后层的构成。

4. 腹横肌

腹横肌位于腹内斜肌深面，肌束由外侧向内侧横行，至腹直肌外侧缘移行为腹横肌腱膜，参与构成腹直肌鞘前、后两层。

腹肌的作用：保护和支持腹腔脏器，增加腹压，以协助呼吸、排便、分娩等活动；还可使脊柱前屈、侧屈及旋转等。

四、上肢肌

上肢肌根据其所在的部位分为肩肌、臂肌、前臂肌和手肌。

（一）肩肌

肩肌位于肩关节周围，均起自上肢带骨，跨越肩关节，止于肱骨上端，有稳定和运动肩关节的作用，主要有三角肌等。

三角肌（图 2-49）位于肩部，呈三角形。起自锁骨外侧段、肩峰和肩胛冈，向外下方止于肱骨三角肌粗隆。主要作用是外展肩关节。

（二）臂肌

臂肌位于肱骨周围，可分为前群和后群。前群为屈肌，主要有肱二头肌；后群为伸肌，主要有肱三头肌。

1. 肱二头肌

肱二头肌位于肱骨前面（图 2-49），起端有长、短两头：长头以长腱起自肩胛骨盂上关节，穿过肩关节囊，经肱骨结节间沟下行；短头起自肩胛骨喙突。两头在臂中部会合，向下经肘关节前方，止于桡骨粗隆。主要作用是屈肘关节。

2. 肱三头肌

肱三头肌位于肱骨后面（图 2-49），起端有三个头，长头起自肩胛骨盂下关节，外侧头起自桡神经沟的外上方，内侧头起自桡神经沟的内下方；三头合为一个肌腱，以扁腱止于尺骨鹰嘴。主要作用是伸肘关节。

（三）前臂肌

前臂肌位于尺、桡骨周围，分为前、后两群。

1. 前群

前群位于前臂的前面（图 2-49），主要为屈腕、屈指和使前臂旋前的肌，称屈肌群，分浅、深两层。浅层 6 块，自桡侧向尺侧依次为肱桡肌、旋前圆肌、桡侧腕屈肌、掌长肌、指浅屈肌和尺侧腕屈肌；深层 3 块，桡侧为拇长屈肌，尺侧为指深屈肌，桡、尺骨远端前面有旋前方肌。

2. 后群

后群位于前臂的后面（图 2-49），主要为伸腕、伸指和使前臂旋后的肌，称伸肌群，分浅、深 2 层。浅层 6 块，自桡侧向尺侧依次为桡侧腕长伸肌、桡侧腕短伸肌、指伸肌、小指伸肌、尺侧腕伸肌和肘肌；深层5块，自近侧向远侧依次为旋后肌、拇长展肌、拇短伸肌、拇长伸肌和示指伸肌。

（四）手肌

手肌均位于手的掌面，短小而数目众多，分为外侧群、中间群和内侧群3群（图2-49）。主要作用是运动各手指。

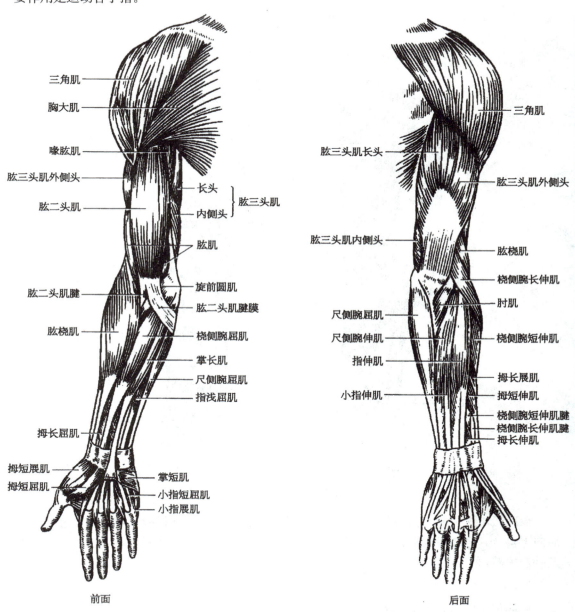

图 2-49 上肢肌

五、下肢肌

下肢肌根据其所在部位分为髋肌、大腿肌、小腿肌和足肌。下肢肌比上肢肌粗壮强大，这与维持人体直立姿势、支持体重和行走有关。

（一）髋肌

髋肌按其所在部位分为前、后两群。

1. 前群

前群包括髂腰肌等（图 2-50）。

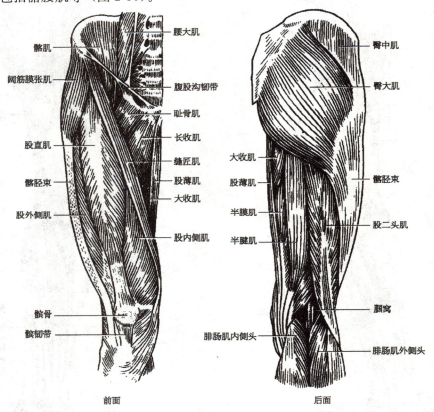

图 2-50　髋肌和大腿肌

髂腰肌由腰大肌和髂肌共同组成。腰大肌起自腰椎体侧面和横突，髂肌起自髂窝，两肌向下会合，经腹股沟韧带深面和髋关节的前内侧，止于股骨小转子。主要作用是前屈和旋外髋关节。

2. 后群

后群位于臀部，包括臀大肌等（图 2-50）。

臀大肌起自髂骨外面和骶骨的背面，肌束斜向下外，止于髂胫束和股骨的臀肌粗隆。臀大肌肌束肥厚，其外上部深面无重要血管和神经，故为肌内注射的常用部位。主要作用是后伸、旋外髋关节；对保持人体直立姿势有重要作用。

（二）大腿肌

大腿肌位于股骨周围，可分为前群、后群和内侧群。

1. 前群

前群位于大腿前面，包括股四头肌等（图 2-50）。

股四头肌是全身体积最大的肌，起端有 4 个头，分别为股直肌、股内侧肌、股外侧肌和股中间肌。股直肌位于大腿前面，起自髂前下棘；股内侧肌、外侧肌分别位于股直肌的内、外侧；股中间肌位于股直肌的深面，均起自股骨。4 个头向下形成一总腱，包绕髌骨的前面和两侧缘，向下延续为髌韧带，止于胫骨粗隆。主要作用是伸膝关节，股直肌还可屈髋关节。

2. 内侧群

位于大腿内侧，共 5 块，包括耻骨肌、长收肌、股薄肌、短收肌和大收肌（图 2-50），主要作用为内收大腿，故又合称内收肌群。

3. 后群

后群位于大腿后面，有股二头肌、半腱肌和半膜肌（图 2-50）。此 3 块肌均可屈膝关节、伸髋关节。

（三）小腿肌

小腿肌位于胫、腓骨周围，分为前群、外侧群和后群。

1. 前群

位于小腿骨前面，包括胫骨前肌、姆长伸肌和趾长伸肌（图 2-51）。上述肌腱均经过踝关节前方，止于足骨。主要作用是使足背屈、伸足趾和使足内翻。

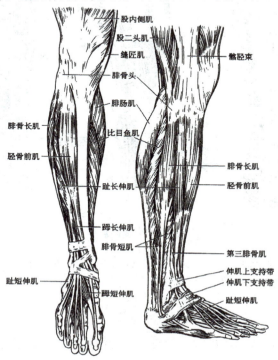

图 2-51　小腿肌前群和外侧群

2. 外侧群

外侧群位于腓骨的外侧，有腓骨长肌和腓骨短肌，两肌腱向下经外踝后方，止于足骨（图 2-51）。主要作用是使足外翻并跖屈。

3. 后群

后群位于小腿后方，可分为浅、深两层（图 2-52）。

（1）浅层：为小腿三头肌，由腓肠肌和比目鱼肌构成。腓肠肌有内、外侧两个头，分别起自股骨内、外侧髁的后面；比目鱼肌位于腓肠肌的深面，起自胫、腓骨上端的后面。两肌向下合成粗大的跟腱，止于跟骨。主要作用是屈小腿和上提足跟，对保持人体直立姿势有重要作用。

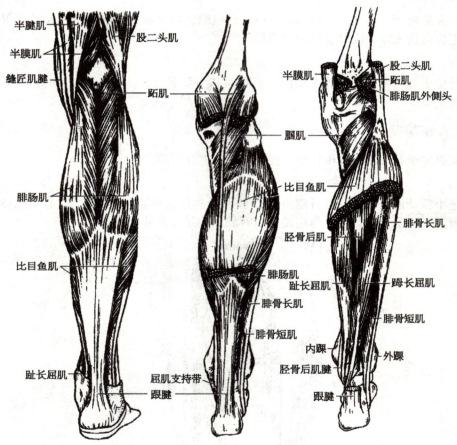

图 2-52 小腿肌后群

（2）深层：主要有 3 块肌，为趾长屈肌、胫骨后肌和踇长屈肌。起于胫骨、腓骨和小腿骨间膜的后面，肌腱经内踝后方至足底，止于足骨。主要作用是屈踝关节、屈足趾。

（四）足肌

足肌可分足背肌和足底肌。足背肌较弱小，为伸趾的小肌。足底肌数量较多，它的配布情况和作用与手肌近似。

1. 颅前窝、颅中窝、颅后窝各有哪些孔裂？上述孔裂中有何结构通过？

2. 为什么当足跖屈时踝关节更容易受伤？

3. 比较肩关节和髋关节在结构上有何不同。

4. 以下临床表现，最有可能是何种肌瘫痪造成的？

（1）笑时口角歪向右上侧，左侧眼睑不能闭合。

（2）左上肢不能外展。

（3）左手各指间夹纸无力，轻轻一拽就可将指缝间的纸片拽出；第 2～5 指外展无力。

（4）手背向下抬起左前臂时，左手下垂。

（5）左踝关节不能伸，向前迈步时足尖下垂。

项目三

消化系统

学习目标

1. 掌握消化系统的组成及上、下消化道的划分；了解消化系统的功能。
2. 掌握胸腹部的标志线和腹部的分区。
3. 掌握口腔的结构、咽的结构和交通、食管的位置和狭窄、胃的位置和形态、小肠和大肠的分部和区别、阑尾的位置、直肠和肛管的结构；熟悉口腔、咽和食管的分部；了解舌肌的组成和功能、胃壁的构造。
4. 掌握肝的位置、形态和肝外胆道的组成，胰的位置、分部；熟悉肝的体表投影；了解肝、胰的功能。

消化系统由消化管和消化腺两部分组成（图3-1）。消化管包括口腔、咽、食管、胃、小肠（十二指肠、空肠和回肠）和大肠（盲肠、阑尾、结肠、直肠和肛管）。临床上，把从口腔到十二指肠的消化管称上消化道，把空肠以下的消化管称下消化道。消化腺可分为大消化腺和小消化腺。大消化腺是位于消化管壁之外的独立器官，分泌的消化液排入消化管腔内，包括大唾液腺、肝和胰。小消化腺是分布于消化管壁内的小腺体，如唇腺、颊腺、胃腺、肠腺等。消化系统的基本功能是摄取食物，进行物理和化学性消化，经消化管黏膜上皮细胞进行吸收，最后将食物残渣形成粪便排出体外。

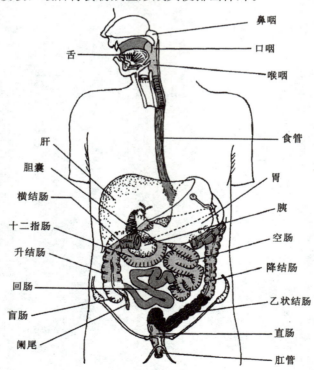

图 3-1　消化系统组成

任务一　消化管

一、口腔

口腔为消化管的起始部，向前经口裂通向外界，向后经咽峡通咽。口腔分为四壁，前壁为上、下唇；侧壁为颊；上壁为腭；下壁为口腔底。口腔借上、下牙弓和牙龈分为前外侧部的口腔前庭和后内侧部的固有口腔（图3-2）。

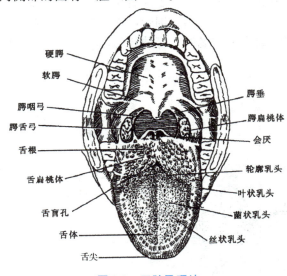

图3-2　口腔及咽峡

1. 口唇

口唇由皮肤、皮下组织、口轮匝肌和黏膜组成。口唇的游离缘是皮肤与黏膜的移行部，称唇红，呈红色，内含丰富的毛细血管，当缺氧时则呈暗紫色，临床上称发绀。

2. 颊

颊由皮肤、皮下组织、颊肌和黏膜组成。在上颌第二磨牙牙冠相对的颊黏膜上有腮腺管乳头，其上有腮腺管的开口。

3. 腭

腭为口腔的顶壁，分为前2/3的硬腭和后1/3的软腭（图3-2）。软腭的后缘游离，其中部有垂向下方的突起，称悬雍垂或腭垂。悬雍垂的两侧各有两条弓状的黏膜皱襞，前方的称腭舌弓，后方的称腭咽弓。腭舌弓和腭咽弓之间的三角形凹陷，称腭扁桃体窝，窝内容纳腭扁桃体。悬雍垂、腭帆游离缘、腭舌弓和舌根共同围成咽峡，它是口腔与咽的分界。

4. 牙

牙嵌于上、下颌骨的牙槽内，排列成上牙弓和下牙弓，是人体内最坚硬的器官，具有咀嚼食物和辅助发音等作用。

（1）牙的萌发：人的一生中先后有两副牙。第一副牙称乳牙。乳牙一般在出生后 6 个月时开始萌出，到 3 岁左右出齐，上、下颌的左右两侧各 5 个，包括乳中切牙、乳侧切牙、乳尖牙、第一乳磨牙、第二乳磨牙，共 20 个，6 岁左右开始脱落更换。第二副牙称恒牙。恒牙在 6～7 岁萌出第一磨牙，从 12～14 岁，其他恒牙逐渐萌出替换全部乳牙。恒牙全部出齐，上、下颌的左右两侧各 8 个，包括中切牙、侧切牙、尖牙、第一前磨牙、第二前磨牙、第一磨牙、第二磨牙、第三磨牙，共 32 个。

（2）牙的形态：每颗牙在外形上被分为牙冠、牙根和牙颈三部分（图 3-3）。牙冠露出于口腔；牙根是嵌入牙槽内的部分；牙颈是牙冠与牙根之间的部分，被牙龈所包绕。牙冠和牙颈内部的腔隙，称牙冠腔，牙根内的细管，称牙根管，其末端开口于牙根尖端的牙根尖孔。牙冠腔与牙根管合称牙腔或髓腔，容纳牙髓。牙髓由神经、血管、淋巴管及结缔组织组成，位于牙腔内。

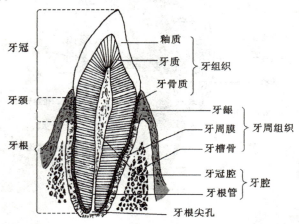

图 3-3　牙的构造

（3）牙的构造及牙周组织：牙组织分为牙质、釉质、牙髓和牙骨质。牙质构成牙的主体，釉质覆于牙冠的牙质表面，牙骨质包于牙根和牙颈的牙质表面。牙周组织包括牙槽骨、牙周膜和牙龈。

（4）牙式：临床上，为了记录牙的位置，以被检查者的方位为准，以"＋"记号划分成 4 区，并以罗马数字Ⅰ～Ⅴ标示乳牙，用阿拉伯数字 1～8 标示恒牙。乳牙和恒牙的数目、名称和排列，用牙式表示如下（图 3-4、图 3-5）：

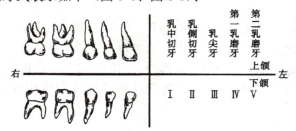

图 3-4　乳牙名称及牙式

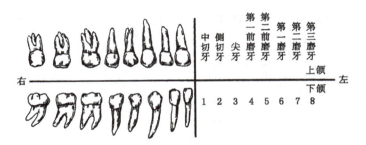

图 3-5　恒牙名称及牙式

5. 舌

舌位于口腔底，由骨骼肌和表面覆盖的黏膜构成。舌具有协助咀嚼和吞咽食物、感受味觉和辅助发音等功能。

（1）舌的形态：舌的上面为舌背，下面为舌下面。舌分舌尖、舌体和舌根三部分（图 3-2）。舌体占舌的前 2/3，其前端为舌尖；舌根占舌的后 1/3，以舌肌固定于舌骨和下颌骨等处。舌根和舌体以舌背上向前开放的"V"字形的界沟为界。

（2）舌黏膜：舌黏膜呈淡红色，覆于舌的表面。舌上可见许多小突起，称舌乳头。按形态可分为四种。

丝状乳头：数目最多，体积最小，呈白色，遍布于舌背前 2/3。

菌状乳头：形体稍大，数目较少，呈红色，散在于丝状乳头之间，多见于舌尖和舌侧缘。

叶状乳头：位于舌侧缘的后部，成人不清楚，小儿看得较清楚。

轮廓乳头：最大，7～11 个，排列于界沟前方，中央隆起，周围有环状沟。

除丝状乳头外，其他舌乳头中含有味蕾，具有感受酸、甜、苦、咸等味觉功能。

在舌根背部的黏膜内，有许多由淋巴组织组成的大小不等的突起，称舌扁桃体。舌下面（图 3-6）正中线形成一条向下连于口腔底前部的黏膜皱襞，称舌系带。在舌系带根部两侧各有一小黏膜隆起，称舌下阜，是下颌下腺管和舌下腺大管的开口。由舌下阜向口底后外侧延续的带状黏膜皱襞称舌下襞，其深面藏有舌下腺。舌下腺小管开口于舌下襞表面。

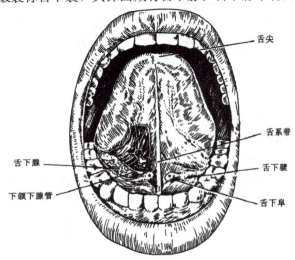

图 3-6　舌下面（右侧黏膜剥离，显示舌下腺等结构）

（3）舌肌：为骨骼肌，分舌内肌和舌外肌两部分（图 3-7）。舌内肌的起止点均在舌内，收缩时可改变舌的形态。舌外肌起于舌周围各骨，止于舌内，收缩时可改变舌的位置。舌外肌主要有颏舌肌等，它是一对强有力的肌，起自下颌骨体后面的颏棘，肌纤维呈扇形向后上方分散止于舌正中线两侧。两侧颏舌肌同时收缩，使舌前伸，一侧收缩使舌尖伸向对侧。如一侧颏舌肌瘫痪，伸舌时舌尖将偏向瘫痪侧。

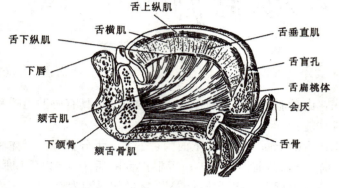

图 3-7　舌肌

6. 口腔腺

口腔腺又称唾液腺，位于口腔周围，具有分泌唾液、帮助消化和湿润口腔黏膜的功能。大唾液腺有腮腺、下颌下腺和舌下腺三对（图 3-8）。

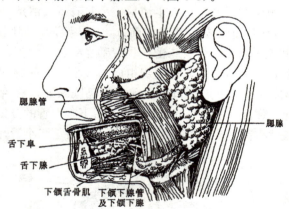

图 3-8　大唾液腺

（1）腮腺：是最大的一对口腔腺，位于外耳道的前下方、下颌支和胸锁乳突肌之间的窝内。腮腺管开口于平对上颌第 2 磨牙的颊黏膜上。

（2）下颌下腺：位于下颌骨体的内侧，其导管开口于舌下阜。

（3）舌下腺：位于口腔底舌下襞的深面。有一条主导管与下颌下腺管共同开口于舌下阜，另有数条小管直接开口于舌下襞。

二、咽

咽是一前后略扁、上宽下窄、漏斗形的肌性管道，位于第 1～6 颈椎前方，上方附于颅底，向下于第 6 颈椎体下缘平面续于食管。咽是消化道与呼吸道的共同通道。以腭帆游离缘和会厌上缘平面为界，咽自上向下可分为鼻咽、口咽和喉咽三部分（图 3-9、图 3-10）。咽前壁不完整，经鼻后孔、咽峡、喉口分别与鼻腔、口腔和喉腔相通。鼻咽向两侧经咽鼓管与中耳鼓室相通。

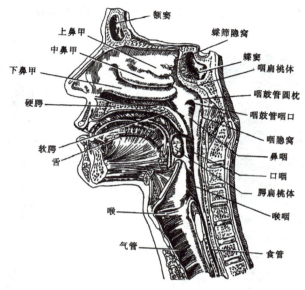

图 3-9　头颈部正中矢状切面

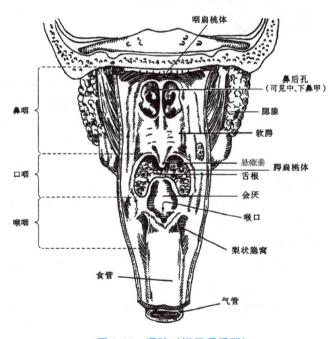

图 3-10　咽腔（切开咽后群）

三、食管

食管是一前后扁平的细长肌性管道，长约 25 cm。上端在第 6 颈椎体下缘平面与咽相接，沿脊柱前面下降，经胸廓上口入胸腔，下端通过膈的食管裂孔进入腹腔，约平第 11 胸椎体的左侧与胃的贲门相连。按其行程，食管依次分为颈部、胸部和腹部三段（图 3-11）。

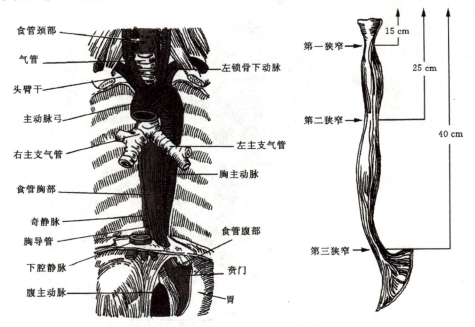

图 3-11　食管

食管全长有三处生理性狭窄：第一狭窄位于食管的起始处，距上颌中切牙 15 cm；第二狭窄在食管与左主支气管交叉处，距上颌中切牙约 25 cm；第三狭窄在食管穿过膈的食管裂孔处，距上颌中切牙约 40 cn。这些狭窄处是食管内异物容易滞留和食管癌的好发部位。

四、胃

胃（图 3-12）是消化管中最膨大的部分，上接食管，下连十二指肠。胃有前、后两壁，入、出两门和上、下两缘。胃的入口与食管连接，称贲门；出口与十二指肠相续，称幽门。上缘较短，凹向右上方，称胃小弯，在胃小弯近幽门的最低处称角切迹。下缘较长，凸向左下方，称胃大弯。

胃分为四部分。靠近贲门的部分为贲门部。贲门平面左上方的膨出部称胃底。胃底与角切迹之间的部分称胃体。角切迹与幽门之间的部分为幽门部，幽门部的大弯侧有一不明显的浅沟称中间沟，其右侧为幽门窦，左侧为幽门管。幽门窦和附近的胃小弯处是胃溃疡和胃癌的好发部位。

胃的位置常因体型、体位和充盈程度不同而有较大变化。在中等度充盈时，胃的大部分位于左季肋区，小部分位于腹上区。

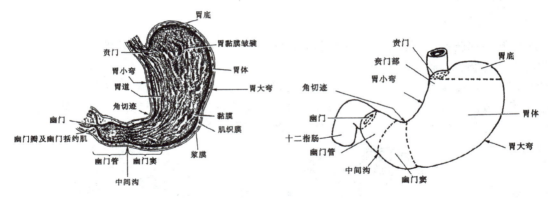

图 3-12　胃的形态及分部

五、小肠

小肠是消化管中最长的一段，是食物消化、吸收的主要场所，上起幽门，下续盲肠，长 5～7 m。小肠自上而下依次分为十二指肠、空肠和回肠三部分。

1. 十二指肠

十二指肠为小肠的起始部分，长约 25 cm，呈"C"形包绕胰头，上接幽门，下续空肠，可分为上部、降部、水平部和升部四部分（图 3-13）。上部又称球部，其壁薄，黏膜面光滑，是十二指肠溃疡和穿孔的好发部化。降部垂直下行于第 1～3 腰椎体和胰头的右侧，在其后内侧壁的纵行黏膜皱襞下端，是十二指肠大乳头，距中切牙约 75 cm，是胆总管和胰管共同开口。水平部横过下腔静脉和第 3 腰椎体的前方。升部很短，斜向左上，至第 2 腰椎体左侧转向下，移行于空肠。升部与空肠转折处形成的弯曲，称十二指肠空肠曲。此曲被十二指肠悬韧带（Treitz 韧带）固定于腹后壁。十二指肠悬韧带是手术中确认空肠起始的标志。

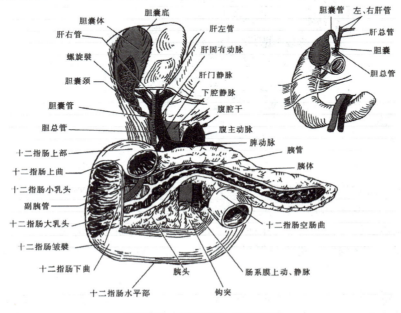

图 3-13　十二指肠、胆道和胰

2. 空肠与回肠

空肠与回肠空肠起自十二指肠空肠曲，回肠续接盲肠。空肠、回肠借小肠系膜固定于腹后壁。空肠、回肠之间无明显界限。近侧 2/5 为空肠，位于腹腔左上部，其管腔较大，管壁较厚，血运丰富，活体上呈淡红色；远侧 3/5 为回肠，位于腹腔右下部，其管腔较小，管壁较薄，颜色较浅。空肠黏膜环状皱襞高而密，有孤立淋巴滤泡。回肠黏膜皱襞低而疏，除有孤立淋巴滤泡外，还有集合淋巴滤泡（图 3-14）。

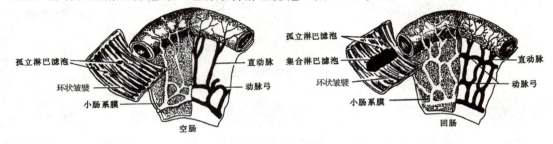

图 3-14　空肠和回肠

六、大肠

大肠是消化管的下段，全长 1.5 m，包括盲肠、阑尾、结肠、直肠和肛管五部分。盲肠和结肠有三种特征性结构：结肠带、结肠袋和肠脂垂（图 3-15）。结肠带有三条，由肠壁的纵行肌增厚形成，沿大肠的纵轴平行排列，三条结肠带汇集于阑尾根部。结肠袋是因结肠带短于肠管的长度使肠管皱缩而形成的向外囊状膨出。肠脂垂是沿结肠带附近分布的许多含脂肪组织的浆膜突起。

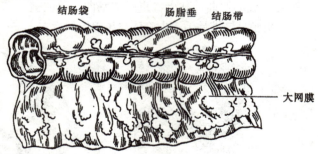

图 3-15　结肠的特征性结构

1. 盲肠

盲肠位于右髂窝内，是大肠的起始段，长 6～8 cm，下端为盲端，上续为升结肠，左侧与回肠相连接（图 3-16）。回肠末端向盲肠的开口，称回盲口。回盲口上、下方，各有一半月形的黏膜皱襞称回盲瓣，是由回肠末端的环形平滑肌增厚并覆有黏膜所构成。其作用为：既可控制回肠内容物进入盲肠的速度，又可防止盲肠内容物逆流回小肠。

2. 阑尾

阑尾为一蚯蚓状盲管，长 6～8 cm，阑尾根部较固定，连于盲肠后内侧壁（图 3-16）。阑尾全部被腹膜包裹。阑尾与盲肠相连处是三条结肠带的汇聚点，故手术时沿结肠带追踪是寻找阑尾的可靠方法。阑尾多位于右髂窝内，其根部的体表投影位于右髂前上棘与脐连线的中、外 1/3 交界处，此处称麦氏点，急性阑尾炎时此处有明显的压痛。

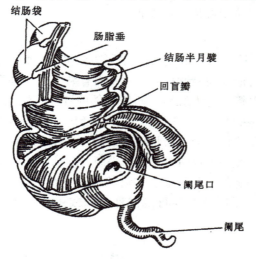

图 3-16　盲肠和阑尾

3. 结肠

结肠介于盲肠与直肠之间，呈"M"形，环绕于空肠、回肠周围，结肠分为升结肠、横结肠、降结肠和乙状结肠四部分。

4. 直肠

直肠位于盆腔，全长 10～14 cm。直肠在第 3 骶椎前方续于乙状结肠，沿骶骨、尾骨前面下行，穿盆隔移行于肛管（图 3-17）。直肠并不直，在矢状面上有两个弯曲：骶曲凸向后，与骶骨的弯曲一致，距肛门 7～9 cm；会阴曲绕过尾骨尖凸向前，距肛门 3～5 cm。在冠状面上也有 3 个不甚恒定的侧曲，一般中间的较大，凸向左侧，而上、下两个凸向右侧。临床行直肠镜或乙状结肠镜检查时，应注意上述弯曲，以免伤及肠壁。

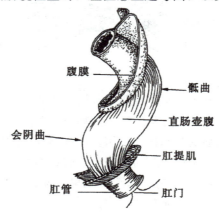

图 3-17　直肠和肛管

直肠上端与乙状结肠交接处的管径较细，向下肠腔显著扩大，至直肠下部膨大成壶腹。直肠内面有 3 个直肠横襞，亦称 Houston 瓣，由黏膜及环行肌构成。中间的直肠横襞明显，位置较恒定，位于直肠右侧壁上，距肛门约 7 cm，常作为直肠镜检时的定位标志，上方和下方的直肠横襞多位于直肠左侧壁上。

5. 肛管

肛管是大肠的末段，长 3～4 cm，上端在盆隔平面接续直肠，下端止于肛门（图 3-18）。肛管内面有 6～10 条纵行的黏膜皱襞称肛柱，其内有纵行肌和血管。各肛柱下端彼此借半月形黏膜皱襞相连，称肛瓣。每个肛瓣与两侧相邻的肛柱下端之间所形成的隐窝称肛窦，其开口向上，底部有肛腺的开口。肛窦内往往积存粪屑，易于感染而引起肛窦炎等。将各肛柱下端与各肛瓣边缘所连接成的锯齿状环行线称齿状线或肛皮线，是内、外胚层的分界线。齿状线上、下方所覆盖的上皮组织，动脉来源，静脉回流，淋巴引流及神经支配等均不尽相同，在临床上有一定的实际意义。在齿状线下方有宽约 1 cm 的环状光滑区域称肛梳或痔环。肛梳下缘有一不明显的环行浅沟称白线或 Hilton 线，其位置相当于肛门内、外括约肌的分界线。

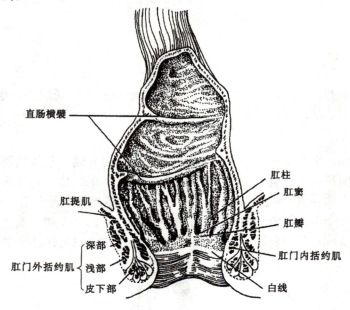

图 3-18 直肠和肛管内的形态结构

肛管周围有肛门内、外括约肌和肛提肌。肛门内括约肌为平滑肌，是肠壁环行肌增厚而成，有协助排便的作用，但几乎无括约肛门的功能。肛门外括约肌为骨骼肌，围绕在肛门内括约肌的外下方，有较强的控制排便作用。按肛门外括约肌所在部位，可分三部，即皮下部、浅部、深部。皮下部是位于肛门周围皮下的环形肌束，若此部纤维被切断，不会引起大便失禁。浅部是围绕肛管下端的椭圆形肌束。深部是位于浅部上方较厚的环形肌束。肛门括约肌的浅部和深部对控制排便极为重要。

任务二 消化腺

人体大消化腺包括唾液腺（详见本项目任务一"一、口腔"中的相关内容）、肝和胰。

一、肝

肝是人体最大的腺体，不仅分泌胆汁参与消化，还具有代谢、解毒、防御等功能。

（一）肝的形态

肝呈不规则的楔形，右端厚而圆，左端扁而薄。可分为上、下两面，前、后、左、右四缘。肝上面隆凸，与膈相贴称膈面（图 3-19），被矢状位的镰状韧带分为左、右两叶。肝下面凹凸不平，与腹腔器官相邻故称脏面（图 3-20）。脏面有左、右两条矢状位的纵沟和位于两纵沟之间的横沟，相互连成"H"形。其横沟称肝门，是肝固有动脉左、右支，肝门静脉左、右支，肝左、右管及神经和淋巴管等出入肝的部位。右纵沟的前部为一浅窝，称胆囊窝，容纳胆囊；后部有下腔静脉通过，称腔静脉沟。肝脏面被"H"形沟分为四叶：右纵沟的右侧为肝右叶，左纵沟的左侧为肝左叶，左、右纵沟之间，肝门的前方为方叶，肝门的后方为尾状叶。

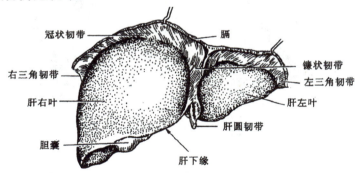

图 3-19 肝（膈面）

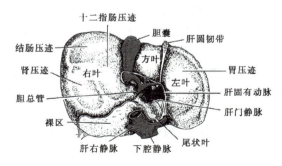

图 3-20 肝（脏面）

肝的前缘（下缘）是肝的膈面与脏面之间的分界线，薄而锐利，在胆囊窝处有一胆囊切迹。肝后缘钝圆，朝向脊柱。肝的右缘是肝右叶的右下缘，亦钝圆。肝的左缘即肝左叶的左缘，薄而锐利。

（二）肝的位置

肝大部分位于右季肋区和腹上区，小部分位于左季肋区。肝的上界和膈穹窿一致，可用下述三点的连线来表示：第一点，右锁骨中线与第5肋的交点；第二点，前正中线与剑胸结合线的交点；第三点，左锁骨中线与第5肋间隙的交点。肝的下界与肝前缘一致，右侧与右肋弓一致；中部超出剑突下约3 cm；左侧被肋弓掩盖。

（三）肝外胆道系统

1. 胆囊

胆囊为储存和浓缩胆汁的囊状器官，位于肝下面的胆囊窝内。胆囊呈梨形，容量40～60 mL，由前向后分为胆囊底、胆囊体、胆囊颈和胆囊管四部分（图3-21）。胆囊底的体表投影在右锁骨中线与右肋弓交点的稍下方，胆囊炎时此处有压痛。

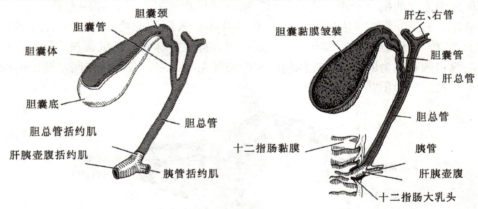

图3-21　胆囊及输胆管道

2. 输胆管道

输胆管道是将肝细胞分泌的胆汁输送到十二指肠肠腔内的管道（图3-21、图3-22）。肝内的胆小管汇入小叶间胆管，再逐步汇合成左、右肝管出肝门，合成肝总管。肝总管再与胆囊管合成胆总管，在肝十二指肠韧带内下降，经十二指肠上部的后方，在胰头和十二指肠降部之间下降，末端与胰管合并，形成肝胰壶腹（Vater壶腹），开口于十二指肠大乳头。在胆总管和胰管末端及壶腹周围，有环形平滑肌增厚，形成肝胰壶腹括约肌（Oddi括约肌）。空腹时，该括约肌保持收缩状态，由肝细胞分泌的胆汁经肝左、右管和肝总管、胆囊管进入胆囊储存和浓缩。进食后，在神经体液因素的调节下，引起胆囊收缩和肝胰壶腹括约肌舒张，胆囊内的胆汁与肝总管中的胆汁一起经胆总管排入十二指肠。

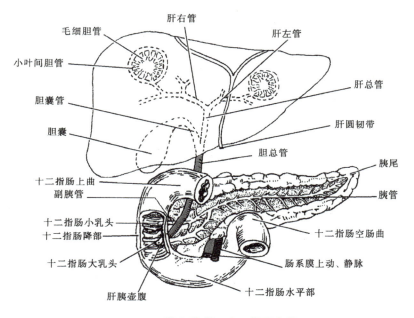

图 3-22 输胆管道、十二指肠和胰

二、胰

1. 胰的位置

胰位于胃的后方，在第 1、第 2 腰椎水平横卧于腹后壁，前面被覆腹膜。

2. 胰的分部

胰分为头、体、尾三部分，各部之间无明显界限（图 3-22）。胰头为右端膨大部分，被十二指肠"C"形凹槽所包绕。在胰头后方与十二指肠降部之间常有胆总管经过，有时胆总管可部分或全部被胰头实质所包埋。当胰头肿大时（如胰头癌），可压迫胆总管影响胆汁排出，产生阻塞性黄疸。胰尾是左端较细部分，末端抵达脾门。

胰分外分泌部和内分泌部两部分。外分泌腺的排泄管称胰管，在胰腺实质内自胰尾走向胰头，末端与胆总管合并成肝胰壶腹，共同开口于十二指肠大乳头。

复习思考

1. 为什么咀嚼麦芽时可感知甜味？由何种结构感知？
2. 临床经口腔插胃管时，胃管经何途径至胃？如何判断胃管到达胃？
3. 简述胃的形态和分部。
4. 腹腔手术如何运用解剖学知识来区别结肠和小肠？
5. 简述胆汁的产生和排入十二指肠的途径。
6. 简述肝的形态结构。
7. 简述正常成人肝的体表投影。

项目四

呼吸系统

1. 掌握呼吸系统的组成及上、下呼吸道的划分；了解呼吸系统的功能。

2. 掌握鼻腔的结构；熟悉鼻腔的分部；了解外鼻的形态结构。掌握喉的位置、构成及分部；熟悉喉的结构与连结；了解喉肌的名称及功能。

3. 掌握气管的位置和构造特点及左、右主支气管的形态差别；熟悉肺的位置及体表投影；了解肺内支气管和肺段。

4. 掌握胸膜和胸膜腔的概念；掌握胸膜腔的分部和胸膜隐窝；了解肺和胸膜下界的体表投影。

5. 掌握纵隔的概念及分部，熟悉纵隔的组成。

呼吸系统由肺外呼吸道和肺组成（图4-1）。肺外呼吸道包括鼻、咽、喉、气管和主支气管。肺由肺实质和肺间质组成，肺实质包括肺内各级支气管和肺泡；肺间质包括血管、淋巴管、神经和结缔组织等。临床上常把鼻、咽、喉称为上呼吸道，把气管、主支气管和肺内各级支气管称为下呼吸道。

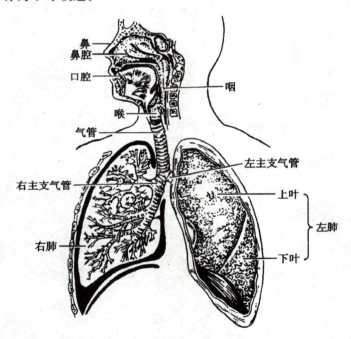

图4-1　呼吸系统模式图

呼吸系统的主要功能是进行机体与外界之间的气体交换，即吸入氧，呼出二氧化碳。此外，鼻还有嗅觉功能，喉还有发音功能。

任务一 肺外呼吸道

一、鼻

鼻是呼吸道的起始部分，包括外鼻、鼻腔和鼻旁窦三部分。鼻是嗅觉器官，也可辅助发音。

（一）外鼻

外鼻位于面部中央，呈三棱锥体形。外鼻上部狭窄，位于两眶之间，称为鼻根，向下延伸为隆起的鼻背，下端突出部分称鼻尖，鼻尖两侧的弧形扩大部分称鼻翼，当呼吸困难时，可见鼻翼扇动。外鼻下方的一对开口称鼻孔。

（二）鼻腔

鼻腔以骨和软骨作支架，内面覆以黏膜和皮肤。鼻腔被鼻中隔分为左、右两腔。向前经鼻孔通外界，向后经鼻后孔通鼻咽。鼻腔皮肤与黏膜分界处的弧形隆起称鼻阈，每侧鼻腔以鼻阈为界，可分为前下部的鼻前庭和后部的固有鼻腔。

1. 鼻前庭

鼻前庭由鼻翼围成，内衬皮肤，生有鼻毛，借以滤过、净化空气。由于该处缺乏皮下组织，故发生疖肿时，疼痛较剧烈。

2. 固有鼻腔

固有鼻腔是鼻腔的主要部分，由骨性鼻腔覆以黏膜构成。每侧鼻腔有底、顶和内、外侧壁。鼻腔底壁为腭，与口腔相邻。鼻腔顶壁隔筛板邻颅前窝，颅前窝筛板骨折时，脑脊液或血液可经鼻腔流出。鼻腔内侧壁为鼻中隔，由筛骨垂直板、犁骨及鼻中隔软骨被覆黏膜而成。鼻中隔居中者少见，多偏向左侧。鼻中隔前下部有一易出血区，此区黏膜下有丰富的毛细血管丛，外伤或空气干燥时易破裂出血，90%的鼻衄均发生于此。鼻腔外侧壁形态结构复杂，自上而下有卷曲的上鼻甲、中鼻甲和下鼻甲突向鼻腔，各鼻甲下方相应的裂隙分别称为上鼻道、中鼻道和下鼻道。上鼻道和中鼻道有鼻旁窦的开口，下鼻道的前部有鼻泪管的开口（图4-2、图4-3）。

固有鼻腔的黏膜因其结构和功能的不同，分为嗅区和呼吸区两部分。嗅区位于鼻腔顶、上鼻甲内侧面及其相对应的鼻中隔部分，富含嗅细胞，能感受嗅觉刺激。呼吸区为嗅区以外的部分，黏膜上皮有纤毛，黏膜内富含血管和黏液腺，对吸入的空气起净化、加温及湿润作用。

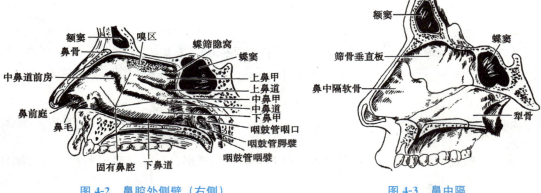

图 4-2　鼻腔外侧壁（右侧）　　　　图 4-3　鼻中隔

（三）鼻旁窦

参见项目二任务一相关内容。

二、咽

参见项目三任务一相关内容。

三、喉

（一）喉的位置

喉既是呼吸管道，又是发音器官。位于颈前部正中，位置表浅，前方被皮肤、浅筋膜、深筋膜和舌骨下肌群所覆盖，后方与喉、咽相邻，两侧为颈部的大血管、神经和甲状腺左、右叶。

成年人喉平对第 4～6 颈椎体，女性和小儿略高。喉上通咽，下接气管。由于喉与舌骨和咽紧密相连，故喉的活动性较大，可随吞咽或发音而上下移动。

（二）喉的结构

喉是复杂的管状器官，由喉软骨、喉软骨的连结、喉肌和喉腔构成。

1. 喉软骨

喉软骨是构成喉的支架，主要包括不成对的甲状软骨、环状软骨、会厌软骨和成对的杓状软骨（图 4-4）。

（1）甲状软骨：是最大的喉软骨，位于舌骨的下方，环状软骨的上方，构成喉的前壁和外侧壁。甲状软骨由左、右对称的两块方形软骨板构

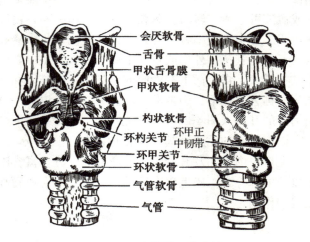

图 4-4　喉软骨及其连结

成，两软骨板前缘融合处称前角，前角上端向前突出称喉结，成年男性尤为明显。两软骨板后缘游离，向上、下各发出一对突起，分别称为上角和下角。上角借韧带与舌骨大角相连，下角与环状软骨构成环甲关节。

（2）环状软骨：位于甲状软骨的下方，构成喉的底座。环状软骨形似指环，其前部低窄呈弓形，称环状软骨弓，平第6颈椎，是颈部重要标志；后部高宽呈板状，称环状软骨板。环状软骨是喉软骨中唯一完整的软骨环，对保持呼吸道的通畅有重要作用。

（3）会厌软骨：形似树叶，上宽下窄，其上端斜向后上，游离于喉口上方，下端借韧带连于甲状软骨前角的后面。会厌软骨被覆黏膜而构成会厌，吞咽时，喉上提，会厌封闭喉口，防止食物误入喉腔。

（4）杓状软骨：位于环状软骨板上方中线两侧，近似三棱锥体形，尖朝上，底朝下，底与环状软骨上缘形成环杓关节。杓状软骨底有两个突起，向前的突起，称声带突，有声韧带附着；向外侧的突起，称肌突，有喉肌附着。

2. 喉软骨的连结

喉软骨的连结包括关节和膜性连结两种。关节有环甲关节和环杓关节，膜性连结主要有弹性圆锥。

（1）环甲关节：由甲状软骨下角与环状软骨板侧面的关节面构成，可使甲状软骨绕冠状轴做前倾和复位运动，使声带紧张或松弛。

（2）环杓关节：由杓状软骨底与环状软骨板上缘的关节面构成，可使杓状软骨绕垂直轴做旋转运动，使声带突向内、外侧移动，从而使声门缩小或开大。

（3）弹性圆锥：又称环甲膜，为弹性纤维组成的膜状结构。其下缘附着于环状软骨上缘，上缘游离，张于甲状软骨前角后面与杓状软骨声带突之间，称声韧带，是发音的主要结构。弹性圆锥前部较厚，张于甲状软骨下缘中部和环状软骨弓上缘之间的部分，称为环甲正中韧带。因该处位置表浅，急性喉阻塞时，可在此穿刺或切开，以建立暂时的通气道（图4-5）。

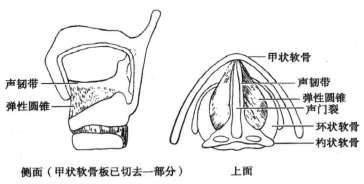

声韧带
弹性圆锥

侧面（甲状软骨板已切去一部分）

甲状软骨
声韧带
弹性圆锥
声门裂
环状软骨
杓状软骨

上面

图 4-5　弹性圆锥

3. 喉肌

喉肌为骨骼肌，附着于喉软骨的表面，其主要功能是通过运动喉的关节和软骨，紧张或松弛声带，调节声门裂大小及喉口的开合等（图4-6～图4-9）。喉肌的名称、起止和作用见表4-1。

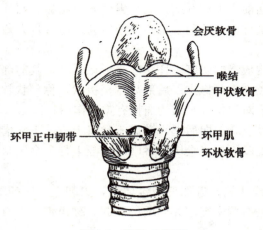

图 4-6 喉肌（前面）

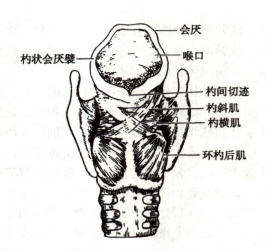

图 4-7 喉肌（后面）

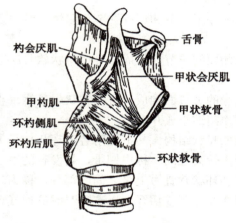

图 4-8 喉肌（侧面，右侧甲状软骨板已切去）

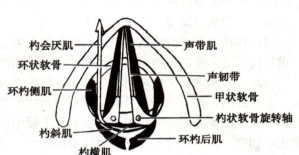

图 4-9 喉肌作用示意图

表 4-1 喉肌的名称、起止和作用

名称	起点	止点	作用
环甲肌	环状软骨弓前外侧面	甲状软骨下缘	紧张声韧带
甲杓肌	甲状软骨前角的后面	杓状软骨声带突	松弛声韧带、缩小声门裂
环杓后肌	环状软骨板后面	杓状软骨肌突	开大声门、紧张声韧带
环杓侧肌	环状软骨弓上缘和外面	杓状软骨肌突	缩小声门裂
杓横肌	肌束横行连于两侧杓状软骨的后面	—	缩小声门裂和喉口
杓斜肌	杓状软骨肌突	对侧杓状软骨尖	缩小喉口和声门裂

4. 喉腔

喉腔是由喉软骨为支架围成的腔隙，内面衬以黏膜，其黏膜与咽和气管黏膜相连续。喉腔位于喉口至环状软骨下缘之间，向上经喉口与咽相通，向下通气管。

喉腔的两侧壁上有上、下两对呈矢状位的黏膜皱襞，上方的一对称前庭襞，与发音无直接关系；下方的一对称声襞，内含声韧带和声带肌，三者合称声带。两侧前庭襞之间的裂隙称前庭裂，两侧声襞及杓状软骨基底部之间的裂隙称声门裂，此裂是喉腔最狭窄的部位。声门裂前 2/3 称膜间部，与发音有关，为喉癌的好发部位；后 1/3 称软骨间部，是喉结核的好发部位。

喉腔借前庭襞和声襞分为喉前庭、喉中间腔和声门下腔三部分。喉前庭是前庭襞以上的部分；喉中间腔是前庭襞和声襞之间的部分，喉中间腔向两侧突出的隐窝称喉室；声门下腔是声襞以下的部分（图 4-10、图 4-11）。声门下腔的黏膜下组织较疏松，炎症时易发生水肿。婴幼儿的喉腔狭窄，喉水肿时容易引起喉阻塞，导致呼吸困难。

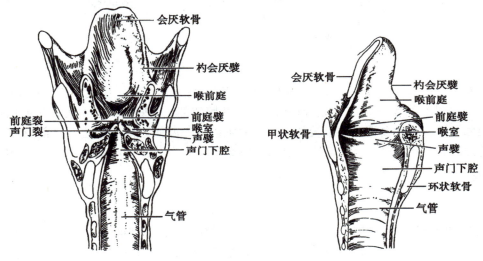

图 4-10　喉冠状切面　　　　　　图 4-11　喉正中矢状切面

四、气管和主支气管

（一）气管

气管位于食管的前方，上端平第 6 颈椎体下缘，起自环状软骨下缘，向下至胸骨角平面（平对第 4、5 胸椎之间），分为左、右主支气管，分叉处称气管杈，气管杈内面有一向上突出的半月形纵嵴，称气管隆嵴，常略偏向左侧，是支气管镜检查的定位标志。

气管由 14~16 个"C"形的气管软骨环及连结各气管软骨环之间的平滑肌和结缔组织构成，其内面衬有黏膜。气管的后壁缺少软骨，由平滑肌和纤维结缔组织构成的膜壁所封闭（图 4-12）。

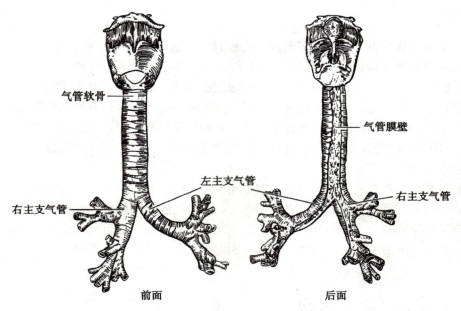

气管软骨

气管膜壁

左主支气管

右主支气管

右主支气管

前面　　　　　　　　　后面

图 4-12　气管和主支气管

　　气管按其行程和位置可分为颈段和胸段。颈段较短，沿颈前正中线下行，在颈静脉切迹上方可摸到。在第 2～4 气管软骨环前方有甲状腺峡部，两侧与颈部大血管和甲状腺左、右叶相邻。后方紧贴食管。胸段较长，位于后纵隔内，两侧纵隔胸膜之间。前方有胸腺、左头臂静脉和主动脉弓；后方仍紧贴食管。临床急救常在第 3～5 气管软骨处沿正中线做气管切开术。

（二）主支气管

　　主支气管是指气管杈至肺门之间的管道，左、右各一，分别称为左主支气管和右主支气管。左主支气管细而长，走向较水平；右主支气管粗而短，走向较垂直。故气管异物多坠入右主支气管。

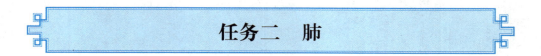

任务二　肺

　　肺为呼吸系统最重要的器官，是进行气体交换的场所，其表面光滑，质软呈海绵状，富有弹性。婴幼儿肺呈淡红色，随着年龄增长，吸入的尘埃沉积于肺内，故成人的肺可变为暗红色或深灰色，老年人的肺可变为蓝黑色。肺内含空气，故可浮于水中。未经呼吸的肺质地硬实，入水则下沉，法医学上借此判断新生儿的死亡时间。

一、肺的位置和形态

　　肺位于胸腔内，纵隔的两侧，膈的上方，左、右各一。左肺因心偏左，故较狭长，右肺因肝的影响，位置相对较高，故较短宽。肺呈半圆锥形，具有"一尖""一底""两面"和"三缘"（图 4-13、图 4-14）。

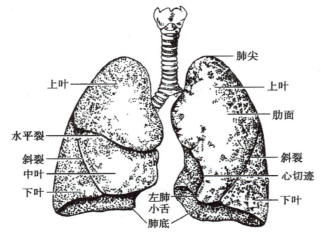

图 4-13　气管、主支气管和肺

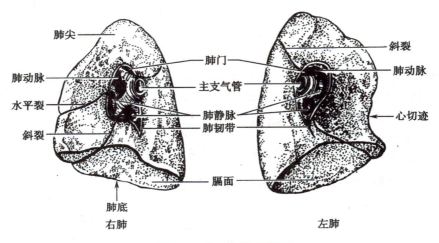

图 4-14　左、右肺内侧面

　　肺尖圆钝，经胸廓上口向上突至颈根部，高出锁骨内侧段上方 2～3 cm，故在锁骨上方针刺或臂丛阻滞麻醉时，要避免刺伤肺尖造成气胸。肺底向上凹陷，与膈相贴，又称膈面。外侧面广阔圆隆，贴近肋和肋间隙，又称肋面。内侧面朝向纵隔，又称纵隔面，其中央凹陷处称肺门，有主支气管、肺动脉、肺静脉、淋巴管和神经等出入，这些出入肺的结构被结缔组织和胸膜包绕构成肺根。

　　肺的前缘薄锐，右肺前缘近于垂直，左肺前缘下部有一明显凹陷，称心切迹，其下方向内下的突起称左肺小舌。肺的后缘圆钝，贴于脊柱两侧。肺的下缘也较薄锐，伸入膈与胸壁之间。

　　左肺由自后上斜向前下的斜裂分为上、下两叶。右肺除有斜裂外，其上方还有一条起自斜裂后部水平向前的水平裂，故右肺被斜裂和水平裂分为上、中、下三叶（图 4-13、图 4-14）。

二、肺内支气管和支气管肺段

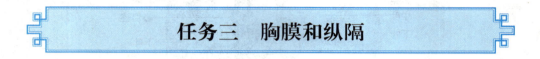

左、右主支气管在肺门处分出肺叶支气管，肺叶支气管入肺后再分为肺段支气管，此后反复分支，越分越细，形似树枝，故称支气管树。支气管分支可有23～25级，最后连于肺泡。

支气管肺段是指每一个肺段支气管及其所属的肺组织，简称为肺段。一般左、右肺各分为10个肺段。由于支气管肺段的结构和功能相对独立，故临床上常以支气管肺段为单位进行手术切除。

任务三　胸膜和纵隔

一、胸膜

（一）胸膜的概念

胸膜是覆于胸壁内面和肺表面的一层浆膜，薄而光滑，可分为脏、壁两层。脏胸膜紧贴于肺的表面并伸入肺裂内，构成肺外膜，故又称肺胸膜。壁胸膜贴于胸壁内面、膈上面和纵隔侧面。脏、壁胸膜在肺根处相互移行，在左、右两肺周围各形成一个完全封闭的潜在性腔隙，称胸膜腔（图4-15）。腔内呈负压，有少量浆液，可减少呼吸时胸膜间的摩擦。

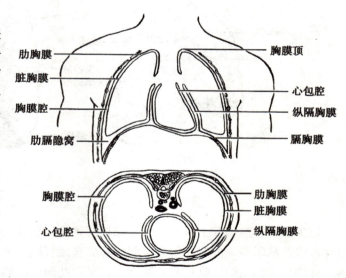

图4-15　胸膜模式图

（二）壁胸膜的分部

壁胸膜据其所覆盖的部位可分为四部分，即肋胸膜、膈胸膜、纵隔胸膜和胸膜顶。肋胸膜紧贴于胸壁内面；膈胸膜覆盖于膈的上面；纵隔胸膜贴于纵隔的两侧面；胸膜顶覆盖于肺尖上方，向上突出于胸廓上口达颈根部，其最高点高出锁骨内侧段上方2～3 cm。

在壁胸膜相互移行转折处，可形成潜在的间隙，即使在深吸气时，肺缘也不能伸入其内。其中最重要的间隙为肋膈隐窝，其由肋胸膜与膈胸膜转折形成，呈半环形，是胸膜腔的最低点。胸膜腔积液常集聚于此，该隐窝可因胸膜粘连而消失。

（三）肺和胸膜的体表投影

1. 肺的体表投影

两肺尖和肺前缘的体表投影均起自锁骨内侧段上方 2～3 cm 处，斜向下内方，经胸锁关节后方至胸骨角中点，两肺前缘靠拢，右肺前缘由此垂直下行，至右侧第 6 胸肋关节处右转，移行于右肺下缘；左肺前缘垂直下行至左侧第 4 胸肋关节处沿左肺心切迹弯向左下，至左侧第 6 肋软骨中点处移行于左肺下缘。

两肺下缘的体表投影基本相同，右肺下缘起自第 6 胸肋关节的后方，左肺下缘起自第 6 肋软骨中点，两侧均斜向外下，在锁骨中线与第 6 肋相交，在腋中线与第 8 肋相交，在肩胛线与第 10 肋相交，最后在接近后正中线处，平第 10 胸椎棘突（图 4-16）。

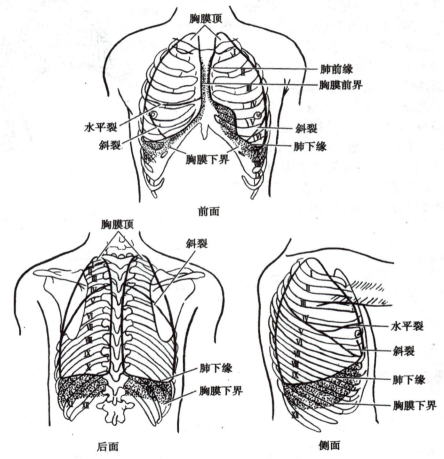

图 4-16　肺和胸膜的体表投影

2. 胸膜的体表投影

两侧胸膜顶和胸膜前界与两肺尖和肺前缘的体表投影基本一致。两侧胸膜下界的体表投影也基本一致，一般比两肺下缘低两个肋的距离（图 4-16）。右侧胸膜下界起自第 6 胸肋关节后方，左侧胸膜下界起自第 6 肋软骨后方，两侧均斜向外下方，在锁骨中线与第 8 肋相交，在腋中线与第 10 肋相交，在肩胛线与第 11 肋相交，在接近后正中线处，平第 12 胸椎棘突。

二、纵隔

纵隔是两侧纵隔胸膜之间所有器官和组织结构的总称。纵隔前界为胸骨，后界为脊柱胸段，两侧为纵隔胸膜，上界为胸廓上口，下界为膈。纵隔呈矢状位，上窄下宽，稍偏向左，这是由于心偏左的缘故。

纵隔通常以胸骨角平面（平对第 4 胸椎体下缘）分为上纵隔和下纵隔。下纵隔又以心包为界分为前纵隔、中纵隔和后纵隔三部分。前纵隔位于胸骨与心包前壁之间；中纵隔位于前、后纵隔之间，即相当于心包的位置；后纵隔位于心包后壁与脊柱之间（图 4-17）。

上纵隔内主要有胸腺、左右头臂静脉、上腔静脉、膈神经、迷走神经、喉返神经、主动脉弓及其三大分支、食管、气管、胸导管和淋巴结等。前纵隔内仅有少量结缔组织和淋巴结。中纵隔内主要有心包、心和出入心的大血管根部及淋巴结等。后纵隔内主要有胸主动脉、奇静脉、气管杈及左右主支气管、食管、胸导管、迷走神经、交感神经和淋巴结等。

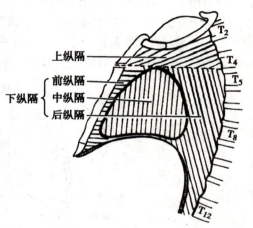

图 4-17 纵隔的分部示意图

任务四 小结

1. 鼻腔黏膜特点及功能

鼻腔黏膜特点及功能见表 4-2。

表 4-2 鼻腔黏膜特点及功能

分部	位置	活体颜色	功能
嗅区	位于上鼻甲以及相对应的鼻中隔处	呈棕黄色	内含嗅细胞，感受嗅觉
呼吸区	除嗅区以外的部位	呈淡红色	对吸入空气有加温、湿润和净化作用

2. 鼻旁窦小结

鼻旁窦小结见表 4-3。

表 4-3　鼻旁窦小结

鼻旁窦		位置	开口部位	形态特点
蝶窦	—	蝶骨体内	蝶筛隐窝	邻近垂体窝
筛窦	前小房 中小房 后小房	筛骨迷路内	前组➝中鼻道 中组➝中鼻道 后组➝上鼻道	邻近眶腔
上颌窦	—	上颌骨体内	中鼻道	窦口高于窦底，不易引流
额窦	—	眉弓深面	中鼻道	窦口向下

3. 喉腔侧壁结构与分部

喉腔侧壁结构与分部见表 4-4。

表 4-4　喉腔侧壁结构与分部

	名称	位置
侧壁	前庭襞	上方呈矢状位皱襞
	声襞	下方呈矢状位皱襞
	前庭裂	前庭襞之间的裂隙
	声门裂	声襞及杓状软骨之间的裂隙
分部	喉前庭	前庭襞以上的部分
	喉中间腔	前庭襞和声襞之间的部分
	声门下腔	声襞以下的部分

4. 左、右主支气管的区别

左、右主支气管的区别见表 4-5。

表 4-5　左、右主支气管的区别

名称	管径	形态	走向	气管异物
左主支气管	细	较长	较水平	不易坠入
右主支气管	粗	较短	较垂直	易坠入

5. 左、右肺的比较

左、右肺的比较见表 4-6。

表 4-6　左、右肺的比较

名称	形态	心切迹	分叶
左肺	较狭长	有	借斜裂分上、下 2 叶
右肺	较短宽	无	借斜裂和水平裂分上、中、下 3 叶

6. 壁胸膜的分部

壁胸膜的分部见表4-7。

表 4-7　壁胸膜的分部

分部	部位	特点
肋胸膜	胸壁内面	与胸壁结合疏松，易剥落
膈胸膜	膈的上面	与膈紧密相贴
纵隔胸膜	纵隔两侧	中部包绕肺根，移行于脏胸膜
胸膜顶	肺尖上方	高出锁骨内侧段上方2～3 cm

7. 胸膜下界和肺下缘体表投影

胸膜下界和肺下缘体表投影见表4-8。

表 4-8　胸膜下界和肺下缘体表投影

标志线	锁骨中线	腋中线	肩胛线	接近后正中线处
肺下缘	第6肋	第8肋	第10肋	平第10胸椎棘突
胸膜下界	第8肋	第10肋	第11肋	平第12胸椎棘突

8. 纵隔的位置及分区

纵隔的位置及分区见表4-9。

表 4-9　纵隔的位置及分区

位置		分区	
界线	结构	名称	所含内容
前界	胸骨	上纵隔	胸腺、头臂静脉、上腔静脉、膈神经、迷走神经、主动脉弓、食管、气管和胸导管等
后界	脊柱胸段		
两侧界	纵隔胸膜	前纵隔	少量结缔组织和淋巴结等
上界	胸廓上口	中纵隔	心包、心和出入心的大血管根部、淋巴结等
下界	膈	后纵隔	胸主动脉、奇静脉、左右主支气管、食管、胸导管、迷走神经、交感神经和淋巴结等

复习思考

1. 咽是消化管和呼吸道的共同通道，食物、空气如何各行其道？
2. 气管异物为何多坠入右主支气管？
3. 简述肺的形态、分叶。
4. 简述胸膜和肺的体表投影。

生 殖 系 统

　　1. 掌握睾丸的位置及形态结构。
　　2. 熟悉附睾的位置及形态结构；掌握输精管的行程、位置和分部；熟悉精索组成。
　　3. 掌握男性尿道的分部、狭窄、弯曲；了解前列腺和精囊腺的位置及形态。
　　4. 掌握卵巢的位置及形态结构；掌握输卵管的形态、位置和分部。
　　5. 掌握子宫的位置、形态结构和固定装置；熟悉女性乳房的形态结构。

　　生殖系统分为男性生殖系统和女性生殖系统，其主要功能是产生生殖细胞、繁殖后代、分泌性激素、形成并维持第二性征。男、女生殖系统的器官均分为内生殖器和外生殖器两部分。内生殖器由生殖腺、生殖管道和附属腺组成，外生殖器则以两性交媾器官为主。会阴与生殖系统关系密切，也在本章叙述。

任务一　男性生殖系统

　　男性生殖系统包括男性内生殖器和男性外生殖器（图 5-1）。男性内生殖器由生殖腺（睾丸）、输精管道（附睾、输精管、射精管、男性尿道）和附属腺（精囊、前列腺、尿道球腺）组成。睾丸产生精子和分泌雄性激素。精子先储存于附睾内。当射精时，精子经附睾、输精管、射精管和尿道排出体外。前列腺、精囊和尿道球腺的分泌液参与组成精液，供给精子营养并有利于精子的活动。男性外生殖器为阴茎和阴囊，阴茎是男性的交媾器官，阴囊容纳睾丸和附睾。

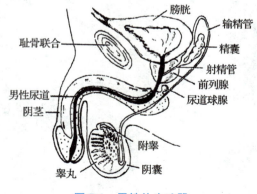

图 5-1　男性外生殖器

一、男性内生殖器

（一）生殖腺

男性生殖腺是睾丸。睾丸是产生男性生殖细胞——精子及分泌雄性激素的器官。睾丸（图5-2、图5-3）位于阴囊内，左、右各一，呈扁椭圆形，分上、下两端，内侧、外侧两面和前、后两缘。上端和后缘与附睾相连，后缘为系膜缘，是血管、神经和淋巴管出入睾丸之处。

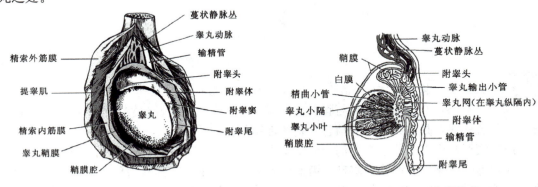

图5-2　睾丸、附睾及其被膜　　　　图5-3　睾丸、附睾的结构

睾丸表面有一层坚厚而致密的纤维膜，称白膜，包被整个睾丸。白膜在睾丸的后缘增厚，并突入睾丸内形成睾丸纵隔。从纵隔发出许多睾丸小隔，呈放射状将睾丸实质分成100～200个睾丸小叶。每一小叶内含有2～4条盘曲的精曲小管。精子由精曲小管产生。精曲小管之间的结缔组织内有分泌雄性激素的间质细胞。精曲小管汇合成精直小管。精直小管进入睾丸纵隔后交织成睾丸网。由睾丸网发出12～15条睾丸输出小管，经睾丸后缘上部进入附睾头。

（二）输精管道

输精管道包括附睾、输精管、射精管、男性尿道。男性尿道在男性外生殖器部分叙述。

1. 附睾

附睾呈新月形，贴附于睾丸的上端和后缘（图5-2、图5-3）。上端膨大为附睾头，中端为附睾体，下端为附睾尾。睾丸输出小管进入附睾后，弯曲盘绕形成膨大的附睾头，末端汇合成一附睾管。附睾管迂回盘曲构成附睾体和附睾尾。附睾尾向上弯曲移行为输精管。附睾的功能是储存精子，分泌附睾液营养精子，促进精子成熟。

2. 输精管

输精管是附睾管的末端直接延续形成的细长管道，壁厚腔小，呈圆索状，全长约50 cm。依其行程可分为睾丸部、精索部、腹股沟管部和盆部四部（图5-1、图5-4）。

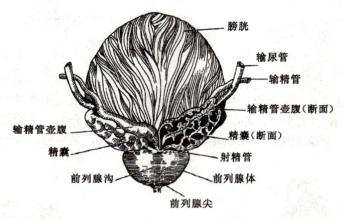

图 5-4 膀胱、前列腺及精囊后面观

（1）睾丸部：起于附睾尾，沿睾丸后缘上升至睾丸上端。

（2）精索部：介于睾丸上端与腹股沟管皮下环之间的一段，包被于精索内。此部位于皮下，位置表浅，是临床施行输精管结扎的常用部位。

（3）腹股沟管部：位于腹股沟管的精索内。

（4）盆部：始于腹股沟管腹环，沿盆腔侧壁行向后下方，经输尿管末端前方转至膀胱底的后面，并膨大形成输精管壶腹，末端变细，与精囊的排泄管汇合成射精管。

精索是一对柔软的圆索状结构，介于睾丸上端至腹股沟管腹环之间，内含输精管、睾丸动脉、蔓状静脉丛、神经丛和淋巴管等。由外向内包有精索外筋膜、提睾肌、精索内筋膜三层被膜。

3. 射精管

射精管由输精管的末端与精囊的排泄管汇合而成（图 5-5）。射精管很短，长约 2 cm，从后方斜穿入前列腺，开口于尿道的前列腺部。

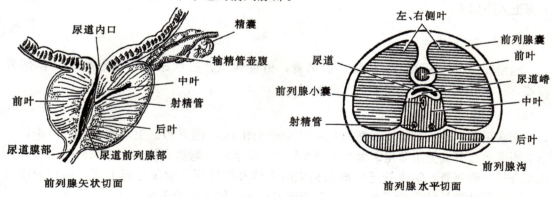

图 5-5 前列腺

（三）附属腺

附属腺包括前列腺、精囊和尿道球腺。这些腺体分泌嗜碱性液体，有营养和稀释精子的作用，与精子混合成精液。精液为乳白色液体，正常一次排出量为 2～5 mL，含精子

3 亿～5 亿个。

1. 前列腺

前列腺是不成对的实质性器官，由腺组织和平滑肌组成，外面包有筋膜鞘。呈前、后稍扁的栗子形，上端宽大称前列腺底，邻接膀胱颈；下端尖细称前列腺尖，位于尿生殖膈上；前列腺底与前列腺尖之间的部分为前列腺体。

前列腺（图 5-4、图 5-5）可分为五叶，即前、中、后和两侧叶。前叶很小，位于尿道前方，左、右侧叶之间。中叶又名前列腺峡，呈楔形，位于尿道后方，左、右射精管和两侧叶之间。后叶位于射精管的后下方，并向上包在中叶和两侧叶的后面。两侧叶紧贴尿道的侧壁，位于后叶的前面。

前列腺位于膀胱与尿生殖膈之间，前列腺底与膀胱颈相邻，前列腺的前方为耻骨联合，后方为直肠（图 5-6）。直肠指诊时可触及前列腺后面的前列腺沟。

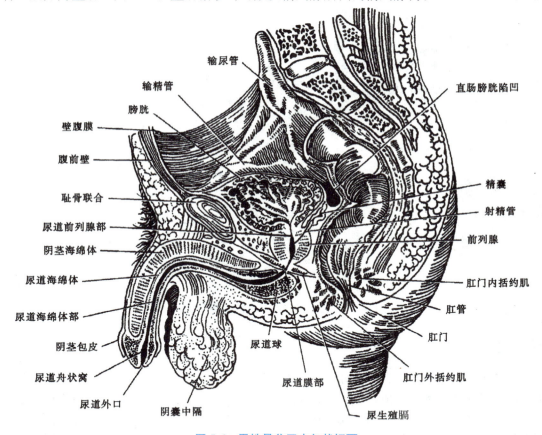

图 5-6　男性骨盆正中矢状切面

2. 精囊

精囊为一对椭圆形囊状器官，表面凹凸不平。精囊位于膀胱底的后方，输精管壶腹的外侧。其排泄管与输精管末端汇合成射精管（图 5-5）。

3. 尿道球腺

尿道球腺是一对豌豆大的球形腺体，位于尿道膜部的后外侧，包藏在会阴深横肌内。尿道球腺的排泄管细长，开口于尿道球部。其分泌物参与精液的组成。

二、男性外生殖器

（一）阴囊

阴囊为位于阴茎后下方的囊袋状结构。阴囊壁由皮肤和肉膜组成（图 5-7）。阴囊皮肤薄而柔软，有少量阴毛，富有伸缩性，呈黑褐色，含有大量皮脂腺和汗腺。肉膜为浅筋膜，含有平滑肌，可调节阴囊内的温度，有利于精子的发育与生存。肉膜在正中线处向深处发出阴囊中隔，将阴囊分为左、右两腔，容纳两侧的睾丸、附睾和精索等。

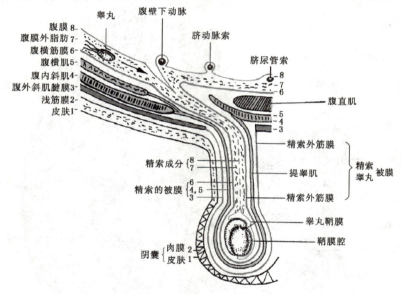

图 5-7　睾丸的被膜及阴囊结构示意图

（二）阴茎

阴茎为男性的性交器官，可分为头、体和根三部分（图 5-8）。阴茎主要由两条阴茎海绵体和一条尿道海绵体组成，外包筋膜和皮肤（图 5-9、图 5-10）。两条阴茎海绵体位于阴茎的背侧；尿道海绵体位于阴茎海绵体的腹侧，前端膨大为阴茎头，后端膨大为尿道球。尿道贯穿尿道海绵体全长。海绵体由许多海绵体小梁和腔隙组成，外面都包有坚厚的海绵体白膜。三条海绵体外面共同包有浅、深筋膜和皮肤。阴茎皮肤薄而柔软，富有伸展性。皮肤在阴茎颈处折叠形成双层游离的环形皱襞，包绕阴茎头，称阴茎包皮。阴茎包皮与阴茎头之间的腔隙，称包皮腔。包皮前端游离缘围成的口，称包皮口。在阴茎头腹侧中线上，包皮与尿道外口相连的皮肤皱襞，称包皮系带。

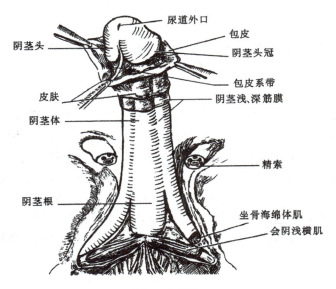

图 5-8 阴茎

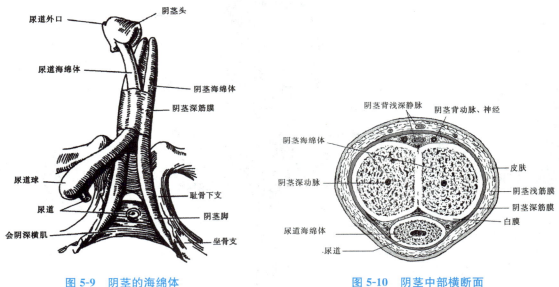

图 5-9 阴茎的海绵体

图 5-10 阴茎中部横断面

（三）男性尿道

男性尿道（图 5-11）兼有排尿和排精的功能。其起于膀胱的尿道内口，终于阴茎头的尿道外口。成人尿道长 16~22 cm。根据行程，男性尿道可分为三部分，即前列腺部、膜部和海绵体部。临床上将前列腺部和膜部称后尿道，海绵体部称前尿道。

1. 前列腺部

前列腺部为尿道纵贯前列腺的部分，其管腔呈梭形，后壁有射精管及前列腺管的开口。

2. 膜部

膜部是穿过尿生殖膈的部分，管径较细，其周围有骨骼肌形成的控制排尿的尿道膜部括约肌。

3. 海绵体部

海绵体部位于尿道海绵体内，其近侧行于尿道球内的一段，管腔扩大，称尿道球部，有尿道球腺导管的开口；在阴茎头内，近尿道外口处，尿道扩大，称尿道舟状窝。

男性尿道全程粗细不等，有三个狭窄、三个扩大和两个弯曲。三个狭窄分别是在尿道内口、尿道膜部和尿道外口，以尿道外口最窄。三个扩大是在尿道前列腺部、尿道球部和尿道舟状窝。两个弯曲是耻骨前弯和耻骨下弯（图5-6）。耻骨前弯位于耻骨联合的前下方，凸向后下方，可随阴茎上举而消失；耻骨下弯位于耻骨联合后下方，凸向前上方，恒定不变。临床上行膀胱镜检查或导尿时应注意这些解剖特点，以免损伤尿道。

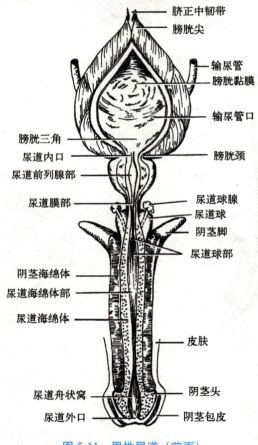

图 5-11　男性尿道（前面）

任务二 女性生殖系统

女性生殖系统包括女性内生殖器和女性外生殖器（图 5-12）。女性内生殖器由生殖腺（卵巢）、生殖管道（输卵管、子宫和阴道）及附属腺（前庭大腺）组成。女性外生殖器即女阴。卵巢产生卵子和分泌雌性激素。卵巢产生的卵子成熟后，以破溃卵巢表面的生殖上皮的方式排至腹膜腔，再经输卵管腹腔口进入输卵管，在输卵管壶腹内受精后移至子宫，植入子宫内膜发育成胎儿。分娩时，子宫收缩，胎儿出子宫口，经阴道娩出。女性乳房是授乳器官，也附在本部分叙述。

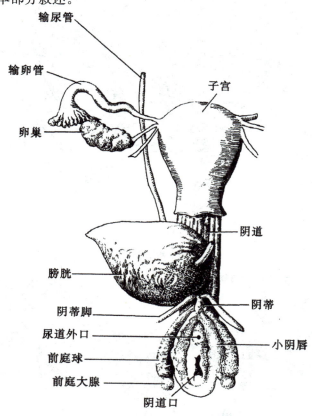

图 5-12 女性生殖系统概观

一、女性内生殖器

（一）生殖腺

女性的生殖腺是卵巢。卵巢为成对的实质性器官，具有产生卵子和分泌雌激素的作用。卵巢（图 5-12、图 5-13、图 5-14、图 5-15）呈扁椭圆形，灰红色，分上、下两端，前、后两缘和内、外两侧面。卵巢的后缘游离，前缘借卵巢系膜连于子宫阔韧带，其中部有血管、神经、淋巴管出入，称卵巢门。外侧面紧贴盆腔侧壁；内侧面朝向骨盆腔，与小肠相邻；上端与输卵管伞接触，称输卵管端，借卵巢悬韧带连于骨盆上口侧缘；下端借卵巢固有韧带连于子宫底，称子宫端。卵巢位于盆腔侧壁髂内、外动脉形成的夹角内，外被腹膜，为腹膜内位器官。

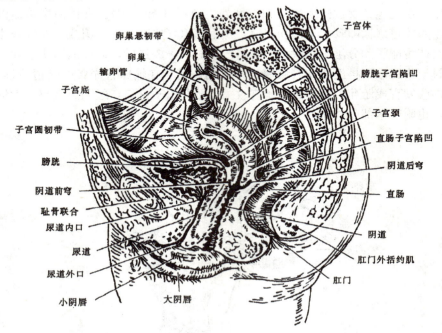

图 5-13　女性骨盆正中矢状切面

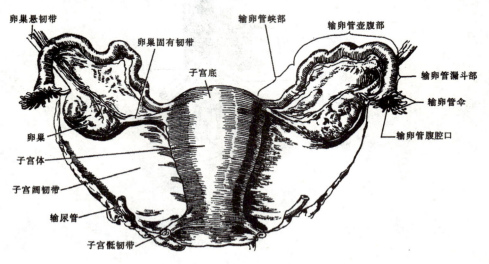

图 5-14　女性内生殖器（后面观）

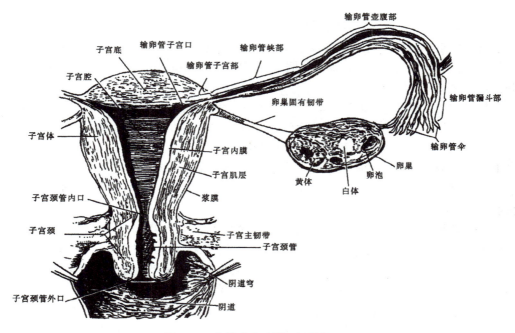

图 5-15　女性内生殖器（冠状切面）

（二）生殖管道

生殖管道包括输卵管、子宫和阴道。

1. 输卵管

输卵管是输送卵子的肌性管道（图 5-12、图 5-13、图 5-14、图 5-15），位于子宫阔韧带的上缘内。其内侧端穿子宫角开口于子宫腔，称输卵管子宫口，外侧端在卵巢上端以输卵管腹腔口开口于腹膜腔，故女性腹膜腔借输卵管、子宫和阴道与外界相通。

输卵管较为弯曲，长 10～12 cm，各段形态不同，由内侧向外侧可分为四部。

（1）输卵管子宫部：为输卵管穿过子宫壁的部分，管腔狭窄，以输卵管子宫口通子宫腔。

（2）输卵管峡部：占输卵管游离部内侧的 1/3，短直而狭窄，壁较厚，血管较少，是输卵管结扎术的常选部位。

（3）输卵管壶腹部：约占输卵管游离部外侧的 2/3，管腔膨大而弯曲，血管丰富，是精子与卵子的受精之处。

（4）输卵管漏斗部：为输卵管外侧端呈漏斗状膨大的部分，向后下弯曲覆盖于卵巢的后缘和内侧面。漏斗末端的中央是输卵管腹腔口，开口于腹膜腔。卵巢排出的卵细胞由此进入输卵管。输卵管漏斗部的游离缘有许多指状突起，称输卵管伞，其覆盖于卵巢的表面，是临床手术中识别输卵管的标志。其中一条较大的突起连于卵巢，称卵巢伞。有人认为卵巢伞有引导卵子进入输卵管漏斗部的作用。

临床上常将卵巢和输卵管称子宫附件。

2. 子宫

子宫是中空的肌性器官（图 5-12、图 5-13、图 5-14、图 5-15），是孕育胎儿和产生经血之处。成人未孕子宫前、后稍扁，呈倒置的梨形，长 7～9 cm，宽 4～5 cm，厚 2～3 cm，可分为底、体和颈三部分。

（1）子宫底：为两侧输卵管子宫口以上的部分，宽而圆凸，与输卵管相连处称子宫角。

（2）子宫体：是子宫底与子宫颈之间的部分，前、后略扁。

（3）子宫颈：是子宫下段较窄而呈网柱状的部分。子宫颈又可分为两部分，其中位于阴道上方的部分，称子宫颈阴道上部，占子宫颈全长的上 2/3；子宫颈突入阴道内的一段，称子宫颈阴道部，占子宫颈全长的下 1/3。子宫体与子宫颈上端之间较为狭细的部分，称子宫峡。

子宫内腔较为狭窄，分为上、下两部分。位于子宫体内的腔，称子宫腔，呈前、后略扁的倒置三角形，其底的两端为输卵管子宫口。位于子宫颈内的腔，称子宫颈管，呈梭形，向上经子宫颈管内口通子宫腔，向下经子宫颈管外口（即子宫口）通阴道。子宫口，未经产妇为圆形，边缘光滑整齐，经产妇则为横裂状。

子宫位于盆腔的中央，膀胱与直肠之间（图 5-13）。下端接阴道，两侧有输卵管和卵巢。未妊娠时，子宫底位于小骨盆入口平面以下，子宫颈的下端在坐骨棘平面稍上方。正常成年未孕女子的子宫呈前倾前屈位。前倾指整个子宫向前倾斜，子宫的长轴与阴道的长轴形成一个向前开放的钝角，稍大于 90°。前屈指子宫体与子宫颈之间形成一个向前开放的钝角，约为 170°。子宫有较大的活动性，膀胱和直肠的充盈程度可影响子宫的位置。

子宫的正常位置依赖尿生殖膈和盆底肌的承托及韧带的固定牵引。这些结构的松弛或损伤，都可引起子宫位置的改变。子宫的韧带（图 5-16）有以下 4 对。

（1）子宫阔韧带：是连于子宫体两侧的双层腹膜皱襞，呈冠状位，将子宫固定于盆腔侧壁，可限制子宫向两侧移位。

（2）子宫圆韧带：为平滑肌和结缔组织构成的圆索状结构，起于子宫角、输卵管子宫口的下方，在子宫阔韧带的两层腹膜间向前外侧弯行，穿经腹股沟管，止于阴阜和大阴唇皮下，是维持子宫前倾的主要韧带。

（3）子宫主韧带：由平滑肌和结缔组织构成，位于子宫阔韧带的基部，连于子宫颈两侧与盆腔侧壁之间，是防止子宫下垂的主要韧带。

（4）子宫骶韧带：由平滑肌和结缔组织构成，从子宫颈后面的上外侧向后弯行，绕过直肠的两侧，止于骶骨前面的筋膜。此韧带向后上方牵引并固定子宫颈，与子宫圆韧带一起维持子宫的前倾前屈位。

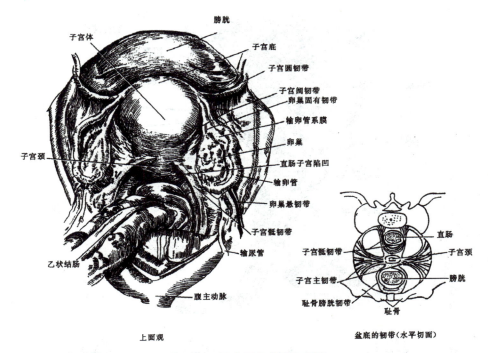

图 5-16 子宫固定装置示意图

3. 阴道

阴道为连接子宫和外生殖器的肌性管道，是女性的性交器官，也是排出月经和娩出胎儿的管道（图 5-13）。阴道的下端较窄，以阴道口开口于阴道前庭；上端宽阔，包绕子宫颈的阴道部，两者之间的环形凹陷，称阴道穹，分为前穹、后穹和侧穹。其中以阴道后穹最深，其后上方即为直肠子宫陷凹，两者间仅隔以阴道后壁和覆盖其上的腹膜。临床上可经阴道后穹行腹膜腔穿刺抽液，以协助诊断和治疗。阴道位于盆腔内，前邻膀胱底和尿道，后邻直肠。阴道下部穿过尿生殖膈处，有肛提肌和尿道阴道括约肌列于阴道两侧，对阴道下部有括约作用。

（三）附属腺

前庭大腺又称 Bartholin 腺，形如豌豆，位于阴道口两侧，前庭球的后方，阴道括约肌的深面。以细小导管开口于阴道口的两侧，其分泌物有润滑阴道口的作用。

二、女性外生殖器

女性外生殖器（图 5-17、图 5-18），即女阴，包括阴阜、大阴唇、小阴唇、阴道前庭、阴蒂、前庭球等。

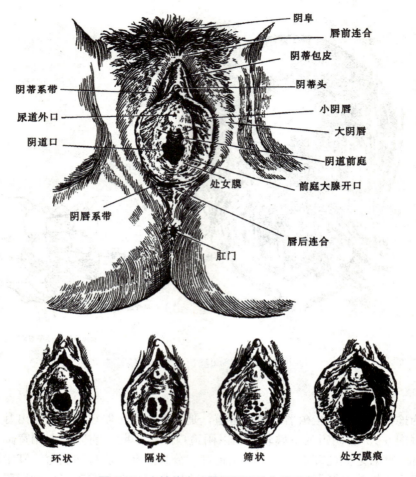

阴阜
唇前连合
阴蒂包皮
阴蒂头
小阴唇
大阴唇
阴道前庭
前庭大腺开口
唇后连合

阴蒂系带
尿道外口
阴道口
处女膜
阴唇系带
肛门

环状　　　　隔状　　　　筛状　　　　处女膜痕

图 5-17　女性外生殖器概观及处女膜形状

　　阴道前庭是两侧小阴唇之间的裂隙。前部有尿道外口，后部有较大的阴道口。在小阴唇与阴道口之间的沟内，左、右各有一前庭大腺导管的开口。

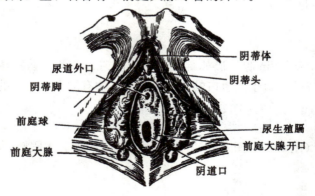

尿道外口
阴蒂脚
前庭球
前庭大腺
阴蒂体
阴蒂头
尿生殖膈
前庭大腺开口
阴道口

图 5-18　阴蒂、前庭球和前庭大腺

【附】女性乳房

乳房为人类和哺乳动物特有的腺体，是最大的皮肤腺。男性乳房不发达，女性乳房于青春期开始显著发育生长，在妊娠和哺乳期有分泌活动。

（一）女性乳房的形态和位置

成年未孕女性的乳房（图 5-19）呈半球形，紧张而富有弹性。乳房中心有乳头，平第 4 肋间隙或第 5 肋。乳头表面有许多裂隙状陷窝，窝内有输乳管开口，称输乳孔。乳头的周围有色泽较深的环形皮肤区，称乳晕，其表面有许多隆起的乳晕腺，可分泌脂性物质滑润乳头。乳头和乳晕的皮肤较薄，易受损伤而感染。女性乳房位于胸大肌和胸筋膜表面，在第 2 肋～第 7 肋之间，内侧至胸骨旁线，外侧至腋中线。

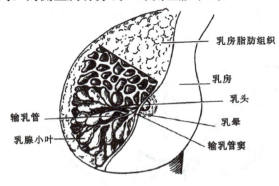

输乳管　乳房脂肪组织　乳房　乳头　乳晕　输乳管窦　乳腺小叶

图 5-19　成年女性乳房示意图

（二）女性乳房的构造

乳房主要由皮肤、皮下脂肪、纤维组织和乳腺构成（图 5-20）。纤维组织主要包绕乳腺，并嵌入乳腺，将乳腺分成 15～20 个乳腺叶。乳腺叶以乳头为中心呈放射状排列。每叶有一排泄管，称输乳管。输乳管在近乳头处扩大成输乳管窦，其末端变细，开口于乳头。乳房手术时，应采用放射状切口，以减少对输乳管和乳腺的损伤。乳房表面的皮肤与乳腺深面的深筋膜之间，连有许多结缔组织小束，称乳房悬韧带或 Cooper 韧带，其对乳房有支持和固定作用。

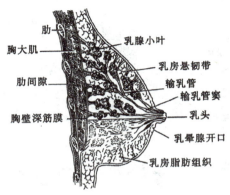

肋　胸大肌　肋间隙　胸壁深筋膜　乳腺小叶　乳房悬韧带　输乳管　输乳管窦　乳头　乳晕腺开口　乳房脂肪组织

图 5-20　女性乳房构造

任务三 会阴

一、会阴的境界和分区

会阴有狭义和广义之分。狭义会阴即产科会阴，指肛门与外生殖器之间狭小区域的软组织。广义会阴（图5-21）指封闭小骨盆下口的所有软组织，呈菱形，其前界为耻骨联合下缘；后界为尾骨尖；两侧为耻骨弓、坐骨结节和骶结节韧带。以两侧坐骨结节的连线为界，将会阴分为前方的尿生殖（三角）区和后方的肛（三角）区。

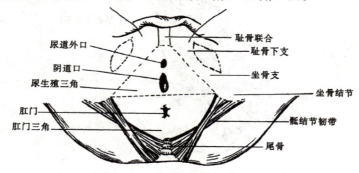

图 5-21 会阴的境界和分区

二、盆膈的构成

肛区的肌群包括肛提肌、尾骨肌和肛门外括约肌等。两侧肛提肌会合后封闭骨盆下口大部分，中央有直肠通过（图5-22）。两侧肛提肌前内侧之间留有一个三角形的裂隙，称盆膈裂孔，下方被尿生殖膈封闭。肛区的深筋膜分为两层，衬覆于肛提肌和尾骨肌的上、下面，分别称盆膈上筋膜和盆膈下筋膜。盆膈上、下筋膜及其间的肛提肌和尾骨肌共同组成盆膈（图5-23、图5-24），封闭肛区。其中央有肛管通过，对承托盆腔脏器有重要作用。

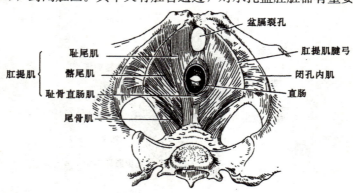

图 5-22 肛提肌和尾骨肌（上面观）

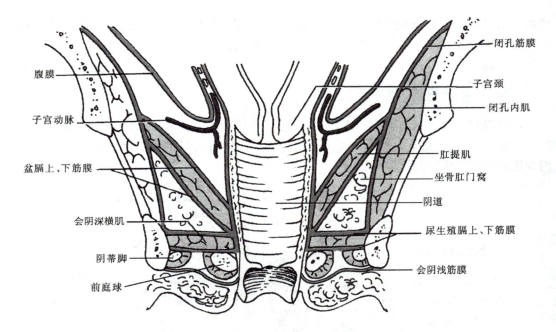

图 5-23 男性骨盆冠状切面（通过后尿道）

图中标注：腹膜、子宫动脉、盆膈上、下筋膜、会阴深横肌、阴蒂脚、前庭球、闭孔筋膜、子宫颈、闭孔内肌、肛提肌、坐骨肛门窝、阴道、尿生殖膈上、下筋膜、会阴浅筋膜

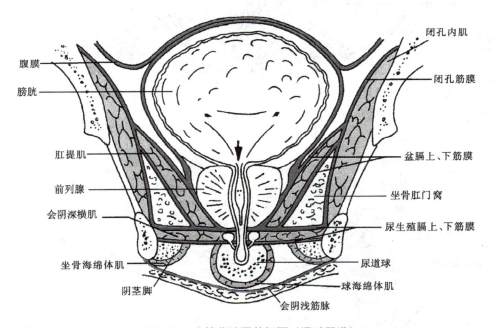

图 5-24 女性盆腔冠状切面（通过阴道）

图中标注：腹膜、膀胱、肛提肌、前列腺、会阴深横肌、坐骨海绵体肌、阴茎脚、会阴浅筋脉、闭孔内肌、闭孔筋膜、盆膈上、下筋膜、坐骨肛门窝、尿生殖膈上、下筋膜、尿道球、球海绵体肌

三、尿生殖膈的构成

尿生殖区的肌群分浅、深两层（图 5-25、图 5-26）。浅层肌包括会阴浅横肌、坐骨海绵体肌和球海绵体肌。深层肌包括会阴深横肌、尿道括约肌（女性为尿道阴道括约肌）。尿生殖区的深筋膜分两层，分别覆盖于会阴深横肌和尿道括约肌的上、下面，分别称尿生

殖膈上筋膜和尿生殖膈下筋膜。尿生殖膈上、下筋膜及其间的会阴深横肌和尿道括约肌共同构成尿生殖膈（图 5-23、图 5-24），封闭尿生殖区。男性有尿道、女性有尿道及阴道穿过尿生殖膈。

四、坐骨肛门窝

在肛提肌与臀大肌及坐骨结节之间有一深的凹陷，称坐骨肛门窝（坐骨直肠窝）（图 5-23～图 5-26），此窝呈尖向上、底向下的楔形。窝内有大量的脂肪及血管、神经，是肛门周围脓肿常发生的部位。

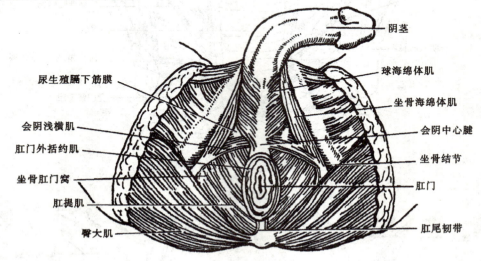

图 5-25　男性会阴肌（浅层）

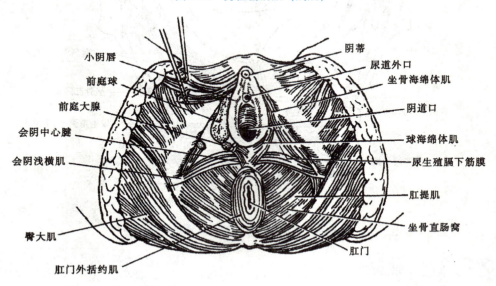

图 5-26　女性会阴肌（浅层）

复习思考

1. 输精管可分为几部？在何处结扎输精管？怎样辨认输精管？
2. 简要说明精子的产生和排出途径。
3. 男性尿道全长分几部？有哪些狭窄和弯曲？给男性患者导尿时应注意什么？
4. 肾盂结石的男性患者，结石排出体外要依次经过哪些狭窄？
5. 输卵管位于何处？分几部？各有何临床意义？
6. 子宫的位置、形态如何？子宫内腔分几部分？

项目六

泌尿系统

1. 掌握泌尿系统的组成；肾的形态、内部结构和位置；膀胱的位置和形态。
2. 熟悉输尿管的位置和狭窄；膀胱壁的构造；女性尿道的位置和特点。

　　泌尿系统由肾、输尿管、膀胱和尿道组成（图 6-1）。其主要功能是排出机体新陈代谢过程中产生的可溶于水的代谢产物、多余的水和无机盐等，维持机体内环境的平衡和稳定。

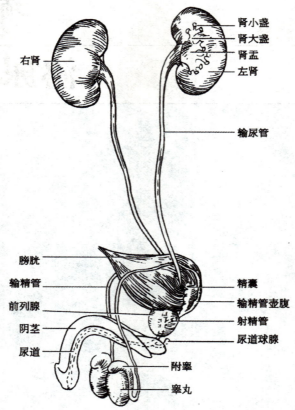

右肾　　肾小盏　肾大盏　肾盂　左肾　输尿管

膀胱　　精囊
输精管　输精管壶腹
前列腺　射精管
阴茎　　尿道球腺
尿道
附睾
睾丸

图 6-1　男性泌尿、生殖器模式图

任务一 肾

一、肾的形态

肾为实质性器官，左右各一，形似蚕豆。新鲜肾呈红褐色，表面光滑。

肾可分为上、下两端，前、后两面，内、外侧两缘。上端宽而薄，下端窄而厚；前面较凸，后面较平；外侧缘隆凸，内侧缘中部凹陷，是肾的血管、淋巴管、神经和肾盂等出入的部位，称为肾门。由肾门延伸入肾内的腔隙称肾窦，内有肾血管、肾小盏、肾大盏、肾盂和脂肪组织等（图6-2）。

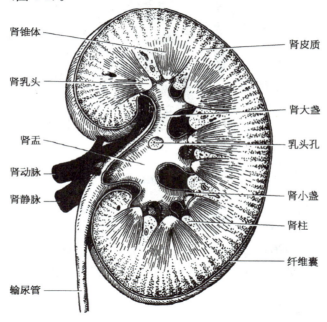

图 6-2　右肾冠状切面（后面观）

二、肾的内部结构

在肾的冠状切面上，肾实质分为肾皮质和肾髓质（图6-2）。肾皮质位于外周部，血管丰富，新鲜标本上为红褐色，主要由肾小体和肾小管构成。肾髓质位于深部，血管较少，色淡红。肾髓质由15~20个肾锥体组成，肾锥体的基底朝向肾皮质，尖端圆钝朝向肾窦，2~3个肾髓体尖端合并成肾乳头，每个肾乳头顶端有许多小孔称乳头孔。肾乳头被漏斗形的膜性管即肾小盏包绕，肾小盏共有7~8个。2~3个肾小盏汇合形成一个较大的肾大盏。2~3个肾大盏再汇合成1个肾盂。肾盂呈前后稍扁的漏斗状，出肾门后逐渐变细移行为输尿管。

三、肾的位置

肾位于脊柱两侧，腹后壁上部。两肾上端距离较近，下端稍远，略呈"八"字形排列。左肾上端平第 11 胸椎下缘，下端平第 2 腰椎下缘。右肾受肝的影响比左肾约低半个椎体（图 6-3）。

左、右两侧的第 12 肋斜越左肾后面的中部和右肾后面的上部。肾门约平第 1 腰椎平面。竖脊肌的外侧缘与第 12 肋之间的夹角称为肾区。在某些肾脏疾病患者，叩击或触压此区可引起疼痛。

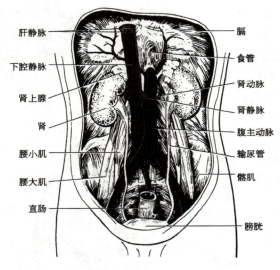

图 6-3　肾和输尿管

四、肾的被膜

肾的外面包有三层被膜，由内向外分别为纤维囊、脂肪囊和肾筋膜（图 6-4）。肾的正常位置，主要依靠肾的被膜及其周围器官来共同维持。当肾的固定装置不健全时，可形成肾下垂或游走肾。

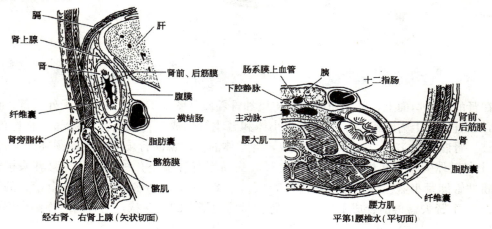

经右肾、右肾上腺（矢状切面）　　　　平第1腰椎水（平切面）

图 6-4　肾的被膜

任务二　输尿管、膀胱和尿道

一、输尿管

输尿管是一对细长的肌性管道，起自肾盂，终于膀胱，全长 25～30 cm（图 6-1、图 6-3）。输尿管位于腹膜的后方，沿腹后壁向内下方斜行，至小骨盆上口，在此越过髂血管前方，向下进入盆腔，再走向前内侧，斜穿膀胱壁，开口于膀胱。

输尿管全长有 3 个生理性狭窄：第一个在输尿管移行处；第二个在越过髂血管处；第三个在贯穿输尿管的壁内部。这些狭窄部位是尿路结石易滞留的部位。

二、膀胱

膀胱是暂时储存尿液的囊状器官，成人的膀胱容量为 300～500 mL，最大可达 800 mL。

1. 膀胱的形态

空虚的膀胱近似锥体形，可分为膀胱尖、膀胱体、膀胱底和膀胱颈 4 部分。膀胱尖朝前上方，较尖细。膀胱底呈三角形，朝向后下方。膀胱尖、膀胱底之间的大部分称膀胱体。膀胱下部即尿道内口起始的部分称膀胱颈（图 6-5）。膀胱充盈时呈卵圆形。

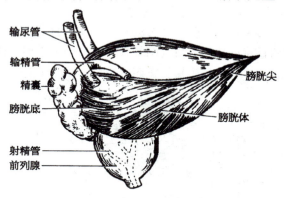

图 6-5　膀胱的形态（男性，右侧面观）

2. 膀胱的位置

膀胱位于盆腔的前部，其前方邻耻骨联合；后方在男性邻精囊、输精管壶腹和直肠，在女性则邻子宫和阴道；下方在男性邻前列腺（图 6-6），在女性邻尿生殖膈。

3. 膀胱壁的构造

膀胱壁自内向外由黏膜、黏膜下层、肌层和外膜 4 层结构构成。膀胱底部内面的左、右输尿管口和尿道内口之间的区域呈三角形，称膀胱三角（图 6-7），其是膀胱肿瘤、结核的好发部位。

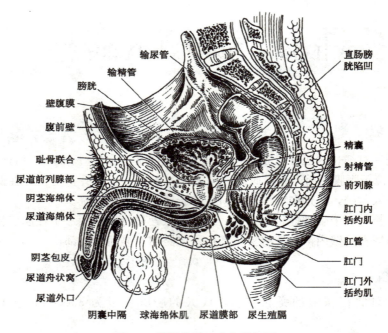

图 6-6　男性盆腔正中矢状切面

三、尿道

　　男、女性尿道在构造和功能上不完全相同。男性尿道除了排尿外，还兼有排精的作用，故在生殖系统中叙述。本节仅叙述女性尿道。

　　女性尿道短而直，长 3～5 cm，直径约 0.8 cm。上端起自膀胱的尿道内口，沿阴道的前方下行，下端开口于阴道前庭的尿道外口（图 6-7）。尿道中段有尿道阴道括约肌环绕，该肌为骨骼肌，受意志支配。由于女性尿道短、宽而直，故女性泌尿系统逆行性感染较为常见。

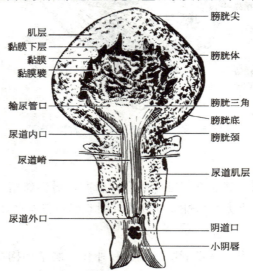

图 6-7　女性膀胱与尿道的冠状切面（前面观）

复习思考

1. 试描述肾在冠状切面上可能看到的结构。
2. 试分析由肾盂进入输尿管的结石容易嵌顿在后者哪些部位。
3. 试从解剖学角度解释临床上做膀胱穿刺或手术前叮嘱患者憋尿的原因。
4. 试找出男性和女性尿道在形态与功能上的差异。

项目七

循环系统

学习目标

1. 掌握心血管系统和淋巴系统的组成。
2. 掌握心的位置、外形、各腔结构以及心的血管分布，熟悉心的传导系统、心的体表投影。
3. 掌握主要动脉的分支、走行和分布范围。
4. 掌握四肢浅静脉和大静脉的属支和收集范围。
5. 熟悉淋巴系统的组成和结构特点。

循环系统又称为脉管系统，包括心血管系统和淋巴系统，是人体内具有运输功能的一套密闭的管道系统。心血管系统由心、动脉、毛细血管和静脉组成，其内有血液循环流动。淋巴系统由淋巴管道、淋巴器官和淋巴组织组成，其内有淋巴向心流动，最后汇入心血管系统。

循环系统的主要功能是将营养物质和氧气输送到身体各器官、组织和细胞，同时将各器官、组织和细胞的代谢产物、多余的水及二氧化碳运送至肾、肺和皮肤等器官排出体外，以保证机体新陈代谢的正常进行。此外，内分泌器官所分泌的激素也通过循环系统输送至相应的靶器官和靶细胞，调节其生理功能。淋巴系统还能产生淋巴细胞和抗体，参与机体的免疫反应。

任务一　心血管系统

一、心血管系统的组成

心血管系统包括心、动脉、毛细血管和静脉。心是循环系统的动力器官，在神经、体液的调节下，有节律地收缩和舒张，如同一个泵将血液从静脉吸入，由动脉射出，从而推动血液在血管内循环流动。动脉是运送血液离心的血管。动脉由心室发出，经过反复分支达全身各器官组织，最后移行为毛细血管。毛细血管是连于动、静脉之间，呈网状的微细血管。毛细血管是血液与组织、细胞间进行物质及气体交换的场所。静脉是运送血液回心的血管。小静脉起自毛细血管，在回心的过程中不断接纳属支，汇合成中静脉、大静脉，最终注入心房。

二、血液循环的径路

血液由心室射出，经动脉、毛细血管和静脉返回心房，这种周而复始的循环流动称为血液循环。依循环途径的不同，可将血液循环分为体循环和肺循环两种（图7-1）。

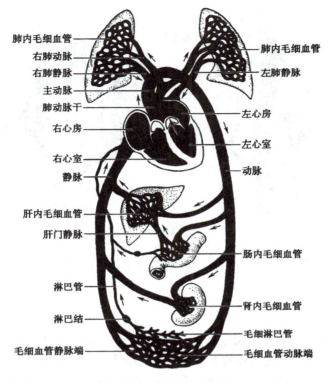

肺内毛细血管
右肺动脉
右肺静脉
主动脉
肺动脉干
右心房
右心室
静脉
肝内毛细血管
肝门静脉
淋巴管
淋巴结
毛细血管静脉端

肺内毛细血管
左肺静脉
左心房
左心室
动脉
肠内毛细血管
肾内毛细血管
毛细淋巴管
毛细血管动脉端

图 7-1　血液循环示意图

1. 体循环（大循环）

心室收缩时，动脉血由左心室射入主动脉，经主动脉的各级分支到达全身各处的毛细血管，在此与周围组织、细胞进行物质和气体交换。再经各级静脉，最后经上、下腔静脉和冠状窦返回右心房。体循环的特点是循环路径长，流经范围广，以动脉血滋养全身各部，并将全身各部的代谢产物、多余的水和二氧化碳运回心。

2. 肺循环（小循环）

心室收缩时，静脉血由右心室射入肺动脉干，经肺动脉各级分支到达肺泡毛细血管网，进行气体交换，再经肺静脉流入左心房。肺循环的特点是循环路径较短，只通过肺，主要功能是进行气体交换。

三、血管吻合和侧支循环

人体的血管除动脉经毛细血管和静脉互相沟通外，动脉与动脉之间，静脉与静脉之间，还可彼此直接连通，形成血管吻合。这些吻合对调节血流量、保证器官的血液供应有着重要的作用。

此外，较大的动脉还发出与主干平行的侧副管，它自主干近端发出，且与主干远端的返支汇合形成侧支吻合。正常情况下，侧副管的管腔较细，血流量很小，若主干血流受阻（如结扎或血栓），侧副管可逐渐增粗，替代主干发挥运血的作用，形成侧支循环（图 7-2），从而使缺血部位得到一定程度的代偿，故而对恢复组织、器官的血液供应具有重要意义。

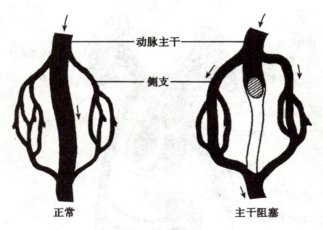

图 7-2　侧支吻合与侧支循环

四、心

（一）心的位置

心是一个中空的肌性器官，位于胸腔中纵隔内，外面覆以心包，约 2/3 位于身体正中矢状面的左侧，1/3 在其右侧。心的上方为出入心的大血管；下方隔着心包与膈相邻；两侧与纵隔胸膜和肺相邻（图 7-3）；前方大部分被肺和胸膜遮盖，仅下部一个小区域借心包与胸骨体下部及左侧第 4～6 肋软骨相邻，此区称为心包裸区，此处为临床抢救患者时心内注射的部位；后方平对第 5～8 胸椎体，与食管、迷走神经和胸主动脉等毗邻。

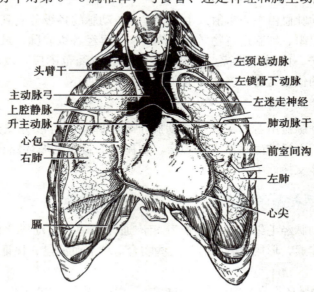

图 7-3　心的位置

（二）心的外形

心形似倒置的圆锥体，稍大于本人拳头。可分为一尖、一底、两面、三缘，表面有四条沟（图7-4、图7-5）。

心尖朝向左前下方，圆钝而游离，由左心室构成。活体在左侧第5肋间隙，锁骨中线内侧1～2 cm处可扪及心尖的搏动，是心脏听诊最常用的部位。心底朝向右后上方，由左、右心房构成，与出入心的大血管相连。胸肋面朝向前上方，大部分由右心房和右心室构成。膈面朝向后下方，邻接膈，由左、右心室构成。右缘垂直向下，由右心房构成。左缘钝圆，主要由左心室构成。下缘接近水平位，由右心室和左心室构成。

心表面有三条沟，可作为心腔在心表面的分界，心的血管行于沟内。冠状沟接近冠状位，形似环形，前方被肺动脉干所中断，是心房与心室在心表面的分界。在心室的胸肋面和膈面各有一条自冠状沟延伸至心尖右侧的浅沟，分别称为前室间沟和后室间沟，两沟在心下缘相连，是左、右心室在心表面的分界线。前、后室间沟在心尖右侧的会合处稍凹陷，称心尖切迹。

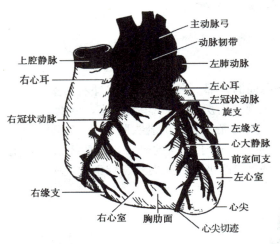

图7-4　心的外形及血管（胸肋面）

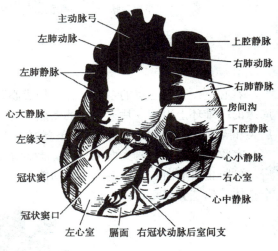

图7-5　心的外形及血管（膈面）

（三）心的各腔

心有四个腔，即两个心房和两个心室。左、右心房间有房间隔，左、右心室间有室间隔，因此心的左、右两侧互不相通。

1. 右心房

右心房为心的右上部分，其向左前方突出部称右心耳，内面有近乎平行排列的梳状肌。当心功能发生障碍时，血流缓慢，此处易形成血栓。按血流方向，右心房有3个入口：上方有上腔静脉口，收纳上半身的血液回右心房；下方有下腔静脉口，收纳下半身的血液回右心房；在下腔静脉口与右房室口之间有冠状窦口，收纳心壁的血液回右心房。右心房的出口为右房室口，右心房的血液由此流入右心室（图7-6）。在房间隔右侧面的下部有一椭圆形的浅窝，称卵圆窝，是胚胎时期卵圆孔闭锁后的遗迹。胎儿时期左、右心房由此相通，出生后此孔逐渐封闭，若不闭锁，即房间隔缺损，此类心脏病占先天性心脏病的10%～20%。

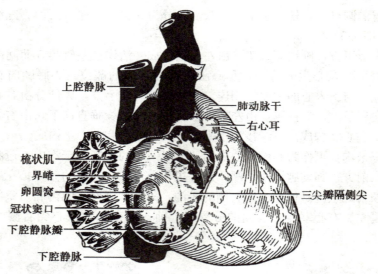

图 7-6　右心房

2. 右心室

右心室位于右心房的左前下方，构成心胸肋面的大部。右心室的入口即右房室口，口周缘的纤维环上附有 3 片三角形的瓣膜，称三尖瓣（右房室瓣），垂向心室，分别为前尖、后尖和隔侧尖。瓣膜的边缘连有数条腱索，分别附着于心室壁上的乳头肌（图 7-7、图 7-8）。当心室收缩时，三尖瓣受血流推挤，封闭右房室口，由于腱索的牵拉，瓣膜不致翻向心房，可防止血液向右心房逆流。在功能上，右房室口纤维环、三尖瓣、腱索和乳头肌是一个整体，称三尖瓣复合体。

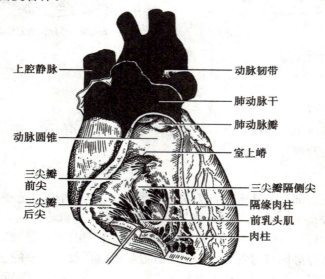

图 7-7　右心室

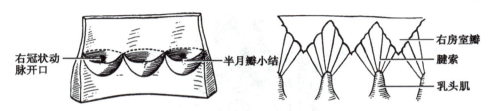

图 7-8　心瓣膜示意图

右心室向左上方延伸的部分逐渐变细，形似倒置的漏斗，称动脉圆锥，是血液流出的通道，其上端即右心室的出口，称肺动脉口，口周围的纤维环上附有 3 个袋状的瓣膜，称肺动脉瓣，其袋口朝向肺动脉一侧（图 7-7）。当心室收缩时，血流冲开瓣膜，进入肺动脉；当心室舒张时，3 个袋状瓣膜被血液充盈而关闭，防止血液从肺动脉逆流入右心室。

3. 左心房

左心房位于右心房的左后方，构成心底的大部，其向右前方突出的部分称左心耳，内有梳状肌。左心房的 4 个入口为左、右各一对的肺静脉口，出口是下方的左房室口，左心房的血液由此流向左心室（图 7-9）。

4. 左心室

左心室位于右心室的左后方，构成心尖及心左缘。左心室的入口即左房室口，口周围的纤维环上附有 2 片近似三角形的瓣膜称二尖瓣（左房室瓣），分为前尖和后尖，瓣膜的边缘也有数条腱索连到乳头肌上（图 7-10）。左心室的乳头肌较右心室强大，为前、后两组。左房室口纤维环、二尖瓣、腱索和乳头肌在功能上是一个整体，称二尖瓣复合体，其功能与右心室的相同。出口位于前内侧部，称主动脉口，口周围的纤维环上也有 3 个袋口向上的半月形瓣膜，称主动脉瓣，其形态与功能均与肺动脉瓣相同。

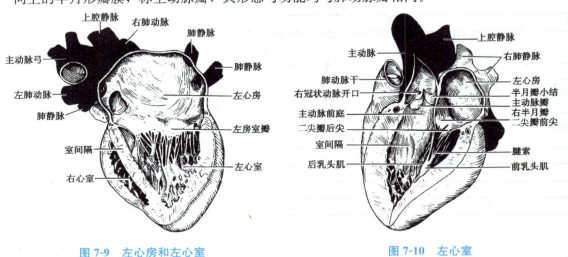

图 7-9　左心房和左心室　　　　　　　　图 7-10　左心室

心室出入口处的瓣膜，对保证血液定向流动起到很重要的作用。当心室收缩时，二尖瓣和三尖瓣关闭，主动脉瓣和肺动脉瓣开放，血液由心室射入动脉。当心室舒张时，二尖瓣和三尖瓣开放，主动脉瓣和肺动脉瓣关闭，血液由心房进入心室（图 7-11）。

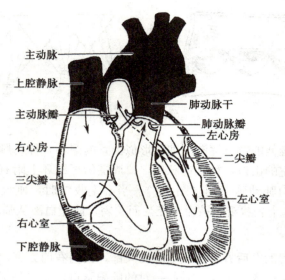

图 7-11　心各腔的血流方向

（四）心的构造

1. 心壁的构造

心壁由心内膜、心肌和心外膜构成（图 7-12、图 7-13）。

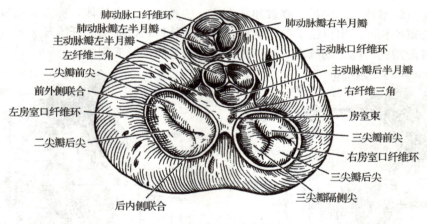

图 7-12　心瓣膜和纤维环（上面观）

（1）心内膜：是衬于心房和心室壁内面的一层光滑薄膜，与血管的内膜相连续，并在房室口和动脉口处折叠形成瓣膜。

（2）心肌：由心肌细胞（心肌纤维）构成，可分为心房肌和心室肌。心房肌较薄，心室肌肥厚，尤以左心室肌最厚，其厚度约是右心室肌的 3 倍。心房肌与心室肌在房室口处被纤维环隔开而不连续，因此心房肌与心室肌的收缩是不同步的。

（3）心外膜：是心肌外面的一层光滑浆膜，即浆膜心包的脏层。

2. 房间隔和室间隔

房间隔位于左、右心房之间，由两层心内膜夹少量心肌细胞和结缔组织构成（图7-13）。室间隔位于左、右心室之间，可分为两部，下方大部分为肌部；上方小部分缺乏肌质称膜部（图7-13），此处是室间隔缺损的好发部位。

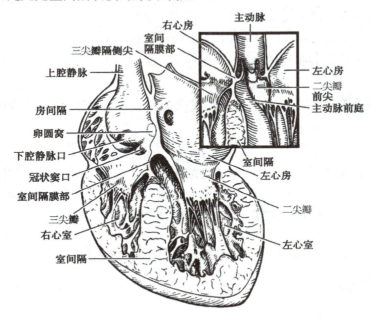

图 7-13　房间隔和室间隔

3. 心纤维环

心纤维环由致密结缔组织构成，质地坚韧而有弹性，位于房室口、肺动脉口和主动脉口的周围，为心肌和心瓣膜的附着处。

（五）心的传导系统

心的传导系统位于心壁内，由特殊分化的心肌细胞构成。其主要功能是产生和传导冲动，控制心的节律性活动。心的传导系统包括窦房结、房室结、房室束、左右束支和心内膜下支（图7-14）。

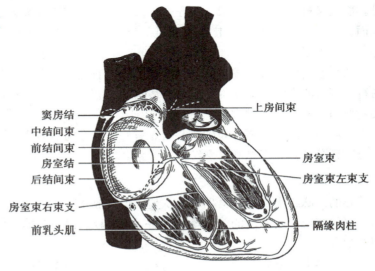

图 7-14　心的传导系统

1. 窦房结

窦房结呈长椭圆形，位于上腔静脉与右心耳交界处，心外膜的深面，是心的正常起搏点，具有自动节律性，窦房结发放的节律性冲动传向心房和房室结。

2. 房室结

房室结呈扁椭圆形，位于房间隔下部右侧，冠状窦口前上方的心内膜深面。自房室结前下方发出房室束入室间隔。房室结的主要功能是将窦房结传来的冲动传向心室，而且还是重要的次级起搏点，许多复杂的心律失常即发生于此。

关于窦房结产生的兴奋经何种途径传至心房肌和房室结，目前尚无充分的形态学证据证实。但从生理学的角度证明，其间有前结间束、中结间束和后结间束三条途径相连。

3. 房室束

房室束又称希氏（His）束，自房室结发出后入室间隔膜部，至室间隔肌部上缘分为左、右束支。

4. 左、右束支

左、右束支分别沿室间隔左、右侧心内膜深面下行到左、右心室。左束支在下行中又分为前支和后支，分别分布到左心室的前壁和后壁。左、右束支在心内膜深面分为许多细小的分支，交织成网，称为心内膜下支［浦肯野（Purkinje）纤维网］，其与普通的心肌细胞相连。

房室束、左右束支和心内膜下支的功能是将心房传来的兴奋传播到整个心室肌。

（六）心的血管

1. 动脉

心壁的血液供应主要来自左、右冠状动脉（图 7-4、图 7-5）。

（1）左冠状动脉：发自升主动脉起始部的左侧，在肺动脉干与左心耳之间左行，随即分为前室间支和旋支。前室间支沿前室间沟下行，绕过心尖右侧至后室间沟，与右冠状动脉的后室间支吻合。沿途发出分支分布到左心室前壁、室间隔前 2/3 和右心室前壁小部分。旋支又称左旋支，沿冠状沟左行，至左心室膈面，分支分布到左心房、左心室侧壁和膈面。综上，左冠状动脉主要分布到左心房、左心室、室间隔前 2/3 和右心室前壁的一部分。

（2）右冠状动脉：发自升主动脉起始部的右侧，经右心耳与肺动脉干之间进入冠状沟右行，绕过心右缘至冠状沟后部分为后室间支和右旋支。后室间支沿后室间沟下行，至心尖右侧与前室间支末梢吻合。右旋支较细小，继续向左行，分布于左心室膈面的小部分。综上，右冠状动脉主要分布到右心房、右心室、室间隔后 1/3 和左心室膈面的一部分，此外分支还分布到窦房结和房室结。

2. 静脉

心的静脉绝大部分都汇集于冠状窦，再经冠状窦口注入右心房。

冠状窦位于心膈面的冠状沟内，左心房和左心室之间，其主要属支有 3 条（图 7-4、图 7-5）。

（1）心大静脉：起于心尖，在前室间沟与前室间支伴行，向后上行至冠状沟，再沿冠状沟左行达心膈面，注入冠状窦。

（2）心中静脉：在后室间沟内伴后室间支上行至冠状沟，注入冠状窦。

（3）心小静脉：在冠状沟内与右冠状动脉伴行，向左注入冠状窦。

此外尚有心前静脉直接注入右心房，心最小静脉直接注入心房或心室腔。

（七）心包

心包为包裹心和出入心的大血管根部的锥形囊，可分为纤维心包和浆膜心包（图7-15）。

1. 纤维心包

纤维心包为心包外层，是坚韧的结缔组织囊，上方与出入心的大血管外膜相移行，下方与膈的中心腱愈着。

2. 浆膜心包

浆膜心包薄而光滑，位于纤维心包的内面，可分为壁、脏两层。

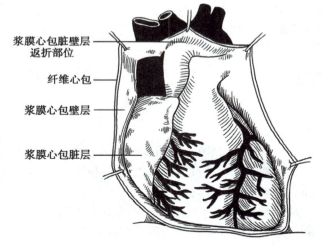

图 7-15　心包

壁层紧贴于纤维心包的内面；脏层覆盖在心肌的表面，构成心外膜。浆膜心包的脏、壁两层在出入心的大血管根部相互移行，两层之间的潜在性腔隙称为心包腔，内含少量浆液。

心包对心具有保护作用，正常时能防止心的过度扩大，以保持血容量的恒定，由于纤维心包伸缩性甚小，若心包腔大量积液，则可限制心的舒张，影响静脉血回心。

（八）心的体表投影

心在胸前壁的体表投影可用四点及其连线来确定（图7-16）。

（1）左上点在左侧第2肋软骨下缘，距胸骨左缘1.2 cm处。

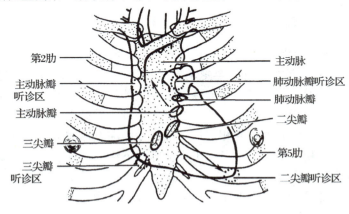

图 7-16　心的体表投影

（2）右上点在右侧第3肋软骨上缘，距胸骨右缘1.0 cm处。

（3）左下点在左侧第5肋间隙，锁骨中线内侧1～2 cm（距前正中线7～9 cm）处，即心尖部。

（4）右下点在右侧第 7 胸肋关节处。

左、右上点的连线为心的上界；左、右下点的连线为心的下界；右上、下点的连线为心的右界，略向右凸；左上、下点的连线为心的左界，略向左凸。了解心的体表投影，对临床诊断心界是否正常有实用意义。

心脏骤停与心肺复苏术

心脏骤停（CA）是指各种原因引起的、在未能预计的情况下和时间内心脏突然停止搏动，从而导致有效心泵功能和有效循环突然中止，引起全身组织细胞严重缺血、缺氧和代谢障碍，如不及时抢救患者可立刻失去生命。

心脏骤停不同于任何慢性病终末期的心脏停搏，若及时采取正确有效的复苏措施，患者有可能被挽回生命并得到康复。心脏骤停一旦发生，如得不到及时的抢救复苏，4～6 分钟会造成患者脑和其他重要器官组织的不可逆损害，因此心脏骤停后的心肺复苏（CPR）必须在现场立即进行。心肺复苏术是针对骤停的心脏和呼吸采取的救命技术，目的是为了恢复患者的自主呼吸和自主循环，为进一步抢救直至挽回心脏骤停患者的生命赢得最宝贵的时间。所以只有我们每个人都掌握心肺复苏术，才能更好地在危急关头紧急施救。2020 年 8 月，中国红十字会总会和教育部联合印发《关于进一步加强和改进新时代学校红十字工作的通知》，将学生健康知识、急救知识，特别是心肺复苏纳入教育内容。

五、肺循环的血管

（一）肺循环的动脉

肺动脉干为一短粗的动脉干，位于心包内，长约 5 cm。起自右心室的肺动脉口，经主动脉起始部的前方向左后上方斜行，至主动脉弓的下方分为左、右肺动脉。左肺动脉较短，在左主支气管前方横行至左肺门处分两支进入左肺的上、下叶。右肺动脉较长，经升主动脉和上腔静脉后方横行向右，至右肺门处分 3 支进入右肺上、中、下叶。左、右肺动脉在肺内反复分支，与支气管的分支相伴行，最后在肺泡壁形成毛细血管网。

在肺动脉干分叉处稍左侧，有一条连于主动脉弓下缘的结缔组织索，称动脉韧带（图7-4），是胚胎时期动脉导管闭锁后的遗迹。动脉导管在出生后不久即闭锁，若出生 6 个月后尚未闭锁，则称动脉导管未闭，其是常见的先天性心脏病之一。

（二）肺循环的静脉

肺静脉左、右各一对，分别为左上、左下肺静脉和右上、右下肺静脉。肺静脉均起自肺门，向内穿过心包，将含氧丰富的动脉血运回左心房。

六、体循环的血管

（一）体循环的动脉

1. 主动脉

主动脉为体循环的动脉主干，按行程分为升主动脉、主动脉弓和降主动脉（图7-17）。

（1）升主动脉：在胸骨左缘后方正对第3肋间处，起自左心室的主动脉口，然后斜向右上至右侧第2胸肋关节处移行为主动脉弓，在升主动脉起始部发出左、右冠状动脉。

（2）主动脉弓：是主动脉的延续，呈弓形弯向左后方，跨过左肺根达第4胸椎体下缘，移行为降主动脉。在主动脉弓的凸侧，从右向左发出三大分支，即头臂干、左颈总动脉和左锁骨下动脉。头臂干为一粗短动脉干，上行至右侧胸锁关节后方分为右颈总动脉和右锁骨下动脉。

（3）降主动脉：续于主动脉弓，沿脊柱左前方下降，穿膈主动脉裂孔入腹腔，下行至第4腰椎体下缘前方分为左、右髂总动脉。以膈为界，降主动脉又分为胸主动脉和腹主动脉。

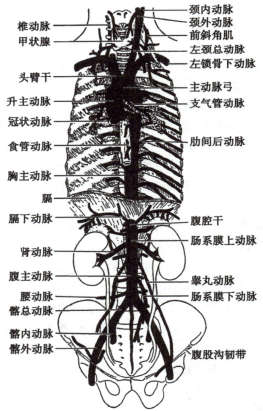

图7-17 主动脉分部及其分支

2. 头颈部的动脉

（1）颈总动脉：是头颈部的动脉主干，左侧起自主动脉弓，右侧起自头臂干。两侧颈总动脉经胸锁关节后方，沿气管、喉和食管外侧至甲状软骨上缘水平，颈总动脉分为颈内动脉和颈外动脉（图7-18）。颈总动脉与其外侧的颈内静脉、后方的迷走神经共同包裹在颈动脉鞘内。在颈总动脉分叉处有两个重要结构，即颈动脉窦和颈动脉小球。

①颈动脉窦为颈总动脉末端及颈内动脉起始部的膨大部分。壁内有特殊的感觉神经末梢，为压力感受器。当血压升高时，窦壁扩张，刺激压力感受器，可反射性引起心率减慢，末梢血管扩张，血压下降。

②颈动脉小球是一个扁椭

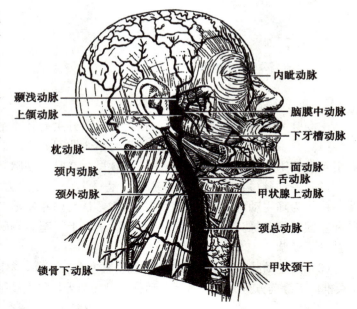

图7-18　颈外动脉及其分支

圆形小体，借结缔组织连于颈总动脉分叉处后方，属化学感受器，可感受血液中二氧化碳和氧浓度的变化。当二氧化碳浓度升高时，可反射性地促使呼吸加深加快。

（2）颈外动脉：在甲状软骨上缘平面起自颈总动脉。先在颈内动脉前内侧，后经颈内动脉前方再转至外侧，上行穿腮腺至下颌颈处分为颞浅动脉和上颌动脉两终支。颈外动脉发出的主要分支有以下5种（图7-18）。

①甲状腺上动脉：起自颈外动脉起始部，行向前下方，分布于喉和甲状腺上部。

②舌动脉：平舌骨大角处，起于颈外动脉，行向前内，经舌骨舌肌深面，分布于舌、口腔底结构和腭扁桃体等。

③面动脉：在舌动脉的稍上方，起自颈外动脉，向前经下颌下腺深面，于咬肌前缘，绕下颌骨下缘达面部，沿口角和鼻翼外侧至内眦，又名为内眦动脉。面动脉分支分布于下颌下腺、面部和腭扁桃体等。面动脉在咬肌前缘，绕下颌骨下缘处位置表浅，在活体可触及搏动。当面部出血时，可在此处压迫止血。

④颞浅动脉：在下颌颈处上行于外耳门前方及颧弓根部浅面至颞部皮下，其分支分布于腮腺和额、颞、顶部软组织。颞浅动脉在耳屏前方位置表浅，体表可触及搏动，当颞部和头顶部出血时，可在此处压迫止血。

⑤上颌动脉：于下颌颈深面向前内行于上颌骨后面，分支分布至外耳道、中耳、鼻腔、腭、咀嚼肌、牙及牙龈、硬脑膜等处。主要分支有脑膜中动脉，其在下颌颈深面发出，上行穿棘孔入颅中窝，分前、后两支分布于颅骨和硬脑膜。前支较大，经翼点内面，故翼点处骨折时此动脉易受损伤，引起硬膜外血肿。

（3）颈内动脉：自颈总动脉发出后垂直上行至颅底，经颞骨岩部的颈动脉管入颅腔，分支分布于脑和视器（图7-19）。

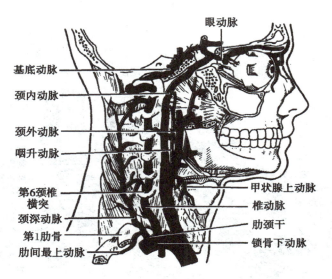

图 7-19　颈内动脉和椎动脉

（4）锁骨下动脉：左侧起于主动脉弓，右侧起于头臂干，从胸锁关节的后方斜向外上至颈根部，经胸膜顶前方，穿斜角肌间隙，行至第1肋外缘续为腋动脉（图7-20）。锁骨下动脉主要分支如下。

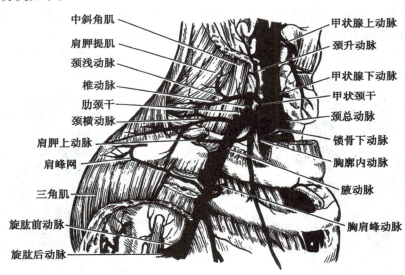

图 7-20　右锁骨下动脉

①椎动脉：在前斜角肌内侧起自锁骨下动脉，向上穿过第6～1颈椎横突孔，经枕骨大孔入颅腔，分支分布于脑和脊髓。

②胸廓内动脉：在椎动脉起始处的相对侧发出，向下进入胸腔，沿第1～6肋软骨后方距胸骨外侧缘约1.2 cm处下行，分支分布于胸前壁、心包、膈等处。其较大终支为腹壁上动脉，穿膈入腹直肌鞘，下行于腹直肌后面，分布于腹直肌。

③甲状颈干：为一短干，在椎动脉的外侧起于锁骨下动脉。其主要分支有甲状腺下动脉，分布于甲状腺。

3. 上肢的动脉

（1）腋动脉：是锁骨下动脉的延续，行于腋窝，至背阔肌下缘移行为肱动脉。腋动脉的分支分布于肩关节、三角肌、胸肌、背阔肌和乳房等处（图7-21）。

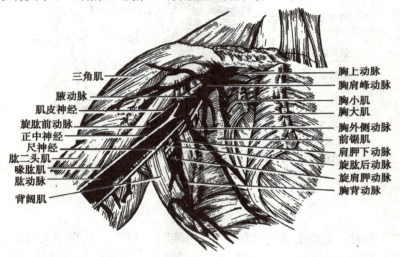

三角肌
腋动脉
肌皮神经
旋肱前动脉
正中神经
尺神经
肱二头肌
喙肱肌
肱动脉
背阔肌

胸上动脉
胸肩峰动脉
胸小肌
胸大肌
胸外侧动脉
前锯肌
肩胛下动脉
旋肱后动脉
旋肩胛动脉
胸背动脉

图 7-21 腋动脉及其分支

（2）肱动脉：沿肱二头肌内侧沟下行至肘窝，平桡骨颈处分为尺动脉、桡动脉（图7-22、图7-23）。肱动脉的主要分支有肱深动脉，肱深动脉经桡神经沟分布于肱三头肌。肱动脉在肘关节前面肱二头肌腱的内侧位置表浅，在肱二头肌内侧沟处可触及其搏动，该处常为测量血压的听诊部位。

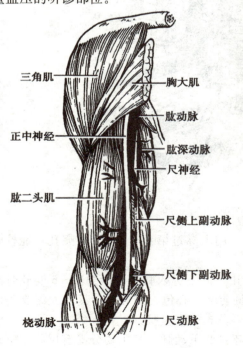

三角肌
正中神经
肱二头肌
桡动脉

胸大肌
肱动脉
肱深动脉
尺神经
尺侧上副动脉
尺侧下副动脉
尺动脉

图 7-22 肱动脉及其分支

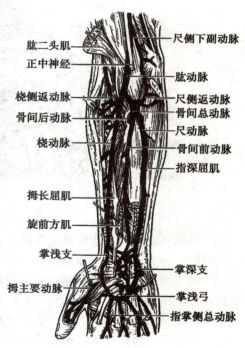

肱二头肌
正中神经
桡侧返动脉
骨间后动脉
桡动脉
拇长屈肌
旋前方肌
掌浅支
拇主要动脉

尺侧下副动脉
肱动脉
尺侧返动脉
骨间总动脉
尺动脉
骨间前动脉
指深屈肌
掌深支
掌浅弓
指掌侧总动脉

图 7-23 前臂的动脉（前面）

（3）桡动脉：从肱动脉发出后，先走行在肱桡肌与旋前圆肌之间，后在肱桡肌与桡侧腕屈肌腱之间下行，绕桡骨茎突转向手背，再穿第1掌骨间隙至手掌深面，其终支与尺动脉掌深支构成掌深弓（图7-23、图7-24）。桡动脉在腕上方桡侧腕屈肌腱外侧位置表浅，仅被皮肤和筋膜遮盖，可扪及搏动，是临床最常用的切脉点。桡动脉发出的主要分支如下。

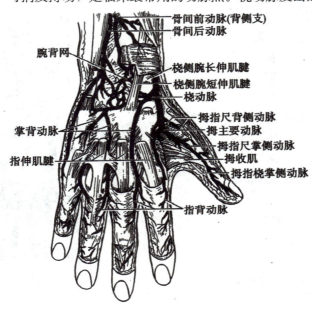

图 7-24　手部的动脉（背侧）

①掌浅支：在桡腕关节处发出，穿鱼际肌或沿其表面至手掌，与尺动脉终支吻合成掌浅弓（图7-23、图7-25）。

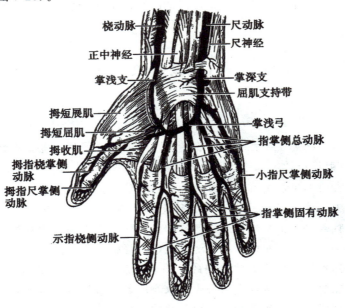

图 7-25　手部的动脉（掌侧浅层）

②拇主要动脉：于手掌深部发出，分3支分布于拇指掌面的两侧缘和示指桡侧缘（图7-24）。

桡动脉可出现行程异常，其主干在臂中部绕到桡骨背面下行，中医学中的"反关脉"即为此异常桡动脉。

（4）尺动脉：从肱动脉发出后，在尺侧腕屈肌与指浅屈肌之间下行，经豌豆骨桡侧至手掌（图7-23、图7-25、图7-26），其终支在掌腱膜深面与桡动脉掌浅支吻合成掌浅弓。尺动脉在行程中除发出分支至前臂肌和尺骨、桡骨外，至手掌后于豌豆骨远侧发出掌深支，穿小鱼际肌至手掌深部，与桡动脉终支吻合成掌深弓（图7-26）。

（5）掌浅弓：由尺动脉终支和桡动脉掌浅支吻合而成。位于掌腱膜深面。在掌浅弓的凸缘发出3条指掌侧总动脉和1条小指尺掌侧动脉。前者每条再分为2支指掌侧固有动脉，分别分布于第2~5指的相对缘，后者分布于小指掌面尺侧缘（图7-25）。

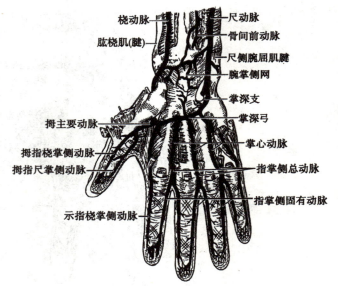

桡动脉
肱桡肌（腱）
拇主要动脉
拇指桡掌侧动脉
拇指尺掌侧动脉
示指桡掌侧动脉

尺动脉
骨间前动脉
尺侧腕屈肌腱
腕掌侧网
掌深支
掌深弓
掌心动脉
指掌侧总动脉
指掌侧固有动脉

图7-26 手部的动脉（掌侧深层）

（6）掌深弓：由桡动脉终支和尺动脉掌深支吻合而成，位于屈指肌腱深面。弓的凸缘在掌浅弓近侧，约平腕掌关节高度。掌深弓的凸缘发出3条掌心动脉，分别与指掌侧总动脉吻合（图7-26）。

拓展知识

切脉"独取寸口"

中医脉诊历史悠久，早在2 000多年前的中医经典著作《黄帝内经》中就记载了诊脉。《难经》则提出"独取寸口"的诊脉方法。寸口，是指手腕后高骨（桡骨茎突）内侧桡动脉所在的部位，是目前最常用的诊脉部位。根据中医理论，人体的血脉贯通全身，内连脏腑，外达肌肤、体表，运行气血，周流不休。肺具有"朝百脉"的功能，也就是五脏六腑、十二经气血的运行都始于肺而止于肺。寸口这个部位为手太阴肺经的一个重要穴位"太渊穴"所在之处，十二经脉之气汇聚于此，为"脉之大会"，因此，寸口的脉气能够反映五脏六腑的气血状况。同时，此处皮薄脉显，便于切按，是诊脉的一个理想部位。所以，从西晋王叔和所著的第一本中医脉诊专著《脉经》开始，就倡导《难经》提出的"独取寸口"的诊脉方法。

4. 胸部的动脉

胸主动脉是胸部的动脉主干，于第4胸椎体下缘续于主动脉弓，先沿脊柱左侧，后渐转向其前方下行，穿膈的主动脉裂孔后移行为腹主动脉。胸主动脉的分支有壁支和脏支（图7-27）。

（1）壁支：有9对肋间后动脉（第1、2肋间后动脉来自锁骨下动脉的肋颈干）和1对肋下动脉（沿第12肋下缘走行），主要分布于胸壁和腹壁上部（图7-27、图7-28）。

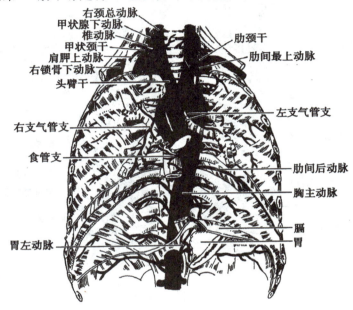

图 7-27 主动脉弓、胸主动脉及其分支

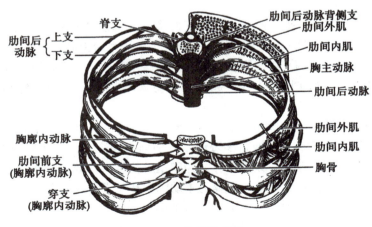

图 7-28 胸壁的动脉

（2）脏支：包括支气管支、食管支和心包支，分别分布于气管、食管、心包等处。

5. 腹部的动脉

腹主动脉是腹部的动脉主干。在膈的主动脉裂孔处续于胸主动脉，沿脊柱左前方壁腹膜之后下降，至第 4 腰椎下缘处分为左、右髂总动脉（图 7-29）。腹主动脉的分支分为壁支和脏支。

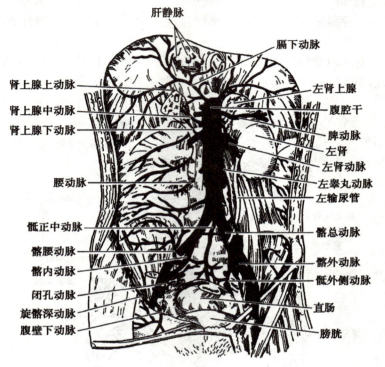

图 7-29　腹主动脉及其分支

1）壁支：主要有腰动脉（4 对）、膈下动脉、骶正中动脉等，分布于腹后壁、脊髓、膈和盆腔。

2）脏支：可分为成对脏支和不成对脏支两类。成对脏支有肾上腺中动脉、肾动脉、睾丸动脉或卵巢动脉（女性）；不成对脏支有腹腔干、肠系膜上动脉和肠系膜下动脉。

（1）肾上腺中动脉：约平第 1 腰椎高度，起自腹主动脉，分布于肾上腺。

（2）肾动脉：约平第 1 腰椎下缘，起自腹主动脉，横向外侧，至肾门分为 4～5 支分布于肾。

（3）睾丸动脉（精索内动脉）：细小，在肾动脉起点稍下方由腹主动脉前壁发出，沿腰大肌表面斜向外下，平第 4 腰椎高度跨输尿管前面，经腹股沟管入阴囊参与组成精索，分布于睾丸和附睾。在女性则为卵巢动脉，经卵巢悬韧带入盆腔，分布于卵巢和输卵管。

（4）腹腔干：为一粗短动脉干，在膈的主动脉裂孔稍下方起自腹主动脉前壁，立即分为胃左动脉、肝总动脉和脾动脉（图 7-30、图 7-31）。

①胃左动脉：向左上方行至贲门附近，沿胃小弯向右下行于小网膜两层之间与胃右动脉吻合，沿途发支至食管腹段、贲门及胃小弯附近的胃壁。

②肝总动脉：自腹腔干发出后沿胰头上缘右行，至十二指肠上部的上方进入肝十二指肠韧带，分为肝固有动脉和胃十二指肠动脉。肝固有动脉在肝十二指肠韧带内，在肝门静脉前方及胆总管左侧上行至肝门附近，分为左、右支入肝左、右叶。右支在入肝门前发出一支胆囊动脉，分布于胆囊。肝固有动脉尚发出胃右动脉，在小网膜内行至幽门上缘，沿

胃小弯向左与胃左动脉吻合，分支分布于十二指肠上部和胃小弯附近的胃壁。胃十二指肠动脉经十二指肠上部后方下行至幽门下缘处分为胃网膜右动脉和胰十二指肠上动脉。前者沿胃大弯向左，沿途发支分布至胃和大网膜；后者又分前、后两支，在胰头与十二指肠降部之间下行，分支分布于胰头和十二指肠。

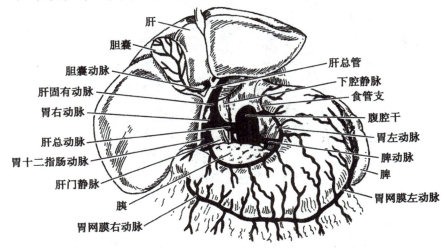

图 7-30 腹腔干及其分支（前面）

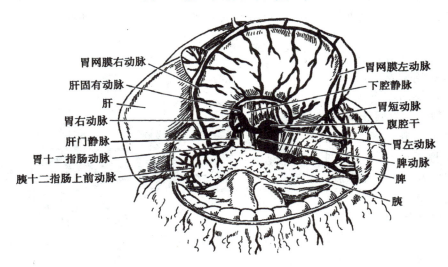

图 7-31　腹腔干及其分支（胃翻向上）

　　③脾动脉：较粗大，沿胰上缘左行至脾门，分数支入脾。沿途发出数支至胰体、胰尾。入脾门前还发出胃网膜左动脉和胃短动脉。胃网膜左动脉沿胃大弯右行，与胃网膜右动脉吻合，分布于胃大弯左侧的胃壁和大网膜。胃短动脉有 3～5 支，经脾胃韧带至胃底（图 7-31）。

　　（5）肠系膜上动脉：在腹腔干稍下方，约平第 1 腰椎高度，起自腹主动脉前壁，经胰头和十二指肠水平部之间进入肠系膜根，向右髂窝方向走行（图 7-32）。其主要分支如下。

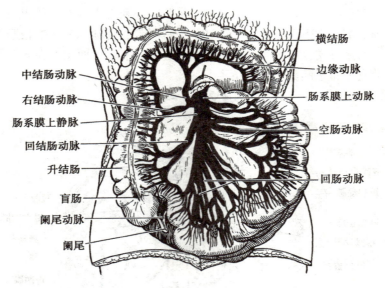

图 7-32　肠系膜上动脉及其分支

①胰十二指肠下动脉：分支分布于胰和十二指肠，并与胰十二指肠上动脉吻合。

②空肠动脉和回肠动脉：常有 13～18 支，由肠系膜上动脉左侧壁发出，行于肠系膜内，反复分支并吻合形成多级动脉弓，由末级动脉弓发出直行小支进入肠壁，分布于空肠和回肠。

③回结肠动脉：为肠系膜上动脉右侧壁发出的最下一条分支，斜向右下至盲肠附近，分数支营养回肠末端、盲肠、阑尾和升结肠。至阑尾的分支称阑尾动脉，经回肠末端的后方进入阑尾系膜，营养阑尾（图 7-33）。

④右结肠动脉：在回结肠动脉起点上方，起自肠系膜上动脉，水平向右，分升、降支至升结肠，并与中结肠动脉、回结肠动脉吻合。

⑤中结肠动脉：在胰下

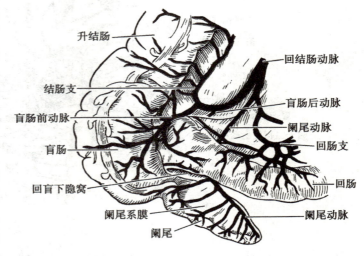

图 7-33　回结肠动脉及其分支

缘起自肠系膜上动脉，向前稍偏右进入横结肠系膜，分支营养横结肠，并与左、右结肠动脉吻合。

（6）肠系膜下动脉：约平第 3 腰椎处，起自腹主动脉前壁，沿腹后壁行向左下（图 7-34）。其主要分支如下。

①左结肠动脉：横行向左，跨左侧输尿管前方至降结肠附近，分升支与降支，其分支分布于降结肠，并与中结肠动脉和乙状结肠动脉吻合。

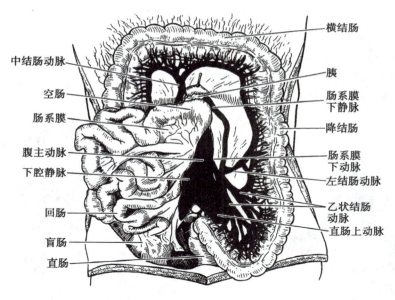

中结肠动脉

空肠

肠系膜

腹主动脉

下腔静脉

回肠

盲肠

直肠

横结肠

胰

肠系膜下静脉

降结肠

肠系膜下动脉

左结肠动脉

乙状结肠动脉

直肠上动脉

图 7-34　肠系膜下动脉及其分支

②乙状结肠动脉：2～3 支，斜向左下进入乙状结肠系膜，分支分布于乙状结肠。

③直肠上动脉：为肠系膜下动脉的直接延续，在乙状结肠系膜内下降，平第 3 骶椎分为左、右支，沿直肠两侧下行，分布于直肠上部，并与直肠下动脉的分支吻合。

6. 盆部的动脉

髂总动脉：左、右各一条，平第 4 腰椎下缘，自腹主动脉分出，沿腰大肌内侧斜向外下方，至骶髂关节处分为髂内动脉和髂外动脉（图 7-35）。

（1）髂内动脉：髂内动脉是盆部的动脉主干，为一短干，沿盆腔侧壁下行，发出壁支和脏支（图 7-35）。

①壁支：主要有闭孔动脉、臀上动脉和臀下动脉（图 7-35）。闭孔动脉沿盆腔侧壁行向前下，穿闭孔膜至大腿内侧，分支营养大腿内侧群肌和髋关节。臀上动脉和臀下动脉分别经梨状肌上、下孔出盆腔至臀部，分支营养臀肌和髋关节。

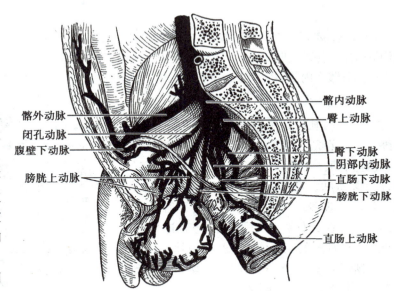

髂外动脉

闭孔动脉

腹壁下动脉

膀胱上动脉

髂内动脉

臀上动脉

臀下动脉

阴部内动脉

直肠下动脉

膀胱下动脉

直肠上动脉

图 7-35　髂内、外动脉及其分支

②脏支：主要有直肠下动脉、子宫动脉和阴部内动脉（图 7-35、图 7-36）。直肠下动脉起点多，分布于直肠下部、肛管、前列腺（阴道）等处（图 7-35、图 7-36），与直肠上

动脉、肛动脉有吻合。子宫动脉沿盆腔侧壁下行，进入子宫阔韧带底部两层腹膜内，在子宫颈外侧约 2.5 cm 处，跨输尿管前上方达子宫颈，分布于子宫、阴道、输卵管和卵巢，与卵巢动脉有吻合（图 7-36）。阴部内动脉沿梨状肌和骶丛前方下行，经梨状肌下孔穿出盆腔，再经坐骨小孔至坐骨肛门窝，发出肛动脉、会阴动脉、阴茎（蒂）动脉等分支，分布于肛门、会阴和外生殖器等处（图 7-37）。

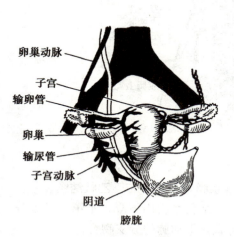

图 7-36　子宫动脉与输尿管的关系

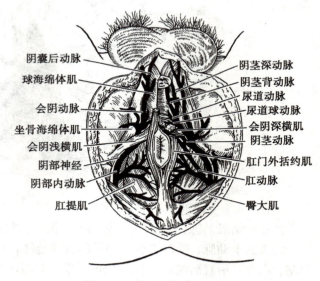

图 7-37　会阴部的动脉（男性）

（2）髂外动脉：在骶髂关节前方，自髂总动脉分出后，沿腰大肌内侧缘行向外下方，经腹股沟韧带中点深面至股三角，移行为股动脉。髂外动脉在腹股沟韧带稍上方发出腹壁下动脉，经腹股沟管腹环内侧斜向内上，进腹直肌鞘，分布于腹直肌并与腹壁上动脉吻合（图 7-35）。

7. 下肢的动脉

（1）股动脉：是下肢的动脉主干。续于髂外动脉，在股三角内下行，其外侧有股神经，内侧有股静脉伴行，后经收肌管至腘窝，移行为腘动脉。在腹股沟韧带中点稍下方，股动脉位置表浅，可触及搏动，当下肢外伤出血时，可在此处将该动脉压向耻骨进行压迫止血。股动脉的主要分支有股深动脉，其在腹股沟韧带下 2～5 cm 处，起自股动脉，行至后内下，分支分布于大腿诸群肌（图 7-38）。

（2）腘动脉：由股动脉直接移行而来，在腘窝深部下行，至腘窝下角处分为胫前动脉和胫后动脉。腘动脉在腘窝内分支至邻近肌及膝关节，并参与膝关节网的构成。

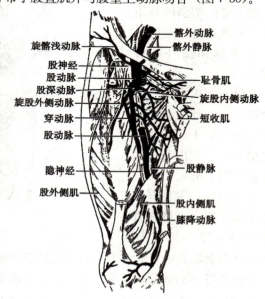

图 7-38　股动脉及其分支

（3）胫后动脉：是腘动脉终支之一（图 7-39），沿小腿后群肌浅、深两层之间下行，经内踝后方转至足底，分为足底内侧动脉和足底外侧动脉（图 7-40）。胫后动脉沿途分支分布于小腿后群肌、外侧群肌和足底。

（4）胫前动脉：是腘动脉的另一终支。穿小腿骨间膜上部裂孔至小腿前面，在小腿前群肌之间下行，经距小腿关节前方移行为足背动脉（图 7-41）。胫前动脉沿途分支至小腿前群肌，且分支参与膝关节网的构成。

（5）足背动脉：在距小腿关节前方，续于胫前动脉，经蹈长伸肌腱与趾长伸肌腱之间前行，沿途分支至足背、足趾等处（图 7-40）。在距小腿关节前方、蹈长伸肌腱外侧，足背动脉位置表浅，可触及搏动，足部出血时可在此处进行压迫止血。中医学称足背动脉为"趺阳脉"。

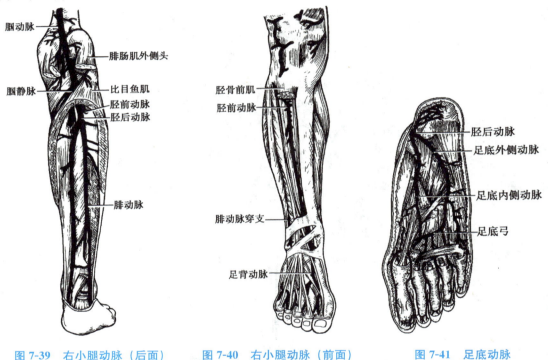

图 7-39 右小腿动脉（后面）　　图 7-40 右小腿动脉（前面）　　图 7-41 足底动脉

（二）体循环的静脉

静脉起始端连于毛细血管，在向心汇集过程中，不断接纳属支，最后汇合成大静脉注入右心房。静脉的管腔有由静脉内膜折叠形成的静脉瓣，其呈半月状，具有防止血液逆流、保证血液向心流动的作用。上、下肢的静脉瓣最多，下肢又多于上肢，头部、颈部和胸部的静脉无静脉瓣。体循环的静脉可分为浅静脉和深静脉。浅静脉位于皮下组织内，又称皮下静脉，不与动脉相伴行；深静脉位于深筋膜的深面或体腔内，大多数与同名动脉伴行；浅静脉与深静脉之间有丰富的吻合，浅静脉最终汇入深静脉。

体循环的静脉包括上腔静脉系、下腔静脉系和心静脉系（图 7-42）。

1. 上腔静脉系

上腔静脉系由上腔静脉及其属支组成。上腔静脉是一条粗短的静脉干，由左、右头臂静脉在右侧第 1 胸肋结合处后方汇合而成，垂直下降，至右侧第 3 胸肋关节下缘处注入右心房。其注入右心房之前，还接纳奇静脉的注入。上腔静脉收集头、颈、上肢、胸壁和部分胸腔脏器的静脉血（图 7-42）。

头臂静脉又称无名静脉，左、右各一，分别由同侧颈内静脉和锁骨下静脉在胸锁关节后方汇合而成。汇合处所成的夹角称为静脉角，是淋巴导管注入处。由于上腔静脉偏向右侧，所以右头臂静脉较短，而左头臂静脉较长。

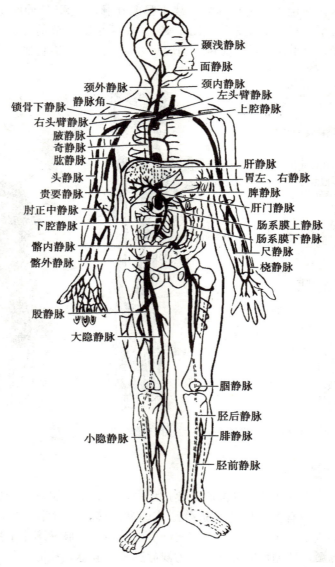

图 7-42　全身静脉模式图

1）头颈部的静脉

主要有颈内静脉、颈外静脉和锁骨下静脉等（图 7-43、图 7-44）。

（1）颈内静脉：在颈静脉孔处续于乙状窦，初伴颈内动脉，继沿颈总动脉外侧下行，至胸锁关节后方与锁骨下静脉汇合成头臂静脉。

颈内静脉属支较多，按它们所在部位不同可分为颅内属支和颅外属支。颅内属支为硬脑膜窦，收集脑、脑膜、颅骨、视器及前庭蜗器的静脉血。颅外属支主要有面静脉和下颌后静脉。

①面静脉：在眼内眦处起自内眦静脉，与面动脉伴行（在其后方）至下颌角下方与下颌后静脉的前支汇合，下行至舌骨大角处注入颈内静脉。面静脉通过内眦静脉经眼上静脉与颅内海绵窦相交通。面静脉在口角平面以上的部分一般无静脉瓣。因此，面部尤其是鼻根至两侧口角的三角区内（危险三角区）发生化脓性感染时，若处理不当（如挤压等），则有导致颅内感染的可能（图7-43、图7-44）。

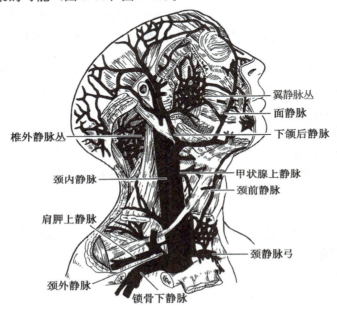

图 7-43　头颈部的静脉

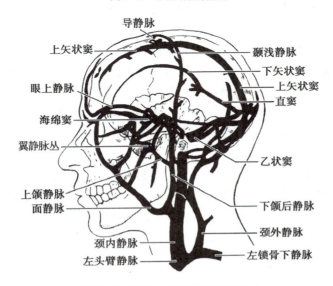

图 7-44　颅内、外静脉及其交通支

"危险三角"很危险

由于面部静脉缺少静脉瓣，挤压面部危险三角区可使脓液经眼静脉、面深静脉和翼静脉丛进入海绵窦，引起海绵窦血栓性静脉炎、脑脓肿等颅内感染。此外，近年来也陆续有文献报道，经面部注射自体脂肪、玻尿酸或胶原蛋白等引起脑动脉、眼动脉栓塞，突发失明、昏迷、脑梗死、死亡等严重后果的案例。俗语说"千里之堤，溃于蚁穴"，大家对待身体不能抱有侥幸心理，面部痘痘挤不得，一旦感染要谨慎处理。

②下颌后静脉：由颞浅静脉和上颌静脉在腮腺内汇合而成，下行达腮腺下端分为前后两支：前支向前下方汇入面静脉；后支与耳后静脉及枕静脉汇合成颈外静脉。颞浅静脉和上颌静脉均收纳同名动脉分布区域的静脉血。

（2）颈外静脉：由下颌后静脉的后支、耳后静脉和枕静脉汇合而成，沿胸锁乳突肌表面斜行向下，至该肌后缘处注入锁骨下静脉或静脉角。颈外静脉位置表浅，于颈外侧皮下可见，临床常用于采血、注射等。右心衰时，静脉血回心受阻，常见颈外静脉怒张现象（图7-44）。

2）锁骨下静脉

自第1肋外缘处续腋静脉，向内横行至胸锁关节后方，与颈内静脉汇成头臂静脉。锁骨下静脉的属支除腋静脉外，还有颈外静脉。锁骨下静脉主要收纳上肢、颈外浅层的静脉血（图7-43、图7-44）。

3）上肢的静脉

上肢的静脉分浅、深两类。

（1）上肢的浅静脉：位于皮下，手背的浅静脉形成手背静脉网，再由此向上汇合成头静脉、贵要静脉和肘正中静脉（图7-45）。

①头静脉：起自手背静脉网的桡侧部，沿前臂桡侧皮下上行，过肘窝，继沿肱二头肌外侧上行，经三角肌和胸大肌之间，穿深筋膜注入腋静脉或锁骨下静脉。头静脉在肘窝处通过肘正中静脉与贵要静脉相通。该静脉收集手背和前臂桡侧的浅静脉血。

②贵要静脉：起自手背静脉网的尺侧部，逐渐转至前臂前面上行，过肘窝处接受肘正中静脉，沿肱二头肌内侧继续上行至臂中点稍下方穿深筋膜，注入肱静脉或腋静脉。收集手背和前臂尺侧的浅静脉血。

③肘正中静脉：短而粗，变异甚多，位于肘窝皮下，一般为一条，连接贵要静脉和头静脉。临床上常在此静脉做静脉取血或注射等。

2）上肢的深静脉：与同名动脉伴行，臂以下每条动脉均有两条伴行静脉。两条伴行静脉间有许多吻合支，同时与浅静脉亦有吻合。两条肱静脉于胸大肌下缘处合成一条腋静脉。腋静脉在第1肋外缘处续于锁骨下静脉。

4）胸部的静脉

主要有奇静脉和胸廓内静脉等。

（1）奇静脉：起自右腰升静脉，沿胸椎体右侧上升至第 4 胸椎体高度，向前跨过右肺根，注入上腔静脉。奇静脉沿途主要收集右侧肋间后静脉、食管静脉、支气管静脉及半奇静脉的血液（图 7-46）。

①半奇静脉：起自左腰升静脉，沿胸椎体左侧上行，约平第 8 胸椎的高度，向右横过脊柱前面，注入奇静脉。半奇静脉主要收集左侧下部的肋间后静脉、副半奇静脉的血液。

②副半奇静脉：收集左侧中上部肋间后静脉的血液，沿胸椎左侧下行注入半奇静脉或向右横过脊柱前方直接注入奇静脉。

（2）胸廓内静脉：由腹壁上静脉向上延续而成，在胸廓内与同名动脉伴行上升，注入头臂静脉。收集同名动脉供应区的静脉血。

2. 下腔静脉系

下腔静脉系由下腔静脉及其属支组成。

下腔静脉是人体最大的静脉，在第 5 腰椎体的右前方由左、右髂总静脉汇合而成，沿腹主动脉右侧上行，经肝的腔静脉窝，穿膈的腔静脉孔达胸腔，注入右心房。下腔静脉收集腹部、盆部和下肢的静脉血（图 7-47）。

髂总静脉在骶髂关节前方，由髂内静脉和髂外静脉汇合而成，向内上方斜行，至第 5 腰椎处左、右髂总静脉汇合成下腔静脉。髂内静脉和髂外静脉分别收集同名动脉供应区的静脉血（图 7-46、图 7-47）。

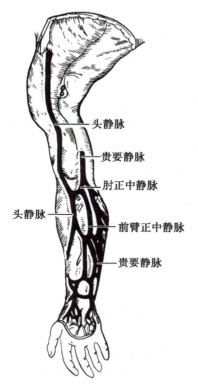

图 7-45　上肢的浅静脉

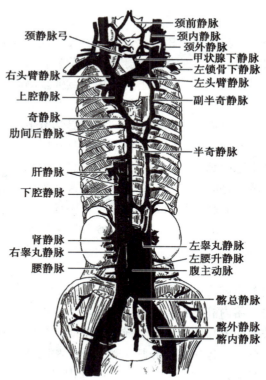

图 7-46　上腔静脉和下腔静脉

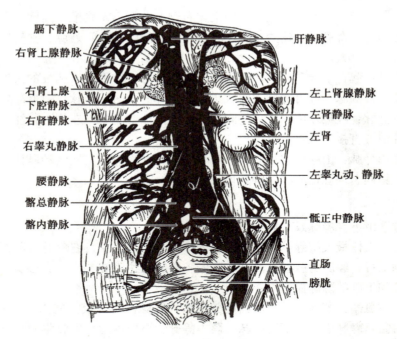

膈下静脉 —
右肾上腺静脉 —
右肾上腺 —
下腔静脉 —
右肾静脉 —
右睾丸静脉 —
腰静脉 —
髂总静脉 —
髂内静脉 —

— 肝静脉
— 左上肾腺静脉
— 左肾静脉
— 左肾
— 左睾丸动、静脉
— 骶正中静脉
— 直肠
— 膀胱

图 7-47　下腔静脉及其属支

1）下肢的静脉

分浅、深两种，均有丰富的静脉瓣，浅、深静脉间借许多交通支相连。

（1）浅静脉：趾背浅静脉合成足背静脉弓，该静脉弓横行于跖骨远侧端足背皮下。弓的两端沿足的内、外侧缘上行，内侧续大隐静脉，外侧续小隐静脉（图 7-48）。

①大隐静脉：在足的内侧缘起自足背静脉弓，经内踝前方沿小腿内侧上行，绕股骨内侧髁后方，再沿大腿内侧上行，于耻骨结节下外 3～4 cm 处，穿深筋膜注入股静脉。大隐静脉在内踝前方的位置表浅而固定，是临床上输液或静脉切开的常用部位。

②小隐静脉：在足的外侧缘起自足背静脉弓，经外踝后方，沿小腿后面中线上行，过腓肠肌两头之间至腘窝，穿深筋膜注入腘静脉，沿途收集小腿的浅静脉。

（2）深静脉：与同名动脉伴行，膝部以下 2 条深静脉伴行 1 条动脉。胫前、胫后静脉在腘窝下缘合成一条腘静脉，穿收肌管裂孔移行为股静脉，后经腹股沟韧带深面向上续于髂外静脉。

2）盆部的静脉

主要有髂内静脉和髂外静脉。

（1）髂内静脉：在坐骨大孔的稍上方由盆部静脉合成，伴同名动脉的后内侧上行，至骶髂关节前方与髂外静脉合成髂总静脉。髂内静脉的属支分为壁支和脏支。

①壁支：包括臀上静脉、臀下静脉和闭孔静脉等，收集同名动脉供应区的静脉血。

②脏支：包括直肠下静脉、阴部内静脉和子宫静脉，它们分别起自直肠丛、阴部丛、膀胱丛和子宫阴道丛。各丛均位于相应器官的周围。直肠上部的血液经直肠上静脉注入肠系膜下静脉（属门静脉系）；直肠下部的血液经直肠下静脉注入髂内静脉；肛管的血液经肛静脉、阴部内静脉注入髂内静脉（图 7-49）。

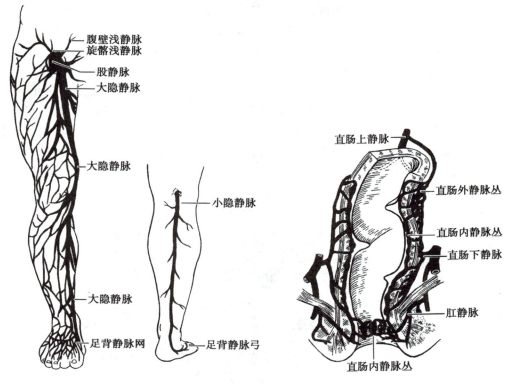

图 7-48　下肢的浅静脉　　　　图 7-49　直肠和肛管的静脉

（2）髂外静脉：与同名动脉伴行，是股静脉的直接延续，收集下肢所有深、浅静脉的血液。

3）腹部的静脉

（1）腹前壁的静脉：包括浅静脉和深静脉。

①浅静脉：有胸腹壁静脉和腹壁浅静脉。胸腹壁静脉由脐以上的浅静脉汇合而成，行向外上，注入腋静脉；腹壁浅静脉由脐以下的浅静脉汇合而成，注入大隐静脉。

②深静脉：有腹壁上静脉和腹壁下静脉。两静脉均与同名动脉伴行，且于腹直肌鞘内互相吻合。腹壁上静脉延续为胸廓内静脉，汇入头臂静脉；腹壁下静脉下行，注入髂外静脉。

（2）腹腔内脏的静脉：可分为成对的静脉和不成对的静脉。

成对的静脉：收集腹腔内成对脏器的静脉血，直接或间接注入下腔静脉，包括睾丸静脉（卵巢静脉）、肾静脉和肾上腺静脉。

①睾丸静脉：数条，起自睾丸和附睾，呈蔓状缠绕睾丸动脉，组成蔓状静脉丛。此丛的静脉向上逐渐合并成一干，右侧睾丸静脉以锐角直接注入下腔静脉，左侧以直角注入左肾静脉（图 7-47）。在女性，此静脉称卵巢静脉，起自卵巢，其回流途径同睾丸静脉。

②肾静脉：左、右各一，经肾动脉前方横行向内，注入下腔静脉。左肾静脉较长，接受左侧睾丸静脉（或卵巢静脉）和左侧肾上腺静脉。

③肾上腺静脉：左、右各一，左侧的注入左肾静脉，右侧的注入下腔静脉。

135

不成对的静脉：腹腔内不成对脏器的静脉不直接注入下腔静脉，而是先汇合成肝门静脉，经肝门入肝，在肝内移行为肝血窦，与肝固有动脉的血液混合，再汇合成 2～3 条肝静脉注入下腔静脉。

4）肝门静脉

为一条短而粗的静脉干，长 6～8 cm，由肠系膜上静脉和脾静脉在胰头后方汇合而成，斜向右上方行走，进入肝十二指肠韧带，经肝固有动脉和胆总管的后方上行至肝门，分左、右两支分别入肝左、右叶，在肝内反复分支，最后汇入肝血窦，肝血窦最后经肝静脉注入下腔静脉。肝门静脉收集食管腹段、胃、小肠、大肠（至直肠上部）、胰、胆囊和脾的静脉血（图 7-50、图 7-51）。

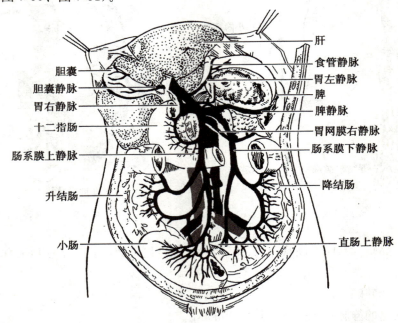

图 7-50 肝门静脉及其属支

（1）肝门静脉的主要属支（图 7-50、图 7-51）：①肠系膜上静脉伴同名动脉右侧上行，除收集同名动脉供应区的血液外，还收集胃、十二指肠动脉供应范围的血液。②脾静脉于脾门处由数支静脉集合而成，在脾动脉的下方横行向右，除收集同名动脉供应区的静脉血外，通常还有肠系膜下静脉注入。③肠系膜下静脉与同名动脉伴行，至胰头后方注入脾静脉或肠系膜上静脉，收集同名动脉供应区的静脉血。④胃左静脉与胃左动脉伴行，与胃右静脉吻合。胃左静脉在贲门处与食管静脉丛吻合，后者注入奇静脉和半奇静脉，借此门静脉可与上腔静脉系相交通。⑤胃右静脉与胃右动脉伴行，并与胃左静脉吻合。胃右静脉在注入肝门静脉前常接受幽门前静脉的注入。⑥附脐静脉为数条细小静脉，起自脐周静脉网，沿肝圆韧带走行，注入肝门静脉。

2）肝门静脉与上、下腔静脉的吻合及侧支循环：肝门静脉与上、下腔静脉之间有丰富的吻合，主要有下列几处（图 7-51）。

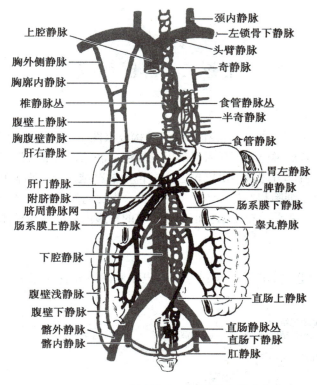

图 7-51 肝门静脉与上、下腔静脉的吻合

①通过食管静脉丛：肝门静脉 ⟶ 胃左静脉 ⟶ 食管静脉丛 ⟶ 食管静脉 ⟶ 奇静脉 ⟶ 上腔静脉。

②通过直肠静脉丛：肝门静脉 ⟶ 脾静脉 ⟶ 肠系膜下静脉 ⟶ 直肠上静脉 ⟶ 直肠静脉丛 ⟶ 直肠下静脉和肛静脉 ⟶ 髂内静脉 ⟶ 髂总静脉 ⟶ 下腔静脉。

③通过脐周静脉网：肝门静脉 ⟶ 附脐静脉 ⟶ 脐周静脉网 ⟶ 通过向上、向下两条途径。

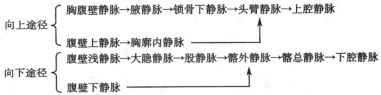

（3）肝门静脉的侧支循环：在正常情况下，肝门静脉与上、下腔静脉系的吻合支细小，血流量较少，按正常方向分别回流到所属静脉。肝硬化或肝内发生占位性病变时，导致肝门静脉回流受阻，此时肝门静脉的血液可经上述吻合途径形成侧支循环，经上、下腔静脉系回流入心。由于吻合部位血流量剧增，使小静脉变得粗大弯曲，于是在食管、直肠和脐周围等处出现静脉曲张现象。曲张静脉一旦破裂，常引起大出血。如果食管静脉丛发生破裂，可引起呕血；如果直肠静脉丛发生破裂，常引起便血；当脐周静脉网曲张时，在腹壁上可见到曲张的静脉；当肝门静脉的侧支失代偿时，则可引起收集静脉血范围的器官淤血，出现脾肿大和腹水。

任务二　淋巴系统

淋巴系统由淋巴管道、淋巴器官和淋巴组织构成（图 7-52）。淋巴管道以毛细淋巴管起于组织间隙，逐渐汇合成淋巴管，最后以淋巴导管注入静脉，大部分淋巴管道内含无色透明的淋巴，帮助静脉回流部分体液。淋巴器官主要包括淋巴结、脾、胸腺和扁桃体等，它们具有滤过淋巴、产生淋巴细胞和参与机体免疫的功能。淋巴组织散在于体内，是含有大量淋巴细胞的网状结缔组织，主要分布于消化道和呼吸道的黏膜内，亦参与机体的免疫功能。

一、淋巴管道

淋巴管道可分为毛细淋巴管、淋巴管、淋巴干和淋巴导管（图 7-52）。

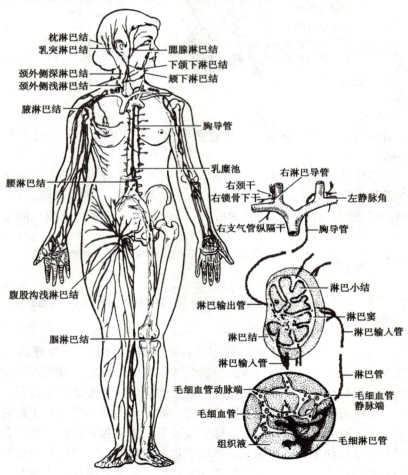

图 7-52　全身淋巴管和淋巴结

(一) 毛细淋巴管

毛细淋巴管是淋巴管道的起始，以膨大的盲端起始于组织间隙，其管壁仅由一层内皮细胞构成（图7-53），没有基膜和周细胞，相邻的内皮细胞之间间隙较大，因此毛细淋巴管的管壁通透性大于毛细血管，一些不易通过毛细血管的大分子物质，如蛋白质、细菌、异物，甚至癌细胞等容易进入毛细淋巴管。毛细淋巴管的分布广泛，除了上皮、角膜、晶状体、牙釉质、软骨、骨髓、脑和脊髓等处无毛细淋巴管以外，几乎遍及全身各处。小肠绒毛中的毛细淋巴管能吸收高度乳化的脂肪颗粒，称为乳糜管。

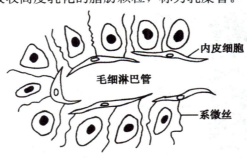

图 7-53　毛细淋巴管的结构

(二) 淋巴管

淋巴管由毛细淋巴管汇集而成，管壁内含有丰富的瓣膜，能防止淋巴逆流。淋巴管在全身各处分布广泛，根据走行位置可分为浅淋巴管和深淋巴管（图7-52）。浅淋巴管位于浅筋膜内，多与浅静脉伴行，收集皮肤和皮下组织的淋巴；深淋巴管多与深部的血管神经束伴行，收集深部结构的淋巴。浅、深淋巴管之间有着丰富的吻合。

(三) 淋巴干

淋巴干由淋巴管汇合而成。全身共有9条淋巴干，分别是：收集头颈部淋巴的左、右颈干；收集上肢部淋巴的左、右锁骨下干；收集胸部淋巴的左、右支气管纵隔干；收集下肢、盆部和腹部成对脏器淋巴的左、右腰干；收集腹部不成对脏器淋巴的肠干（图7-52、图7-54）。

(四) 淋巴导管

全身9条淋巴干分别汇合成2条淋巴导管，即胸导管和右淋巴导管，分别注入左、右静脉角（图7-54）。

1. 胸导管

胸导管是全身最粗大的淋巴管道，长30～40 cm，起始于乳糜池。乳糜池位于第1腰椎的前方，是由左、右腰干和肠干汇合而成的梭形膨大。胸导管自乳糜池上行，经膈的主动脉裂孔入胸腔，沿脊柱前方、胸主动脉与奇静脉之间上行，至第5胸椎高度逐渐向左侧斜行，然后上行于脊柱的左前方，出胸廓上口达左颈根部，最后弯向前注入左静脉角。胸导管在注入左静脉角之前还接纳左颈干、左锁骨下干和左支气管纵隔干的淋巴。胸导管通过 6 条淋巴干，收集了双下肢、盆部、腹部、左半胸部、左上肢和头颈左侧半的淋巴，即全身 3/4 的淋巴（图 7-54、图 7-55）。

2. 右淋巴导管

右淋巴导管为一短干，长约 1.5 cm，由右颈干、右锁骨下干和右支气管纵隔干汇合而成，注入右静脉角。右淋巴导管收纳头颈右侧半、右上肢和右半胸部的淋巴，即全身 1/4 的淋巴（图 7-54、图 7-55）。

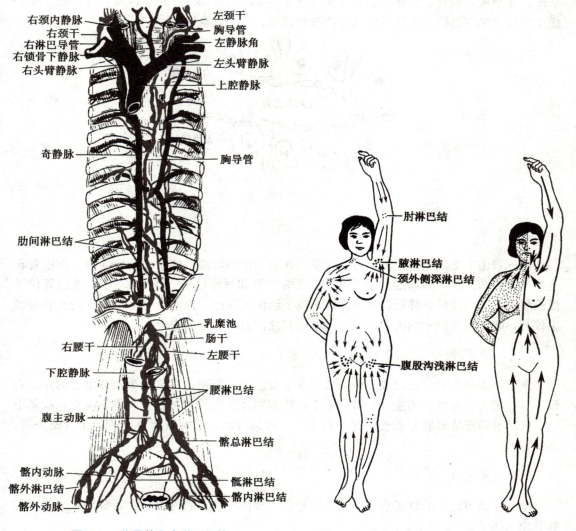

图 7-54　胸导管和右淋巴导管　　　　图 7-55　全身各部淋巴结和淋巴流向示意图

二、淋巴器官

淋巴器官包括淋巴结、脾、胸腺和扁桃体。下面主要介绍淋巴结与脾。

（一）淋巴结

淋巴结是全身最多的淋巴器官，为灰红色椭网形或圆形小体，大小不等。淋巴结一侧隆凸，连有数量较多的淋巴管，称输入淋巴管；另一侧凹陷，凹陷的中央称为淋巴结门，连有 1～2 条淋巴管，称输出淋巴管，同时还有淋巴结的血管神经出入（图 7-52）。淋巴结滤过经输入淋巴管来的淋巴液，并产生淋巴细胞，再经输出淋巴管输送到下一级淋巴结，加入淋巴循环。淋巴结连结在淋巴管之间，亦分为浅、深两种。浅淋巴结一般成群地分布于比较隐蔽的浅筋膜内，如腋窝、腹股沟等；深淋巴结多沿血管排列，位于体腔的淋巴结一般聚集于脏器门的附近。当人体某一部位或器官受到细菌、病毒、寄生虫或癌细胞侵犯时，该部位的局部淋巴结肿大。由于每一组群淋巴结均有一定的淋巴收集范围，所以了解其位置、收集范围和引流去向，对某些疾病的诊断和治疗有重要的临床意义。

（二）脾

脾位于左季肋区，第 9～11 肋深面，其长轴与第 10 肋一致，正常情况下脾在左肋弓下不能触及（图 7-56）。脾是人体内最大的淋巴器官。

脾呈椭圆形，为暗红色，质软而脆，受暴力打击时易破裂。可分为膈、脏面，上、下缘和前、后端。膈面隆凸光滑，朝向外上，与膈相贴。脏面凹陷，中央有脾门，是血管和神经出入之处。上缘较锐利，有 2～3 个切迹，称脾切迹，为触诊脾的标志。下缘较钝，朝向后下方。前端较宽阔，朝向前外下方，后端钝圆，朝向后内上方。

脾的主要功能有造血、储血、滤血、清除衰老的红细胞和参与机体的免疫反应等。

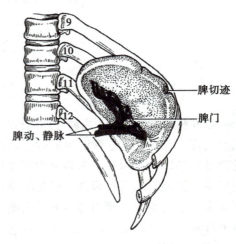

脾切迹
脾门
脾动、静脉

图 7-56 脾的位置

三、全身各部的主要淋巴结

（一）头颈部的淋巴结

1. 下颌下淋巴结

下颌下淋巴结位于下颌下腺附近，收集面部和口腔器官的淋巴，其输出淋巴管注入颈外侧深淋巴结（图 7-57）。面部和口腔感染时，常引起该淋巴结肿大。

2. 颈外侧浅淋巴结

颈外侧浅淋巴结位于胸锁乳突肌表面，沿颈外静脉排列，收集枕部、耳后部、腮腺周围及颈外侧浅层的淋巴，其输出管注入颈外侧深淋巴结（图 7-57）。颈外侧浅淋巴结是淋巴结结核（中医称瘰疬）的好发部位。

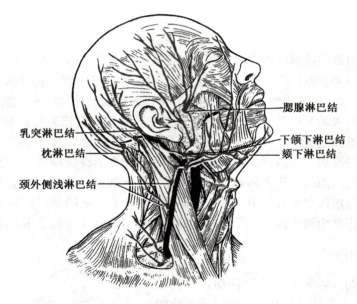

图 7-57　头颈部浅淋巴管和淋巴结

腮腺淋巴结

乳突淋巴结

枕淋巴结

颈外侧浅淋巴结

下颌下淋巴结

颏下淋巴结

3. 颈外侧深淋巴结

　　颈外侧深淋巴结沿颈内静脉周围排列，该群淋巴结直接或间接地收集头颈部淋巴结的输出淋巴管，其输出淋巴管汇集成颈干，左侧注入胸导管，右侧注入右淋巴导管（图 7-58）。此群淋巴结以肩胛舌骨肌为界分为颈外侧上深淋巴结和颈外侧下深淋巴结。颈外侧上深淋巴结位于鼻咽部及舌根后方，患鼻咽癌和舌尖癌时，癌细胞首先转移至该淋巴结。颈外侧下深淋巴结主要位于颈内静脉下段周围，还有一部分淋巴结延伸到锁骨上方，沿颈横血管排列称锁骨上淋巴结。患胃癌或食管癌时，癌细胞可经胸导管逆流转移到左锁骨上淋巴结（菲尔绍淋巴结）。

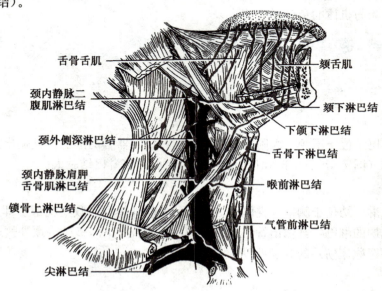

舌骨舌肌

颈内静脉二腹肌淋巴结

颈外侧深淋巴结

颈内静脉肩胛舌骨肌淋巴结

锁骨上淋巴结

尖淋巴结

颏舌肌

颏下淋巴结

下颌下淋巴结

舌骨下淋巴结

喉前淋巴结

气管前淋巴结

图 7-58　颈深部的淋巴管和淋巴结

（二）上肢的淋巴结

上肢的浅淋巴管伴行浅静脉行于皮下组织中，深淋巴管与深血管伴行。浅、深淋巴管都直接或间接地注入腋淋巴结。

腋淋巴结位于腋窝内，按位置分为5群：胸肌淋巴结位于胸小肌下缘，胸外侧动、静脉周围，收纳胸、腹外侧壁和乳房外侧和中央部的淋巴。外侧淋巴结位于腋静脉远侧段周围，收纳上肢大部分浅、深淋巴。肩胛下淋巴结位于腋窝后壁，肩胛下动、静脉周围，收纳项背部、肩胛区的淋巴。中央淋巴结位于腋窝中央疏松结缔组织中，接受以上3群淋巴结的输出管。尖淋巴结沿腋静脉近侧段排列，收纳中央淋巴结的输出管及乳房上部的淋巴（图7-59）。尖淋巴结的输出管大部分组成锁骨下干，左侧注入胸导管，右侧注入右淋巴导管。

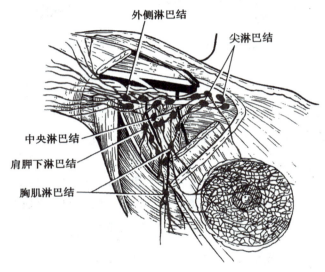

图 7-59　腋淋巴结和乳房淋巴管

（三）胸部的淋巴结

1. 胸壁淋巴结

胸壁淋巴结主要有胸骨旁淋巴结，沿胸廓内动、静脉排列，收纳脐以上腹前壁、乳房内侧部、膈和肝上面的淋巴，其输出淋巴管汇入支气管纵隔干或胸导管。

2. 胸腔脏器淋巴结

胸腔脏器淋巴结主要有纵隔前、后淋巴结及气管、支气管和肺的淋巴结。

在肺内沿支气管和肺动脉分支排列的肺淋巴结，收纳肺的淋巴管，输出淋巴管注入位于肺门处的支气管肺淋巴结，又称肺门淋巴结（图7-60）。肺门淋巴结的输出淋巴管注入气管杈周围的气管支气管上淋巴结和气管支气管下淋巴结，它们的输出淋巴管注入位于气管两侧的气管旁淋巴结（图7-60）。左、右气管旁淋巴结和纵隔前淋巴结的输出管汇合成左、右支气管纵隔干。

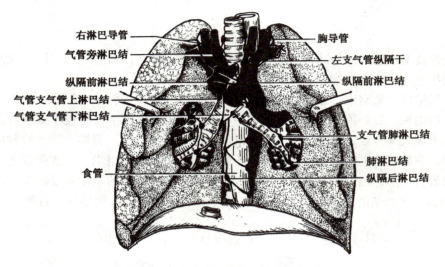

右淋巴导管
气管旁淋巴结
纵隔前淋巴结
气管支气管上淋巴结
气管支气管下淋巴结
食管

胸导管
左支气管纵隔干
纵隔前淋巴结
支气管肺淋巴结
肺淋巴结
纵隔后淋巴结

图 7-60　胸腔脏器的淋巴管和淋巴结

（四）下肢的淋巴结

下肢的淋巴管分为浅、深淋巴管，浅淋巴管伴浅静脉行于皮下组织中，深淋巴管与深部血管伴行，浅、深淋巴管都直接或间接地注入腹股沟淋巴结。

1. 腹股沟浅淋巴结

腹股沟浅淋巴结位于腹股沟韧带下方和大隐静脉末端周围，收纳腹前壁下部、臀部、会阴、外生殖器和下肢的浅淋巴管，其输出淋巴管注入腹股沟深淋巴结（图 7-61）。

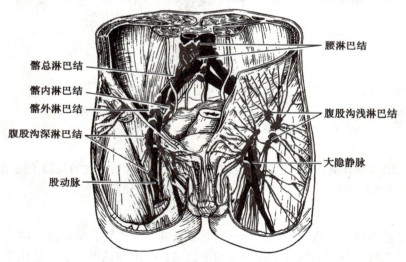

髂总淋巴结
髂内淋巴结
髂外淋巴结
腹股沟深淋巴结
股动脉

腰淋巴结
腹股沟浅淋巴结
大隐静脉

图 7-61　腹股沟和盆部的淋巴管和淋巴结

2. 腹股沟深淋巴结

腹股沟深淋巴结位于股静脉根部周围，收纳腹股沟浅淋巴结的输出淋巴管和下肢的深淋巴管，其输出淋巴管注入髂外淋巴结（图 7-61）。

（五）盆部的淋巴结

1. 髂总淋巴结

髂总淋巴结位于髂总血管的周围，收纳髂内、外淋巴结的输出淋巴管，其输出淋巴管注入腰淋巴结（图 7-61）。

2. 髂外淋巴结

髂外淋巴结位于髂外血管的周围，收纳腹股沟深淋巴结的输出淋巴管和腹前壁下部的深淋巴管，其输出淋巴管注入髂总淋巴结（图 7-61）。

3. 髂内淋巴结

髂内淋巴结位于髂内血管的周围，收纳盆腔脏器、会阴及臀部等处的淋巴管，其输出淋巴管注入髂总淋巴结（图 7-61）。

（六）腹部的淋巴结

1. 腰淋巴结

腰淋巴结位于下腔静脉和腹主动脉周围，收纳腹后壁、腹腔成对器官及髂总淋巴结的输出淋巴管。腰淋巴结的输出淋巴管汇成左、右腰干，参与合成乳糜池。

2. 腹腔淋巴结

腹腔淋巴结位于腹腔干周围，收纳肝、胆、胰、脾、胃、十二指肠等器官的淋巴，其输出淋巴管注入肠干。

3. 肠系膜上淋巴结

肠系膜上淋巴结位于肠系膜上动脉根部周围，收集十二指肠下部、空肠、回肠、盲肠和阑尾、升结肠、横结肠及胰头的淋巴，其输出淋巴管注入肠干（图 7-62）。

4. 肠系膜下淋巴结

肠系膜下淋巴结位于肠系膜下动脉根部周围，收集自结肠左曲至直肠上部的淋巴，其输出淋巴管注入肠干（图 7-62）。

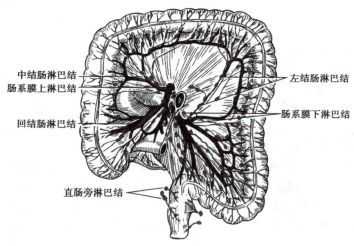

图 7-62 沿肠系膜上、下动脉分布的淋巴管和淋巴结

四、部分器官的淋巴流向

（一）肺的淋巴流向

肺浅淋巴管位于胸膜脏层深面，肺深淋巴管位于肺小叶之间的结缔组织内，浅、深淋巴管之间存在交通，注入支气管肺淋巴结（图7-60）。

（二）胃的淋巴流向

胃底右侧、贲门和胃体小弯侧的淋巴管注入胃左淋巴结；幽门部小弯侧的淋巴管注入幽门上淋巴结；胃体大弯侧右1/4部和幽门大弯侧的淋巴管注入幽门下淋巴结和胃网膜右淋巴结；胃底左侧和胃体大弯侧左侧部的淋巴管注入胃网膜左淋巴结。

（三）直肠和肛管的淋巴流向

直肠上部的淋巴管注入直肠上淋巴结；直肠下部和肛管的淋巴管注入髂内淋巴结；齿状线以下的淋巴管注入腹股沟浅淋巴结。

（四）子宫的淋巴流向

子宫底和子宫体上部的淋巴管沿卵巢悬韧带上行注入腰淋巴结；子宫角的淋巴管沿子宫圆韧带注入腹股沟浅淋巴结；子宫体下部及子宫颈的淋巴管沿子宫动脉注入髂内淋巴结或髂外淋巴结；子宫颈的淋巴管沿骶子宫韧带向后注入骶淋巴结。

（五）乳房的淋巴流向

乳房外侧部的淋巴管注入胸肌淋巴结；乳房上部的淋巴管注入尖淋巴结或锁骨上淋巴结；乳房内侧部的淋巴管注入胸骨旁淋巴结，并可与对侧乳房的淋巴管相交通；乳房内下部的淋巴管注入膈上淋巴结，并可与肝的淋巴管相交通。

拓展知识

肿瘤的淋巴转移

淋巴转移是肿瘤最常见的转移方式，是指浸润的肿瘤细胞穿过淋巴管壁，脱落后随淋巴液被带到各级淋巴结，并且以此为中心生长出同样肿瘤的现象。淋巴系统遍布全身，无处不有，并且全身的淋巴随时都处在不断循环之中。从这个意义上讲，似乎全身各处都可以发生肿瘤的转移，但是临床上淋巴转移一般是区域性的。通常是首先到达距肿瘤最近的一组淋巴结，然后依次到距离较远的淋巴结；也可循短路绕过途径中的淋巴结直接向较远的一组淋巴结转移。

如乳腺癌的淋巴转移中，腋窝淋巴结转移率约为60％，胸骨旁淋巴结转移率约为30％。腋窝淋巴结转移者，原发病灶大多数在乳头、乳房外侧区；胸骨旁淋巴结转移者，原发病灶大多数在乳房内侧部分。患胸、腹、盆部的肿瘤，尤其是食管腹段的肿瘤和胃癌，肿瘤细胞栓子经胸导管易转移至锁骨上淋巴结，常可在胸锁乳突肌后缘与锁骨上缘形成的夹角处触摸到肿大的淋巴结。

复习思考

1. 试对比胎儿血液循环与成人血液循环的区别。
2. 简述心的外形。
3. 心各腔都有哪些出口和入口？
4. 心有哪些结构能保证血液的流动方向正常？
5. 心的传导系统包括哪些结构？
6. 试述冠状动脉的起源、走行、主要分支和分布。
7. 胃有哪些动脉分布？分别是哪些动脉的分支？分布于胃的什么部位？
8. 简述肝门静脉的主要属支及通过直肠静脉丛的血液回流途径。
9. 左足背部有一疖肿，于左臀部肌注某种抗生素，药物经过何途径到达患处？
10. 由头静脉注射药物治疗胆囊炎，药物经何途径到达胆囊？
11. 某阑尾炎患者口服某种药物治疗，药物经过何途径到达患处？
12. 小隐静脉内的血栓脱落后可能通过哪些途径导致肺梗死？

1. 掌握甲状腺、垂体、肾上腺的位置和形态。
2. 熟悉内分泌系统的组成。

内分泌系统是神经系统以外的另一个重要调节系统，其功能是通过其分泌物（激素）对特定的靶细胞或靶器官发挥作用，参与调节机体的新陈代谢、生长发育和生殖等活动，维持机体内环境的平衡和稳定。

内分泌系统依其存在形式，可分为内分泌器官和内分泌组织。内分泌器官独立存在，肉眼可见，包括甲状腺、甲状旁腺、肾上腺、垂体、松果体、胸腺等。内分泌组织是散在于其他组织器官中的内分泌细胞群，如胰腺内的胰岛、睾丸内的间质细胞、卵巢内的卵泡细胞和黄体细胞等（图 8-1）。

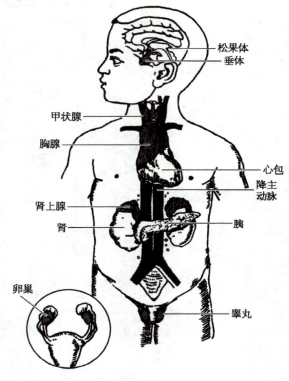

图 8-1　内分泌系统概观

一、甲状腺

甲状腺呈"H"形，分左叶、右叶和连接两叶的甲状腺峡（图 8-2）；有时从甲状腺峡向上伸出一突起称锥状叶。甲状腺左、右叶位于喉下部和气管上部的两侧，甲状腺峡位于第 2～4 气管软骨环前方。甲状腺借结缔组织连于喉和气管，故吞咽时，甲状腺可随喉上下移动。

甲状腺主要分泌含碘的甲状腺激素，其主要作用是促进机体的新陈代谢，并影响机体的生长发育等。

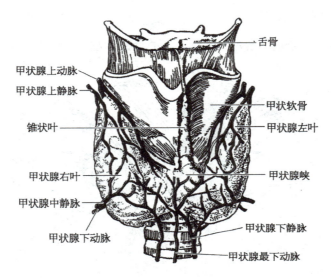

图 8-2　甲状腺（前面）

舌骨

甲状腺上动脉
甲状腺上静脉
锥状叶
甲状腺右叶
甲状腺中静脉
甲状腺下动脉

甲状软骨
甲状腺左叶
甲状腺峡
甲状腺下静脉
甲状腺最下动脉

二、甲状旁腺

　　甲状旁腺为如绿豆大小的扁椭圆形小体，有上、下两对，贴于甲状腺左、右叶的后缘（图 8-3）。

　　甲状旁腺分泌甲状旁腺激素，其主要作用是参与调节机体钙、磷的代谢，维持血钙平衡。

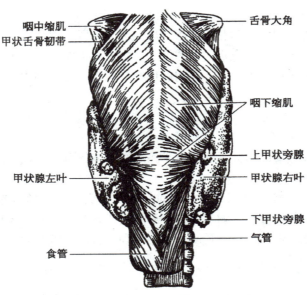

图 8-3　甲状旁腺（后面）

咽中缩肌
甲状舌骨韧带
甲状腺左叶
食管

舌骨大角
咽下缩肌
上甲状旁腺
甲状腺右叶
下甲状旁腺
气管

三、肾上腺

肾上腺左右各一，分别位于左、右肾上端的上方。左肾上腺近似半月形，右肾上腺呈三角形（图 8-4）。

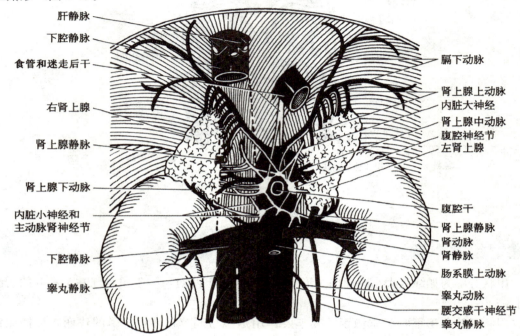

食管和迷走后干

肝静脉
下腔静脉

右肾上腺

肾上腺静脉

肾上腺下动脉

内脏小神经和
主动脉肾神经节

下腔静脉

睾丸静脉

膈下动脉
肾上腺上动脉
内脏大神经
肾上腺中动脉
腹腔神经节
左肾上腺

腹腔干
肾上腺静脉
肾动脉
肾静脉
肠系膜上动脉
睾丸动脉
腰交感干神经节
睾丸静脉

图 8-4 肾上腺

肾上腺实质分为浅层的皮质和深层的髓质两部分。肾上腺皮质可分泌调节体内水盐代谢的盐皮质激素、调节碳水化合物代谢的糖皮质激素和影响第二性征的性激素。肾上腺髓质可分泌肾上腺素和去甲肾上腺素，它们能使心跳加快、心收缩力加强、小动脉收缩，从而使血压升高。

四、垂体

垂体是人体内最重要的内分泌腺，位于颅底蝶骨体的垂体窝内，呈卵圆形，借漏斗连于下丘脑（图 8-5）。

垂体分腺垂体和神经垂体两部分。腺垂体位于前部，又称垂体前叶，能分泌多种激素，可促进身体的生长发育和影响其他内分泌腺的活动等。神经垂体位于后部，又称垂体后叶，无内分泌功能，但储存由下丘脑分泌的抗利尿激素和催产素。

五、松果体

松果体位于背侧丘脑的内后上方（图 8-5），为一形似松果的椭圆形小体。在儿童期比较发达，7 岁以后逐渐萎缩退化。

松果体分泌的褪黑素有抑制性成熟的作用。

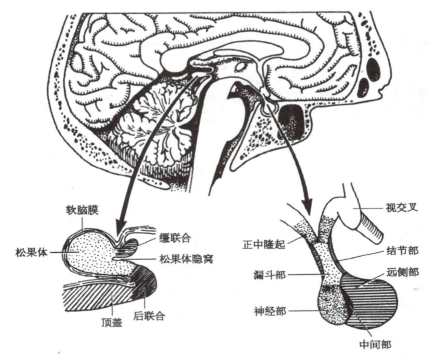

软脑膜
松果体
缰联合
松果体隐窝
顶盖
后联合

视交叉
正中隆起
结节部
漏斗部
远侧部
神经部
中间部

图 8-5　垂体和松果体

六、胸腺

胸腺位于上纵隔的前部，分为大小不等的左、右两叶（图 8-6）。胸腺在人出生后 2 年内生长很快，至青春期发育至顶峰，以后逐渐萎缩退化，被脂肪组织代替。

胸腺是一个淋巴器官，产生并向周围淋巴器官输送 T 淋巴细胞。胸腺同时又是一个内分泌器官，其分泌的胸腺激素可促进 T 淋巴细胞成熟和提高免疫力。

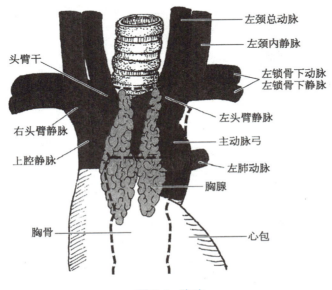

头臂干
右头臂静脉
上腔静脉
胸骨

左颈总动脉
左颈内静脉
左锁骨下动脉
左锁骨下静脉
左头臂静脉
主动脉弓
左肺动脉
胸腺
心包

图 8-6　胸腺

153

复习思考

1. 简述甲状腺的位置、分部及功能。
2. 简述垂体的位置、分叶及功能。

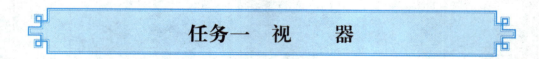

学习目标

1. 掌握感觉器的组成；眼球壁的层次及各层的分部和形态结构；前庭蜗器的组成和分部，内耳的分部及各部的组成和形态结构。

2. 熟悉眼屈光系统的组成，房水的产生和循环，晶状体的位置、形态和功能，中耳的组成及形态结构。

感觉器由感受器及其附属结构组成。感受器是机体接受内、外环境各种刺激的结构，其功能是接受机体内、外环境的各种刺激，并将其转变为神经冲动，借特定的神经传导通路传入大脑皮质，产生相应的感觉。

感受器广泛分布于人体全身各部，其结构和功能各不相同。有的结构非常简单，仅由感觉神经的游离末梢形成，如痛觉感受器；有的结构较为复杂，由感受器及其辅助装置共同构成感觉器，如视器、前庭蜗器等。

任务一　视　　器

视器即眼，由眼球和眼副器两部分构成。眼球位于眼眶前部，能接受光波的刺激，并将其转变为神经冲动，经视神经等传导至大脑皮质的视觉中枢，产生视觉。眼副器位于眼球的周围，对眼球起支持、保护和运动等作用。

一、眼球

眼球为视器的主要部分，近似球形，其后部借视神经连于间脑。眼球由眼球壁及眼球内容物组成（图9-1）。

（一）眼球壁

眼球壁从外向内依次分为眼球纤维膜、眼球血管膜和视网膜3层。

1. 眼球纤维膜

眼球纤维膜由坚韧的纤维结缔组织构成，具有支持和保护的作用，其分为角膜和巩膜。

（1）角膜：约占眼球纤维膜的前1/6，无色透明，曲度较大，有屈光作用。角膜内无血管，但富有感觉神经末梢，感觉敏锐。

（2）巩膜：约占眼球纤维膜的后5/6，呈乳白色，不透明，质地厚而坚韧，有保护眼球内容物的作用。巩膜与角膜相接处有一环形的巩膜静脉窦，是房水回流的通道。

2. 眼球血管膜

眼球血管膜由前向后分为虹膜、睫状体和脉络膜三部分，富有血管和色素细胞。

（1）虹膜：位于眼球血管膜的最前部，为圆盘状的薄膜，其中央有圆形的瞳孔。虹膜内有两种平滑肌，环绕瞳孔周缘排列的称瞳孔括约肌，受副交感神经支配，可缩小瞳孔；以瞳孔为中心、呈放射状排列的称瞳孔开大肌，由交感神经支配，可开大瞳孔（图 9-1、图 9-2）。

（2）睫状体：是眼球血管膜的环形增厚部分，位于巩膜前部的内面。睫状体内的平滑肌，称睫状肌，由副交感神经支配。睫状体发出睫状小带与晶状体相连，调节晶状体的曲度（图 9-1、图 9-2）。睫状体还有产生房水的作用。

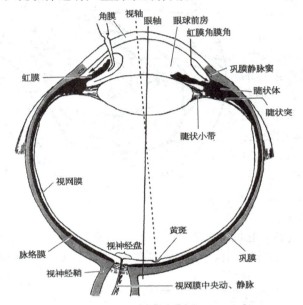

图 9-1　右眼球水平切面（上面观）

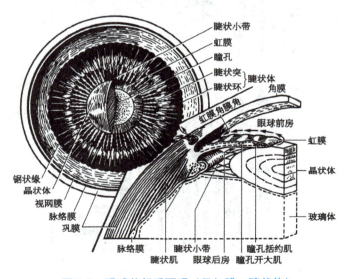

图 9-2　眼球前部后面观（示虹膜、睫状体）

（3）脉络膜：占眼球血管膜的后 2/3，贴于巩膜的内面，后部有视神经穿过，有营养眼球内组织和吸收眼内分散光线的作用（图 9-1）。

3. 视网膜

视网膜由前向后分为虹膜部、睫状体部和脉络膜部三部分（图 9-1）。睫状体部和虹膜部贴附于睫状体和虹膜的内面，无感光作用，故合称视网膜盲部。脉络膜部贴附于脉络膜内面，内含感光细胞，有感光作用，又称视网膜视部。

在视网膜视部的后方（即眼底），视神经起始处有圆形的隆起，称视神经盘（图 9-3），其中央有视网膜中央动、静脉穿过，视神经盘处无感光细胞，称生理性盲点。在视神经盘的外侧约 3.5 mm 处，有一小块黄色区域，称黄斑，其中央凹陷称中央凹，是感光最敏锐处。

视网膜视部的组织结构可分为两层：外层为色素上皮层，内层为神经层。内层主要由 3 层神经细胞组成（图 9-4），外

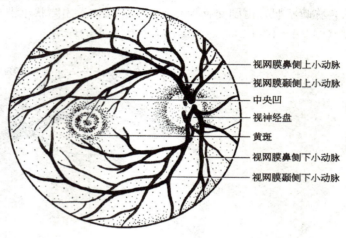

图 9-3　右侧眼底

层为视锥细胞和视杆细胞，它们是感光细胞；中层为双极细胞，将感光细胞的神经冲动传导至神经节细胞；内层为节细胞，其轴突向视神经盘汇集穿过脉络膜和巩膜，构成视神经。

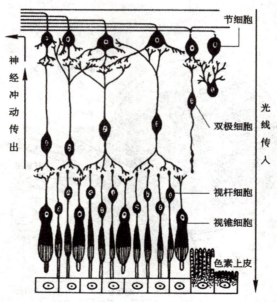

图 9-4　视网膜视部的组织结构示意图

（二）眼球内容物

眼球内容物包括房水、晶状体和玻璃体（图 9-1、图 9-2）。这些结构和角膜一样都是无色透明的，具有屈光作用，共同构成眼的屈光系统，使物象投射在视网膜上。

1. 房水

房水为无色透明的液体，充满眼球房内。眼房是位于角膜和晶状体、睫状体之间的间隙，被虹膜分隔为眼球前房和眼球后房，两者借瞳孔相互交通。房水由睫状体产生，先进入眼球后房，再经瞳孔至眼球前房，最后进入巩膜静脉窦，汇入眼静脉。房水除有屈光作用外，还可为角膜和晶状体提供营养，维持正常的眼内压。

2. 晶状体

晶状体位于虹膜和玻璃体之间，呈双凸透镜状。晶状体无色透明，富有弹性，不含血管和神经。晶状体借睫状小带连于睫状体。晶状体的厚度随所视物体的远近不同而改变，是眼的屈光系统的主要调节结构。当视近物时，睫状肌收缩，睫状小带松弛，晶状体则由于本身的弹性而变凸，屈光力度加强，使进入眼球的光线恰能聚焦于视网膜上；当视远物时，则与此相反。

3. 玻璃体

玻璃体是无色透明的胶状物质，填充于晶状体和视网膜之间，除有屈光作用外，对视网膜还起支撑作用。

二、眼副器

眼副器包括眼睑、结膜、泪器、眼球外肌等结构。

（一）眼睑

眼睑分上睑和下睑（图 9-5），位于眼球的前方，是保护眼球的屏障。上、下睑之间的裂隙称睑裂，睑裂两端成锐角分别称内眦和外眦，睑的游离缘称睑缘。睑前缘长有睫毛，睫毛根部有睫毛腺。

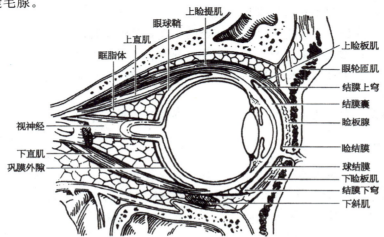

图 9-5　右眼眶矢状切面（外侧面观）

（二）结膜

结膜是一层薄而光滑透明的黏膜，覆盖在眼睑的内面和巩膜前部的表面，富含血管。按所在部位，可分为3部分：①睑结膜，是覆于上、下睑内面的部分；②球结膜，为覆盖在巩膜前部的部分；③结膜穹窿，位于睑结膜与球结膜互相移行处，其返折处分别构成结膜上穹和结膜下穹。当上、下睑闭合时，整个结膜形成囊状腔隙，称结膜囊，此囊通过睑裂与外界相通（图9-5）。

（三）泪器

泪器由泪腺和泪道两部分组成（图9-6）。

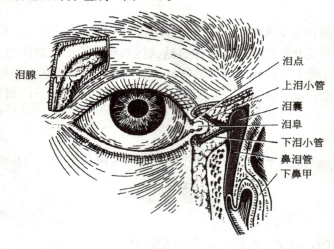

泪腺

泪点
上泪小管
泪囊
泪阜
下泪小管
鼻泪管
下鼻甲

图 9-6　泪器（右侧）

1. 泪腺

泪腺位于眶上壁前外侧部的泪腺窝内，分泌泪液，其排泄管开口于结膜上穹外侧部。

2. 泪道

泪道包括泪点、泪小管、泪囊和鼻泪管。

（1）泪点：为位于上、下睑缘内侧端处的小孔，是泪小管的开口、泪道的起始部。

（2）泪小管：为连结泪点与泪囊的小管，分上、下泪小管。

（3）泪囊：位于眶内侧壁前部的泪囊窝中，为一膜性的盲囊。上端为盲端，下部移行为鼻泪管。

（4）鼻泪管：为一续于泪囊的膜性管道，下端开口于下鼻道。

（四）眼球外肌

眼球外肌包括6块运动眼球的肌和1块运动上睑的上睑提肌，均属骨骼肌（图9-7）。运动眼球的肌包括上直肌、下直肌、内直肌、外直肌、上斜肌和下斜肌，分别使瞳孔转向上内、下内、内侧、外侧、下外和上外方向。上睑提肌收缩可上提上睑、开大眼裂。

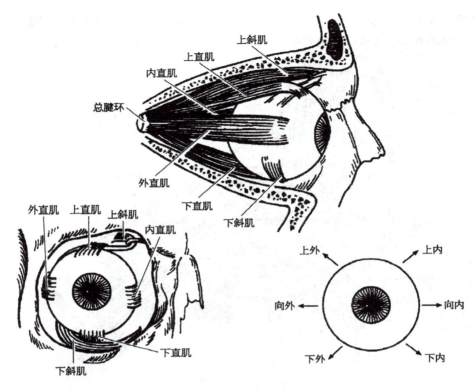

图 9-7　眼球外肌（右侧）

任务二　前庭蜗器

前庭蜗器又称耳，可分为外耳、中耳和内耳 3 部分（图 9-8）。外耳及中耳是声波的收集、传导装置；内耳具有感受声波刺激的感受器（蜗器）和感受位置觉刺激的感受器（前庭器），两者在功能上虽不同，但在结构上关系密切。

一、外耳

外耳包括耳郭、外耳道和鼓膜 3 部分（图 9-8）。

（一）耳郭

耳郭位于头部两侧，由弹性软骨、结缔组织和皮肤构成。耳郭下部为耳垂，其内无软骨，仅含结缔组织和脂肪（图 9-8）。

（二）外耳道

外耳道是从外耳门至鼓膜之间的弯曲管道，成人长约 2.5 cm。外耳道外侧 1/3 为软骨部，内侧 2/3 为骨性部。外耳道皮肤较薄，与骨膜和软骨膜结合紧密；皮肤内感觉神经末梢丰富，故当外耳道发生疖肿时疼痛剧烈（图 9-8）。

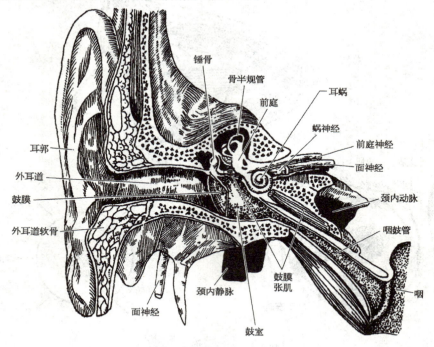

图 9-8　前庭蜗器全貌模式图

（三）鼓膜

鼓膜位于外耳道底和鼓室之间，为呈椭圆形半透明的薄膜（图 9-8）。鼓膜随声波震动，是传导声波的重要结构。

二、中耳

中耳由鼓室、咽鼓管、乳突窦和乳突小房组成（图 9-8）。

（一）鼓室

鼓室是颞骨岩部内的不规则含气小腔，位于鼓膜和内耳外侧壁之间，向前经咽鼓管通鼻、咽，向后经乳突窦与乳突小房相通（图 9-9、图 9-10）。鼓室内有 3 块听小骨（图 9-11），由外侧至内侧依次为锤骨、砧骨和镫骨，它们借关节和韧带连结成听骨链。听骨链借锤骨柄连于鼓膜，镫骨底封闭前庭窗，组成杠杆系统；当声波冲击鼓膜时，听骨链相继运动，使镫骨底在前庭窗做向内或向外的运动，将声波传入内耳。

（二）咽鼓管

咽鼓管是连通鼻咽与鼓室的管道，其作用是使鼓室的气压与外界的大气压相等，以保持鼓膜内、外压力的平衡。

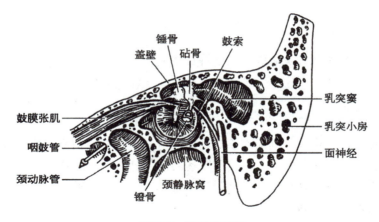

图 9-9　鼓室外侧壁

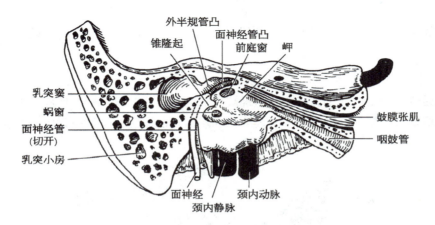

图 9-10　鼓室内侧壁

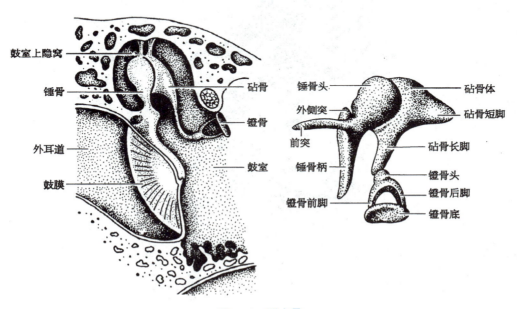

图 9-11　听小骨

（三）乳突窦和乳突小房

乳突窦为鼓室后方的较大腔隙，向前开口于鼓室，向后与乳突小房相通。乳突小房为颞骨乳突内的许多大小、形态不一的含气小腔隙，互相连通（图9-9、图9-10）。

三、内耳

内耳位于颞骨内，由一系列形态不规则、构造复杂的管腔构成，故又称迷路，内有听觉和位置觉感受器。内耳可分为骨迷路和膜迷路两部分，骨迷路是颞骨内的骨性隧道，膜迷路是套在骨迷路内的膜性小管和囊。膜迷路内充满内淋巴，膜迷路与骨迷路之间充满外淋巴，内、外淋巴互不相通（图9-12）。

（一）骨迷路

骨迷路可分为前庭、骨半规管和耳蜗三部分。它们形状各异，彼此相通（图9-12、图9-13）。

1. 前庭

前庭是骨迷路的中间部分，为略呈椭圆形的腔隙，前部通耳蜗，后部与3个骨半规管相通。前庭的外侧壁即鼓室内侧壁有前庭窗和蜗窗，前庭窗由镫骨底封闭，蜗窗由第二鼓膜封闭；内侧壁即内耳道底，有前庭蜗神经穿过。

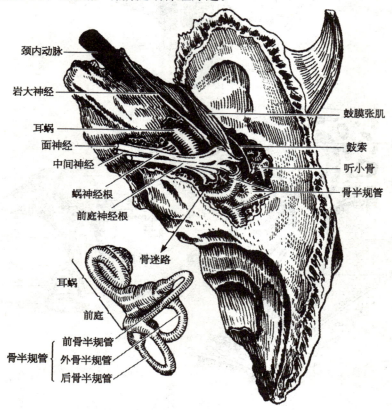

图 9-12　内耳

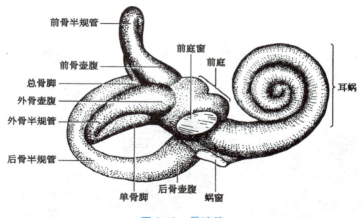

图 9-13 骨迷路

2. 骨半规管

骨半规管位于前庭的后外方，为前、后、外 3 个呈"C"形的互成直角排列的骨管，每个骨半规管皆有两个骨脚连于前庭，其中 1 个骨脚膨大称骨壶腹。

3. 耳蜗

耳蜗位于前庭的前内方，形如蜗牛壳，由蜗螺旋管围绕蜗轴旋转两圈半构成（图 9-12～图 9-14）。蜗顶朝向前外下方，蜗底朝向后内上方。在蜗螺旋管内，自蜗轴伸出一螺旋形的骨板，称骨螺旋板，骨螺旋板的游离缘至蜗螺旋管的外侧壁有蜗管附着，因而将蜗螺旋管完全分隔成上、下两半，上半称为前庭阶，下半称为鼓阶。前庭阶和鼓阶经位于蜗顶的蜗孔相通。

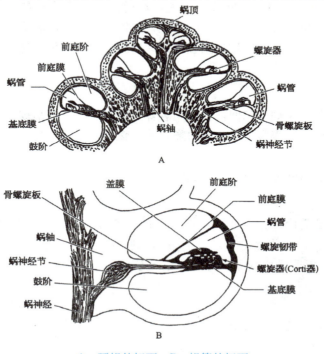

A，耳蜗的切面；B，蜗管的切面

图 9-14 耳蜗和蜗管的切面

165

（二）膜迷路

膜迷路是套在骨迷路内封闭的膜性小管和囊（图9-15），包括椭圆囊、球囊、膜半规管和蜗管。它们之间互相连通。

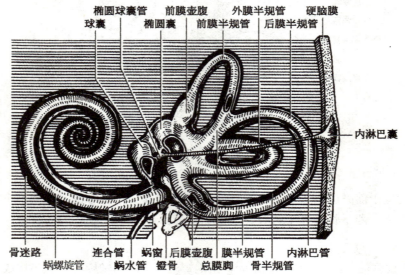

图 9-15　膜迷路模式图（后面观）

1. 椭圆囊和球囊

椭圆囊和球囊位于前庭内。椭圆囊较大，在后上方，其后壁有开口，与膜半规管相通。球囊较小，位于椭圆囊的前下方，以一小管与蜗管相连，向后借小管通椭圆囊。在椭圆囊和球囊壁上均有囊斑，分别称椭圆囊斑、球囊斑，它们是位觉感受器，能感受直线变速运动时引起的刺激。

2. 膜半规管

膜半规管形态与骨半规管相似，套于同名骨半规管内。各膜半规管亦有相应呈球形的膨大部分，称膜壶腹。膜壶腹壁上有向内隆起的壶腹嵴，也是位觉感受器，能感受头部旋转变速运动时的刺激。

椭圆囊斑、球囊斑和壶腹嵴合称前庭器，与前庭神经相连。

3. 蜗管

蜗管位于蜗螺旋管内，介于骨螺旋板和蜗螺旋管外侧壁之间。蜗管的横切面呈三角形，其上壁称前庭膜，与前庭阶相隔；下壁称基底膜，与鼓阶相隔。在基底膜上有螺旋器，又称 Corti 器，是听觉感受器，与蜗神经相连。

【附】声音的传导

声波传入内耳的感受器有两条途径，一是空气传导，二是骨传导。正常情况下以空气传导为主。

空气传导途径为：声波 ——→ 外耳道 ——→ 鼓膜 ——→ 听骨链 ——→ 前庭窗 ——→ 前庭阶的外淋

巴——→蜗管的内淋巴——→螺旋器——→蜗神经——→大脑皮质听觉中枢。

　　骨传导是指声波经颅骨传入内耳的途径。正常情况下骨传导意义不大，但在听力检查时可用以鉴别传导性耳聋和神经性耳聋。

复习思考

1. 感受器根据其存在的位置和接受刺激的来源一般分为哪几类？
2. 眼球壁由哪几层构成？每层分为哪几部分？
3. 眼球内容物有哪些？
4. 眼的屈光系统包括哪些结构？
5. 房水由哪个结构产生？房水的循环途径怎样？
6. 简述耳蜗的构造。
7. 内耳有哪些感受器？它们的位置及功能是什么？
8. 根据鼓室的毗邻情况，慢性化脓性中耳炎会引发哪些并发症？

项目十

神经系统

1. 掌握神经系统的区分、组成、活动方式和常用术语。

2. 掌握脊髓的位置、外形、内部结构和功能，脑干、小脑、间脑和端脑的位置、外形和内部结构。

3. 掌握颈丛、臂丛、腰丛、骶丛的组成、位置及其主要分支，12 对脑神经的纤维成分、走行及分布。

4. 掌握内脏运动神经与躯体运动神经的差别，交感神经与副交感神经的区别。

5. 掌握躯干和四肢意识性本体觉与精细触觉感觉，躯干和四肢、头面部浅感觉传导通路、视觉传导通路和锥体系。

6. 掌握脑和脊髓被膜的层次、脑室及脑脊液的循环途径、脑的血液供应来源。

任务一　概述

神经系统是人体结构和功能最复杂的系统，包括颅腔内的脑和椎管内的脊髓及与脑和脊髓相连的脑神经、脊神经。神经系统借助于感受器可接受体内、外环境的刺激，产生各种反应，借以调节和控制全身各器官系统的活动，使机体成为一个完整统一的整体。因此，神经系统是机体的主导系统。例如，当人体在体育锻炼时，随着骨骼肌的收缩，出现呼吸加深加快、心率加速等一系列变化。此外，运动时，机体产热增加，此时汗腺分泌增加，周围小血管扩张，加快散热，以维持体温在正常水平，这些都是在神经系统的调控下完成的；另一方面，神经系统的调控使机体活动随时适应不断变化的外界环境，维持机体与外界环境的平衡。

神经系统的形态和功能是经过漫长的进化过程而获得的，人类由于生产劳动、语言交流和社会生活的不断发展，大脑皮质发生了与动物完全不同的质的变化，不仅含有与高等动物相似的感觉和运动中枢，而且有了分析语言的中枢。因此，人类大脑皮质是思维、意识活动的物质基础，远远超越了一般动物的范畴，它不仅能被动地适应环境的变化，而且能主动地认识和改造世界，使自然界为人类服务。

神经-内分泌-免疫网络

1977年，瑞士学者 Basedovsky 首次提出体内存在神经-内分泌-免疫网络的假说。研究表明神经系统、内分泌系统和免疫系统之间存在双向传递机制。这种相互作用是通过神经、内分泌、免疫三大调节系统共有的化学信号分子（如神经递质、神经肽、激素、细胞因子等）和受体共同实现的。免疫系统不仅是神经递质和内分泌激素的受体，还

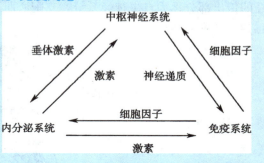

神经-内分泌-免疫网络调节示意图

能合成神经递质和内分泌激素并对其发生反应。免疫系统产生的细胞因子能够影响中枢神经系统，中枢神经系统也能合成细胞因子，并存在其受体和对其发生反应，由此构成神经-内分泌-免疫网络。

人体是一个统一的整体，在中枢神经系统的主导控制下，通过神经、内分泌、免疫网络的整合，协调有序地调控机体的功能，使机体对内外环境的刺激产生统一的适应性反应，共同维持稳态。

一、神经系统的区分

（一）根据位置和功能区分

根据位置和功能，神经系统可分为中枢神经系统和周围神经系统（图10-1）。

1. 中枢神经系统

中枢神经系统包括脑和脊髓。脑位于颅腔内，脊髓位于椎管内，两者在枕骨大孔处相连。

2. 周围神经系统

周围神经系统包括脑神经、脊神经和内脏神经。脑神经与脑相连，主要支配头颈部；脊神经与脊髓相连，主要支配躯干和四肢。

（二）根据分布对象区分

根据周围神经分布的对象，神经系统可分为躯体神经系统和内脏神经系统（自主神经系统）。它们的中枢部在脑和脊髓内，周围部可分为躯体神经和内脏神经。

1. 躯体神经

躯体神经主要分布于皮肤和运动系统（骨、关节和骨骼肌），管理其感觉及运动。

2. 内脏神经

内脏神经分布于内脏、心血管和腺体，管理其感觉及运动。

躯体神经和内脏神经均含有感觉和运动两种纤维成分，感觉神经又称传入神经，将神经冲动自感受器传向中枢；运动神经又称传出神经，将神经冲动自中枢传向效应器。内脏神经的传出部分称为自主神经系统，支配心肌、平滑肌和腺体，根据其功能的不同，分为交感神经和副交感神经。

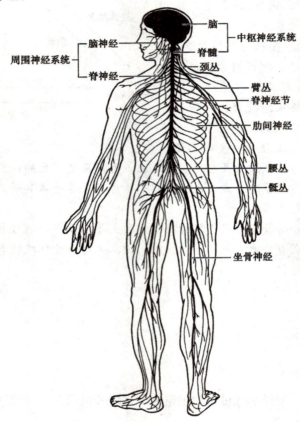

图 10-1　人体的神经系统

二、神经系统的组成

神经系统的基本组织是神经组织，神经组织由神经元和神经胶质细胞组成。

（一）神经元

神经元又称神经细胞，是一种高度分化的特殊细胞，是神经系统结构和功能的基本单位，具有感受刺激、整合信息和传导神经冲动的功能。有些神经元还有分泌功能。

1. 神经元的构造

神经元由胞体和突起两部分构成（图 10-2）。胞体大小不一，形态各异，有圆形、梭形和锥体形等，但同其他细胞一样，也是由细胞膜、细胞质和细胞核组成。神经元的细胞质内除有线粒体、溶酶体、高尔基复合体、内质网、核糖体、中心体外，还有特有的尼氏体和神经原纤维。在光镜下，尼氏体为嗜碱性的颗粒或小块状，分布均匀并延续至树突内。电镜下，尼氏体是由大量平行排列的粗面内质网和其间游离的核糖体组成。尼氏体为神经元合成蛋白质最活跃的部位，可合成细胞器更新所需的结构蛋白质、合成神经递质所需的酶类及肽类等神经调质。神经细丝在光镜下称神经原纤维，在镀银标本上，神经原纤维呈棕黑色，交错排列呈细丝网，分布至轴突与树突内。电镜下，微管、微丝和神经丝构成神经元的细胞骨架，对神经元起支持作用，并与神经元的物质运输有关。胞体是神经元的代谢和营养中心，主要位于中枢神经系统和周围神经节内，是接受刺激和产生神经冲动的主要部位。突起分树突和轴突。树突为胞体本身向外伸出的树枝状突起，结构大致与胞体相同。每个神经元有一个或多个树突，树突的数量与配布方式在不同的神经元中各异，一般靠胞体部分较短粗，可反复分支，逐渐变细而终止。树突的主要功能是

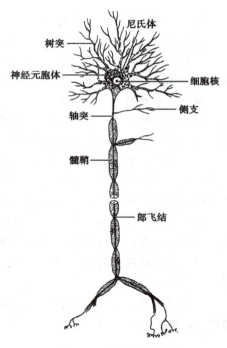

图 10-2　神经元模式图

接受刺激，并将刺激传向胞体。轴突由胞体发出，通常每个神经元只有一条。轴突长短不一，神经元的胞体越大，其轴突越长。轴突表面光滑，分支少，轴突的主要功能是将胞体发出的神经冲动传递给其他神经元或效应器。

2. 神经元的分类

根据不同的分类方法，把神经元分成不同类型。

1）根据神经元突起的数目

（1）假单极神经元：从神经元的胞体只发出一个突起，但很快呈 T 形分叉为两支，一支至周围的感受器称周围突，另一支入脑或脊髓称中枢突。脑神经节和脊神经节中的感觉神经元属于此类。

（2）双极神经元：自胞体两端各发出一个突起，其中一个抵达感受器称周围突；另一个进入中枢称中枢突。如位于视网膜内的双极细胞、内耳的前庭神经节和蜗神经节内的感觉神经元。

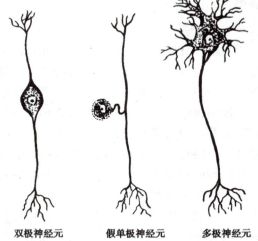

双极神经元　　　假单极神经元　　　多极神经元

图 10-3　各种类型的神经元

（3）多极神经元：具有多个树突和一个轴突，中枢神经系统内的神经元绝大部分属于此类（图 10-3）。

2）依据神经元的功能和传导方向

（1）感觉神经元（传入神经元）：将内、外环境的各种刺激传向中枢，假单极神经元和双极神经元即属此类。

（2）运动神经元（传出神经元）：将冲动自中枢传向身体各部，支配骨骼肌、心肌、平滑肌活动和腺体的分泌，多极神经元属于此类。

（3）联络神经元（中间神经元）：在中枢内，位于感觉神经元和运动神经元之间，是起联络作用的多极神经元。此类神经元占神经元总数的99%，参与构成中枢复杂的网络系统，以不同方式对传入的信息进行贮存、整合、分析并将其传至神经系统的其他部位。

3）根据神经元胞体大小和轴突长短

（1）高尔基Ⅰ型神经元：胞体较大、轴突较长的神经元。

（2）高尔基Ⅱ型神经元：胞体较小、轴突较短的神经元。

4）根据神经元释放的神经递质或神经调质的不同

（1）胆碱能神经元：位于中枢神经系统和部分内脏神经中。

（2）单胺能神经元：包括儿茶酚胺能（分泌去甲肾上腺素、多巴胺等）、5-羟色胺能和组胺能神经元，广泛分布于中枢神经系统和周围神经系统。

（3）氨基酸能神经元：以γ-氨基丁酸、谷氨酸和甘氨酸等为神经递质的神经元，主要位于中枢神经系统。

（4）肽能神经元：以各种肽类物质（如生长抑素、P物质、脑啡肽等）为神经递质的神经元，位于中枢神经系统和周围神经系统。

3. 神经纤维

神经元较长的突起常被起绝缘作用的髓鞘和神经膜所包裹，构成神经纤维。若被髓鞘和神经膜共同包裹称有髓神经纤维，传导速度较快。在中枢神经系统内，髓鞘由少突胶质细胞构成，而在周围神经系统内，髓鞘由施万细胞（神经膜细胞）构成。仅为神经膜所包裹则为无髓神经纤维，传导速度较慢。

4. 突触

在脑和脊髓内存在大量的神经元，每个神经元虽是独立单位，但每个神经元不是孤立存在的，更不能单独完成神经系统的功能活动，而是许多神经元相互联系共同完成。一个神经元与另一个神经元发生功能联系的接触点称突触。突触是神经信息传递的特化结构。

按照神经元的接触部位及冲动传导方向，可将突触分为轴-树突触、轴-体突触及轴-轴突触等。但大多数突触是一个神经元的轴突末梢与另一个神经元的树突或胞体形成的轴-树突触和轴-体突触。根据突触传递信息的方式，突触可分为化学性突触和电突触。前者是以释放神经递质传递信息的突触，后者是借电位变化传递信息的突触。

化学性突触在人体神经系统中较常见，在镀银染色切片上呈扣结状。电镜下，化学性突触由突触前成分、突触间隙和突触后成分三部分组成。突触前成分为轴突终末的膨大部分，内有突触小泡、线粒体、微丝和微管等。突触小泡大小和形状不一，内含不同的神经递质。神经递质是由神经末梢所释放的特殊的神经活性物质，它能通过突触间隙作用于突触后的特异性受体，完成信息的传递，它包括胆碱类、单胺类和氨基酸类神经递质等。轴突终末与另一个神经元相接触处轴膜特化增厚的部分称突触前膜。突触后成分是下一个神经元或效应器细胞与突触前成分相对应的局部区域，该处细胞膜特化增厚部分称突触后膜。突触后膜上有特异性神经递质或神经调质的受体和离子通道。突触后膜中的受体与特异性神经递质结合后，膜上离子通道开放，改变突触后膜两侧的离子分布，使下一个神经元或效应器细胞发生兴奋性或抑制性突触后电位。突触间隙是位于突触前膜和突触后膜之间的间隙。当突触前神经元发出的神经冲动沿轴膜传至轴突终末时，引发突触前膜发生变化，突触小泡移至突触前膜并与之融合，释放神经递质至突触间隙，神经递质与突触后膜上特异性受体相结合，使突触后神经元或效应器细胞产生兴奋性或抑制性突触后电位，将信息传递给下一个神经元或效应器细胞。使突触后膜发生兴奋的突触称兴奋性突触；使突触后膜发生抑制的突触称抑制性突触。

（二）神经胶质细胞

神经胶质细胞或称神经胶质，是中枢神经系统的间质或支持细胞，这类细胞没有传递神经冲动的功能。神经胶质细胞一般较小，数量多，也有突起，但不分树突和轴突。细胞质内无尼氏体和神经原纤维。神经胶质细胞除了对神经元起支持、营养、保护、绝缘和修复等作用外，由于它有许多神经递质的受体和离子通道，因而对调节神经系统活动起着十分重要的作用。根据其所在部位分为中枢神经系统神经胶质细胞和周围神经系统神经胶质细胞。中枢神经系统神经胶质细胞包括星形胶质细胞、少突胶质细胞、小胶质细胞和室管膜细胞。周围神经系统神经胶质细胞包括施万细胞和卫星细胞。

1. 星形胶质细胞

星形胶质细胞为神经胶质细胞中体积最大、数量最多的细胞。细胞呈星形，细胞核大，呈圆形或卵圆形，分为纤维性星形胶质细胞和原浆性星形胶质细胞。前者主要分布于白质，突起长而光滑，分支少；后者主要分布于灰质，突起短而粗，分支多。星形胶质细胞的突起末端膨大，称脚板或终足，附着于毛细血管壁上，参与血-脑屏障的构成。传统认为星形胶质细胞对神经元有支持作用，并参与物质运输，以及具有分裂能力，特别是在中枢神经系统损伤后，星形胶质细胞可增生形成胶质瘢痕。此外，星形胶质细胞能分泌神经营养因子和多种生长因子，对神经元的发育、分化、功能的维持及神经元的可塑性有重要的影响。

2. 少突胶质细胞

少突胶质细胞体积小，呈梨形或卵圆形，细胞核也呈卵圆形，染色质致密，一般发出3～4个突起，突起短，分支少。少突胶质细胞的主要功能是形成中枢神经系统的髓鞘，此外，还有抑制神经元突起生长的作用。

3. 小胶质细胞

小胶质细胞是胶质细胞中最小的细胞，体积最小，胞体细长或椭圆，核小，染色深。数量少，分布于灰质和白质中。当中枢神经系统损伤时，小胶质细胞可转变为巨噬细胞，吞噬死亡的细胞、退化变性的髓鞘等。

4. 室管膜细胞

室管膜细胞衬附在脊髓中央管和脑室内面的上皮细胞。一般为立方或柱状上皮细胞，细胞核呈网形或椭网形。室管膜细胞能协助神经组织与脑室腔内的液体进行物质交换。最新研究发现，在室管膜下区有一层原始的、有分裂活性的神经干细胞，神经干细胞的发现和应用，为研究治疗神经系统疾病开辟了一条新途径。

5. 施万细胞

施万细胞呈薄片状，外表面有基膜，胞质较少。多个细胞呈串状排列包裹神经元轴突，形成周围神经的髓鞘。施万细胞能分泌神经营养因子，促进受损伤的神经元存活及轴突的再生。

6. 卫星细胞

卫星细胞又称被囊细胞，是神经节内包裹在神经元胞体周围的一层扁平细胞。细胞外表面有一层基膜。

三、神经系统的活动方式

神经系统最基本的活动方式是反射。所谓反射是神经系统对内、外环境刺激所做出的反应。反射活动的形态基础是反射弧。最简单的反射弧由感觉和运动两个神经元组成，如膝跳反射。一般的反射弧都在感觉与运动神经元之间存在不同数目的联络神经元。一个反射弧涉及的联络神经元越多，引起的反射活动越复杂。无论反射弧多么复杂，都包括 5 个基本组成部分：感受器 ⟶ 传入神经 ⟶ 反射中枢 ⟶ 传出神经 ⟶ 效应器（图 10-4）。

反射弧中任何一个环节受损，反射都会减弱或消失。

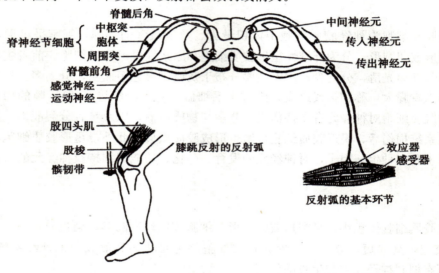

图 10-4 反射弧

四、神经系统的常用术语

在神经系统中，神经元的胞体和突起在不同部位有不同的组合编排方式，故用不同的术语表示。

1. 灰质

灰质：在中枢神经内，神经元胞体及其树突的集聚部位，因新鲜标本色泽暗灰称灰质。分布在大、小脑表面的灰质，又称为皮质，包括大脑皮质和小脑皮质。

2. 白质

白质：在中枢神经内，神经纤维聚集的部位，因神经纤维外面包有髓鞘，色泽白亮称白质。大脑和小脑的白质因被皮质包绕而位于深部，又称为髓质。

3. 神经核

神经核：在中枢神经皮质以外，形态和功能相似的神经元胞体聚集成团块状称为神经核。

4. 神经节

神经节：在周围神经内，神经元胞体集聚成团块状或结节状称神经节。

5. 纤维束

纤维束：在中枢神经内，凡起止、行程和功能基本相同的神经纤维集聚成束称为纤维束或传导束。

6. 神经

神经：在周围神经内，神经纤维集合成大小、粗细不等的集束称为神经。

任务二　中枢神经系统

一、脊髓

脊髓起源于胚胎时期的神经管尾部，它保留着明显的节段性。脊髓与31对脊神经相连，脊神经分布于躯干和四肢。脊髓和脑的各部之间均有联系，来自躯干、四肢的各种刺激通过脊髓传导到脑才能产生感觉，脑也通过脊髓来完成复杂的功能。在正常生理情况下，脊髓的许多活动是在脑的控制下完成的，脊髓本身也能完成许多反射活动。

（一）脊髓的位置和外形

1. 脊髓的位置

脊髓位于椎管内，外包被膜，成人长42～45 cm。脊髓上端在枕骨大孔处与延髓相连。下端变细呈圆锥状，称脊髓圆锥（图10-5、图10-6）。成人脊髓圆锥末端一般平第1腰椎下缘，新生儿平第3腰椎。脊髓圆锥末端向下延续为一细长的无神经组织的终丝，其止于尾骨后面的骨膜，有稳定脊髓的作用。

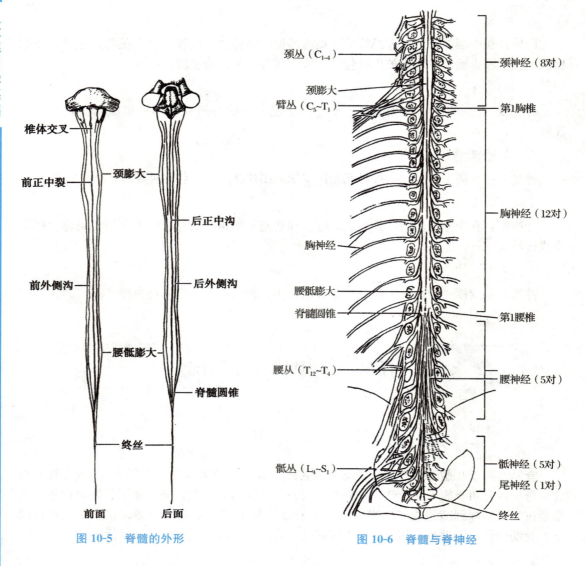

图 10-5　脊髓的外形　　　　图 10-6　脊髓与脊神经

2. 脊髓的外形

　　脊髓呈前后扁的圆柱形，全长粗细不等，有两个膨大，上方的称颈膨大，位于颈髓第4节段到胸髓第1节段之间，下方的称腰骶膨大，位于腰髓第1节段到骶髓第3节段之间（图 10-5、图 10-6），这两处膨大的形成是由于四肢的出现而在脊髓内部的神经元数量相对增多所致。

　　脊髓表面有6条纵沟，即在前正中线上有一条较深的前正中裂，在后正中线上有一条较浅的后正中沟。前正中裂、后正中沟把脊髓分为对称的两半。在前正中裂和后正中沟的两侧，分别有成对的前外侧沟和后外侧沟。在前外侧沟、后外侧沟内有成排的脊神经根丝出入。出前外侧沟的根丝形成31对前根，入后外侧沟的根丝形成31对后根。在后根上有膨大的脊神经节，内含假单极神经元，属于同一脊髓节段的前、后根在椎间孔处合成1条脊神经，由椎间孔出椎管（图 10-5、图 10-6）。

与每对脊神经前根、后根相连的 1 段脊髓，称为 1 个脊髓节段，因此，脊髓分为 31 个节段，即 8 个颈段（C）、12 个胸段（T）、5 个腰段（L）、5 个骶段（S）和 1 个尾段（Co）（图 10-7）。所以脊神经有 31 对。

在胚胎的前 3 个月，脊髓和椎管的长度大致相等，所有脊神经根几乎都与脊髓呈直角伸向相应的椎间孔。从胚胎第 4 个月起，脊髓的生长速度比脊柱缓慢，脊髓长度短于椎管，而其上端连接脑处位置同定，结果使脊髓节段的位置由上向下逐渐高出相应的椎骨，神经根向下斜行一段才达相应的椎间孔。腰、骶、尾段的神经根在未出相应的椎间孔之前，在椎管内垂直下行，围绕终丝形成马尾（图 10-6、图 10-7）。成年人，第 1 腰椎以下已无脊髓，只有浸泡在脑脊液中的马尾和终丝，故临床上常在第 3、4 腰椎棘突之间进行腰椎穿刺，以避免损伤脊髓。

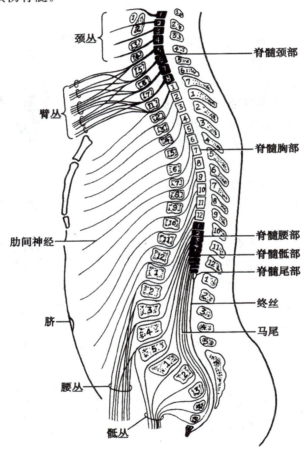

图 10-7　脊髓的节段

3. 脊髓与脊柱的对应关系

脊髓和脊柱的长度不等，脊髓节段与各椎骨在高度上并不完全对应。了解脊髓节段与椎骨的相应位置，具有临床实用意义。在成人一般是（图 10-7）颈髓上段（$C_{1\sim4}$）大致与同序数椎骨相对；颈髓下段（$C_{5\sim8}$）和胸髓上段（$T_{1\sim4}$）与同序数椎骨的上 1 节椎体平对；如第 6 颈髓平对第 5 颈椎体。胸髓中段（$T_{5\sim8}$）与同序数椎骨的上两节椎体平对；胸髓下段（$T_{9\sim12}$）与同序数椎骨的上 3 节椎体平对；腰髓平对第 10～12 胸椎；骶髓和尾髓平对第 1 腰椎。

（二）脊髓的内部结构

脊髓如同神经系统的其他部分一样，是由神经元的胞体、突起和神经胶质细胞及血管等组成。脊髓由灰质和白质构成。灰质在内部，白质在周围（图 10-8）。

1. 灰质

灰质在横切面上呈 H 形，其中间横行部分为灰质连合，中央有中央管，纵贯脊髓全长。每侧灰质前部扩大为前角，后部狭细为后角，前角、后角之间为中间带，从第 1 胸节段到第 3 腰节段，中间带向外侧突出为侧角。因前、后、侧角在脊髓内上下连续纵贯成柱，又分别称为前柱、后柱和侧柱。

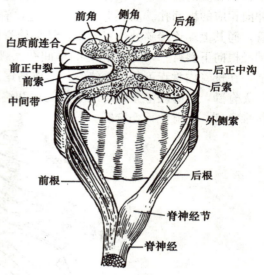

图 10-8 脊髓灰、白质的分区

（1）前角：主要由运动神经元组成，通称为前角运动细胞，它们成群排列，其轴突经脊神经前根和脊神经支配躯干和四肢的骨骼肌。

前角运动神经元可分为大型的 α 运动神经元和小型的 γ 运动神经元，前者支配肌梭外的肌纤维，引起骨骼肌的收缩。后者支配肌梭内的肌纤维，调节肌纤维的张力。此外，前角内还分布着一些小型的中间神经元称闰绍（Renshaw）细胞，其接收 α 运动神经元轴突的返回侧支，发出的轴突又终止于同一个 α 运动神经元的胞体，具有抑制作用，故称抑制性中间神经元。

前角运动细胞可接受由后根传入的传入纤维、脊髓灰质内中间神经元的纤维及脑的下行纤维。在这些纤维传导的冲动作用下，通过骨骼肌执行反射活动、随意运动，由于前角运动细胞接受多种不同来源的冲动，并将冲动传向骨骼肌，所以，前角运动细胞是运动冲动传递的最后通路。当前角病变时，由于肌失去了来自 α 运动神经元和 γ 运动神经元的冲动，失去随意运动和反射活动，表现为其所支配的骨骼肌瘫痪并萎缩、肌张力低下、腱反射消失，称弛缓性瘫痪。

（2）中间带：在第 1 胸节段到第 3 腰节段，侧角内含中、小型多极神经元，通称侧角细胞，是交感神经的低位中枢，它们的轴突经相应脊神经前根、白交通支进入交感干。骶髓无侧角，在骶髓第 2～4 节段中间带外侧部有副交感神经元（骶副交感核），是至盆腔脏器的副交感节前神经元胞体所在的部位。

（3）后角：内含多极神经元，组成较复杂，分群较多，统称后角细胞。后角细胞主要接受后根的各种感觉纤维，其轴突主要有两种去向：一些后角细胞的轴突进入对侧或同侧的白质形成上行纤维束，将后根传入的神经冲动传导到脑；一些后角细胞的轴突在脊髓内起节段内或节段间的联络作用。

后角细胞分群较多，由后向前可分为边缘核、胶状质、固有核、网状核和胸核。

①后角边缘核：位于后角尖部，内含大、中、小型神经元。此核占脊髓全长，在腰骶膨大处神经细胞最多，胸髓处最少。它接受后根的传入纤维，发出的轴突，经白质前连合至对侧，参与组成脊髓丘脑束。

②胶状质：形成后角头的大部，纵贯脊髓全长，由大量密集的小神经元组成，发出纤维分为升、降支，主要完成脊髓节段间联系，对分析、加工脊髓的感觉信息特别是痛觉信息起重要作用。

③后角固有核：纵贯脊髓全长，在腰骶髓数量最多，胸髓数量最少。接受大量的后根传入纤维，其发出的纤维进入同侧或对侧白质，形成长的纵行传导束。

④网状核：位于后角固有核外侧的网状结构中，由中、小型神经元组成，其发出的纤维进入同侧或对侧外侧索内。

⑤胸核：又称背核或 Clarke 柱，仅见于 $C_8 \sim L_3$ 节段，位于后角基底部内侧，发出纤维上行止于小脑，它是脊髓小脑后束的起始核。

（4）Rexed 脊髓灰质板层：Rexed 依据猫脊髓灰质的细胞构筑，将灰质分为 10 个板层。在人的脊髓中，也观察到相应的情况（图 10-9、图 10-10）。

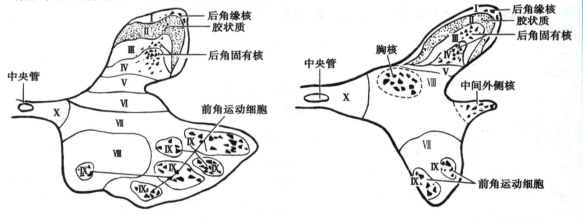

图 10-9　人类脊髓的灰质板层（颈髓）　　　图 10-10　人类脊髓的灰质板层（胸髓）

①板层Ⅰ：又称边缘层，位于后角尖部，薄而边界不清楚，呈弧形，与白质相邻，内有粗细不等的纤维穿过，呈海绵状，故称海绵带，此层在腰骶膨大处最清楚，层内含有后角边缘核，它接受后根传入纤维。

②板层Ⅱ：此层几乎不含有髓神经纤维，以髓鞘染色法不着色，呈胶状质样，故称胶状质。

③板层Ⅲ、板层Ⅳ：相当于后角固有核。

板层Ⅰ～Ⅳ相当于后角尖至后角头，向上与三叉神经脊束核的尾端相延续，是皮肤外感受性（痛、温度、触、压觉）初级传入纤维终末和侧支的主要接受区，故属于外感受区。板层Ⅰ～Ⅳ发出纤维到节段内和节段间，参与许多复杂的多突触反射通路，以及发出上行纤维束到更高的平面。

④板层Ⅴ：位于后角颈部，除胸髓以外，都可分内、外侧两部分。外侧部占 1/3，细

胞较大，并与纵横交错的纤维交织在一起，形成网状结构，尤其在颈髓很明显，形成网状核。内侧部占 2/3，与后索分界明显。

⑤板层Ⅵ：位于后角基底部，在颈、腰骶膨大处最发达，分内、外侧两部，内侧部含密集深染的中、小型细胞，外侧部由较大的三角形和星形细胞组成。

板层 Ⅴ～Ⅵ 接受后根本体感觉性初级传入纤维，以及自大脑皮质运动区、感觉区和皮质下结构的大量下行纤维，因此，这两层与调节运动有密切关系。

⑥板层Ⅶ：相当中间带，在颈、腰膨大处，还伸向前角。胸核、中间内侧核和中间外侧核均位于此层。胸核仅存在于 C_8～L_3 节段，中间外侧核存在于 T_1～L_2（或 L_3）节段，中间内侧核分布于脊髓全长，在 $S_{2～4}$ 节段的外侧部还有骶副交感核。

⑦板层Ⅷ：由大小不等的细胞组成，在脊髓胸段，位于前角底部，在颈、腰膨大处仅限于前角内侧部。此层的细胞为中间神经元，接受邻近板层的纤维终末和一些下行纤维束（如网状脊髓束、前庭脊髓束、内侧纵束）的终末，发出纤维到第Ⅸ层，影响两侧的运动神经元，直接或通过兴奋 γ 运动神经元间接影响 α 运动神经元。

⑧板层Ⅸ：由 α 运动神经元、γ 运动神经元和中间神经元 Renshaw 细胞组成。

⑨板层Ⅹ：为中央管周围的灰质，包括灰质前连合、灰质后连合。某些后根的纤维终于此处。

脊髓灰质板层与核团的对应关系见表 10-1。

表 10-1　脊髓灰质板层与核团的对应关系

板层	对应的核团或部位
Ⅰ	边缘层有后角边缘核
Ⅱ	胶状质
Ⅲ、Ⅳ	含有后角固有核
Ⅴ	后角颈，含有网状核
Ⅵ	后角基底部
Ⅶ	中间带，含有胸核、中间内侧核、中间外侧核
Ⅷ	前角底部，在颈膨大、腰骶膨大处，只占前角内侧部
Ⅸ	前角细胞
Ⅹ	中央灰质

拓展知识

"糖丸爷爷" 顾方舟教授

顾方舟教授（1926—2019），是世界著名医学科学家、病毒学家和医学教育家，是我国脊髓灰质炎疫苗研发生产的拓荒者、科技攻关的先驱者。他研发的脊髓灰质疫苗 "糖丸" 护佑了几代中国人的生命健康。脊髓灰质炎又称小儿麻痹症，多发于 7 岁以下儿童，可引起不同程度的瘫痪。1955 年，脊髓灰质炎在江苏省南通市爆发，随后迅速蔓延至各地，引起全国恐慌。

1957 年，31 岁的顾方舟临危受命研制脊髓灰质炎疫苗。他带领团队，在昆明远郊的山洞里搭起了实验室，成功分离出脊髓灰质炎病毒，疫苗问世后，顾方舟不仅带头亲身接受脊髓灰质炎活疫苗试验，还偷偷隐瞒家里人让自己的孩子试服首批活疫苗。1965 年，脊髓灰质炎疫苗向全国推广以来，脊髓灰质炎的年平均发病率从 1949 年的 406/100 000，下降到 1993 年的 0.046/100 000。2000 年，世界卫生组织宣布中国为无脊髓灰质炎状态。

顾方舟专注于自己的事业，孜孜不倦地做研究，为中国消灭脊髓灰质炎做出了巨大贡献，他自己却谦逊地讲 "我一生做了一件事，就是做了一颗小小的糖丸。""一生择一事，一事终一生" 是对顾方舟人生的最好写照。2019 年 1 月 2 日，被称为 "糖丸爷爷" 的顾方舟在北京逝世，享年 92 岁。2019 年 9 月 17 日，顾方舟被授予 "人民科学家" 荣誉称号。

2. 白质

白质位于脊髓灰质周围，由纵行排列的长短不等的纤维束组成。每侧白质借脊髓表面的纵沟分成 3 个索。前正中裂与前外侧沟之间称为前索，前、后外侧沟之间称为外侧索，后外侧沟与后正中沟之间称为后索。灰质连合与前正中裂之间的白质，称为白质前连合，由左右交叉纤维构成（图 10-8）。脊髓白质主要由短的脊髓固有束及长的上、下行纤维束组成。

（1）脊髓固有束：脊髓固有束位于白质最内侧，紧靠灰质的边缘，由灰质各层中间神经元的轴突组成（图 10-11）。

（2）上行纤维束（感觉传导束）：主要将后根传入的各种感觉信息向上

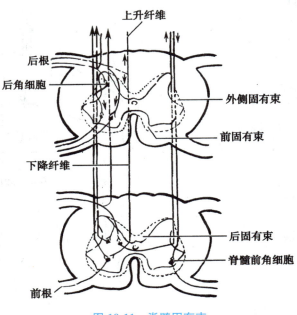

图 10-11　脊髓固有束

183

传递到脑的不同部位（图 10-12）。

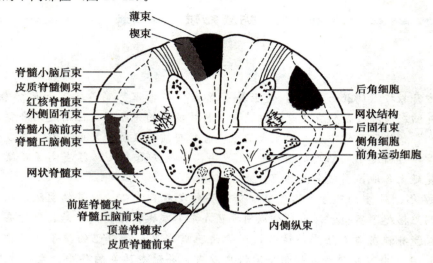

图 10-12　脊髓的内部结构

①薄束和楔束：位于后索内，薄束在后正中沟两旁，纵贯脊髓全长，楔束在薄束的外侧，仅见于第 4 胸节以上。两束都由脊神经节内假单极神经元中枢突经后根入同侧后索上延而成。这些脊神经节细胞的周围突，随脊神经分布到肌、腱、关节和皮肤等处的感受器。薄束、楔束传导来自肢体同侧的本体觉和精细触觉的神经冲动，到脑内经过两次中继，传入到对侧大脑皮质，引起本体觉（包括位置觉、运动觉及震动觉）和精细触觉（两点辨别觉和实体觉）。薄束起自同侧第 5 胸节以下的脊神经节细胞，主要传导下半身来的冲动；楔束起自同侧第 4 胸节以上的脊神经节细胞，主要传导上半身来的冲动（图 10-13）。

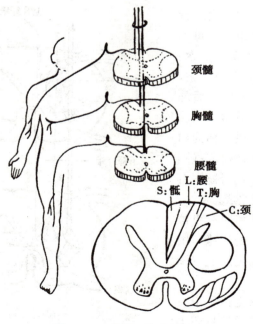

图 10-13　薄束、楔束的构成

本体觉临床上又称为深感觉。当脊髓后索病变时，深感觉的信息不能上传到大脑皮质，患者闭目时，不能确定患侧肢体的位置、姿势和运动方向；站立时，身体摇晃倾斜，站立不稳，走路如踩棉花状；精细触觉也丧失。

②脊髓丘脑束：位于脊髓外侧索前部和前索内（图10-12），传导躯干、四肢的痛觉、温度觉及粗触觉。此束的纤维主要起自对侧后角细胞，这些细胞发出的轴突经白质前连合交叉到对侧外侧索及前索上行，经脑干止于背侧丘脑，至对侧外侧索内上行的纤维束称脊髓丘脑侧束，其功能是传导痛觉和温度觉的冲动。至对侧前索内上行的纤维束称脊髓丘脑前束，其功能是传导粗触觉冲动。脊髓丘脑侧、前束上行至延髓后，合并成束，称脊髓丘脑束。

全身皮肤和面部的痛觉、温度觉和触觉，临床上称为浅感觉。一侧脊髓丘脑束受损，受损平面以下的对侧皮肤的痛觉和温度觉丧失，因后索完好，故触觉无明显障碍。

③脊髓小脑束：包括脊髓小脑后束和脊髓小脑前束，分别位于外侧索周边的后部及前部（图10-12）。两束向上终止于小脑皮质，主要传导非意识性本体觉，以调节肢体运动。

（3）下行纤维束又称运动传导束。

①皮质脊髓束：包括皮质脊髓侧束和皮质脊髓前束，分别位于脊髓的外侧索和前索（图10-12），传导随意运动。它们起自大脑皮质躯体运动中枢的运动神经元，纤维下行至延髓下端，其中大部分纤维交叉到对侧的脊髓外侧索，成为皮质脊髓侧束，下行可达骶髓，沿途陆续分支，间接或直接止于脊髓各节段的前角运动细胞；小部分不交叉的纤维，沿脊髓前索下降，形成皮质脊髓前束，在下降过程中，也陆续交叉到对侧，间接或直接止于颈部和上胸部的脊髓前角运动细胞。

②红核脊髓束：位于外侧索，皮质脊髓侧束的前方。此束起自中脑的红核，纤维发出后立即交叉下行至脊髓，经中继后至前角运动细胞。其功能主要是兴奋屈肌运动神经元，抑制伸肌运动神经元。

③前庭脊髓束：位于前索，起自脑干的前庭神经核，下行终止于前角运动细胞。其功能主要是兴奋伸肌运动神经元，在调节身体平衡中起重要作用。

④网状脊髓束：位于外侧索和前索，起自脑干网状结构，下行终止于脊髓灰质，其功能与调节肌张力有关。

（三）脊髓的功能

脊髓在结构和功能上都比脑原始，其功能有两种：一是传导功能。脊髓白质是传导功能的主要结构，它使身体周围部分与脑的各部联系起来，如除头、面部外，全身的深、浅感觉和内脏感觉冲动都经脊髓白质的上行纤维束才能传到脑。由脑出发的冲动通过脊髓白质的下行纤维束支配躯干、四肢骨骼肌及部分内脏的活动。二是反射功能。完成脊髓反射活动的结构为脊髓灰质、固有束和脊神经的前、后根等。脊髓是反射中枢，能完成一些简单的反射活动，包括躯体反射和内脏反射等。在正常情况下，脊髓的反射活动始终在脑的控制下进行。

1. 躯体反射

躯体反射即引起骨骼肌运动的反射。由于感受器的部位不同，又可分为浅反射和深反射。

（1）浅反射：是刺激皮肤、黏膜的感受器，引起骨骼肌收缩的反射，如腹壁反射、提睾反射等。临床常用的浅反射见表10-2。浅反射的反射弧中任何一部分受损，反射都会减弱或消失。

表10-2　常用的浅反射

反射名称	检查法	反应	传入神经	中枢	传出神经	效应器
腹壁反射	划腹壁皮肤	腹肌反射	肋间神经 肋下神经	$T_{7\sim12}$	肋间神经 肋下神经	腹肌
提睾反射	划大腿内侧皮肤	睾丸上提	闭孔神经	$L_{1\sim2}$	生殖股神经	提睾肌
足底反射	划足底皮肤	足趾跖屈	胫神经和坐骨神经	$S_{1\sim2}$	胫神经和坐骨神经	趾屈肌

（2）深反射：是刺激肌、腱的感受器，引起骨骼肌收缩的反射。因为这一刺激，使肌、腱受到突然的牵拉而引起牵拉肌的反射性收缩，所以又称牵张反射。如膝跳反射，就是叩击髌韧带引起股四头肌收缩产生伸小腿动作，其反射弧主要是由感觉神经元和运动神经元组成。其反射过程：当髌韧带内感受器受到刺激时，兴奋沿股神经的传入纤维至脊髓腰椎节段内的前角细胞，最后再经股神经的运动纤维传至股四头肌，引起股四头肌收缩。临床常用的深反射见表10-3。肌张力反射是指人体在安静状态时，骨骼肌不是完全松弛，而是始终有肌纤维轻度收缩，使肌保持一定的紧张度，也称肌张力。肌张力可通过脊髓反射活动来维持，也属牵张反射。即肌的感受器（肌梭）经常由于重力牵拉受到刺激，通过脊髓节段反射弧使受牵拉肌紧张性收缩，保持了肌张力。

深反射的反射弧任何一部分受损都可引起反射活动的减弱或消失，如前角运动细胞受损，除了相应支配的骨骼肌瘫痪外，还出现腱反射消失，肌张力减弱，肌松弛变软和肌萎缩（由于前角细胞对肌肉有营养作用），临床上称周围性瘫痪或软瘫。此外，浅反射除通过脊髓反射弧完成外，还可经脊髓上行传导束传到大脑皮质，再经皮质脊髓束下传到脊髓前角，所以皮质脊髓束受损时，也会出现浅反射减弱或消失现象。在正常情况下，高级中枢对深反射还有控制作用，当传导高级中枢神经冲动的皮质脊髓束受损时，受损平面以下这种抑制作用同时解除，所以除了会出现相应的骨骼肌瘫痪外，还出现深反射亢进、肌张力增强的现象。同时，平时不能引出的一些反射（病理反射），此时也将出现。临床上称此种瘫痪为中枢性瘫或硬瘫。

表10-3　常用的深反射

反射名称	检查法	反应	传入神经	中枢	传出神经	效应器
肱二头肌反射	叩击肱二头肌腱	屈肘	肌皮神经	$C_{5\sim8}$	肌皮神经	肱二头肌
肱三头肌反射	叩击肱三头肌腱	伸肘	桡神经	C	桡神经	肱三头肌
膝跳反射	叩击髌韧带	伸小腿	股神经	$L_{2\sim4}$	股神经	股四头肌
跟腱反射	叩击跟腱	足跖屈	胫神经和坐骨神经	$L_5\sim S_2$	坐骨神经和胫神经	小腿三头肌

2. 内脏反射

脊髓灰质中间带中有交感神经和副交感神经的低级中枢，如瞳孔开大中枢（$T_{1\sim2}$）、血管运动和发汗中枢（$T_1\sim L_3$）以及排尿排便中枢（$S_{2\sim4}$）。这些中枢参与构成相应内脏反射的反射弧，执行相应内脏反射活动。如排尿反射，当排尿反射弧的任一部分被中断时，可出现尿潴留；当脊髓颈段、胸段发生横贯性损伤后，可引起反射性排尿亢进而出现尿失禁。

二、脑

脑位于颅腔内，起源于胚胎时期神经管的前部。成人脑平均重量约为 1 400 g，一般可分 6 个部分：端脑、间脑、中脑、脑桥、延髓和小脑（图 10-14、图 10-15）。中脑、脑桥和延髓合称脑干。延髓向下经枕骨大孔连接脊髓。

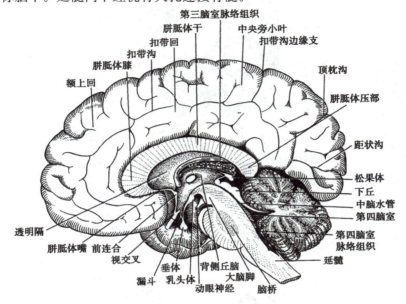

图 10-14 脑的正中矢状切面

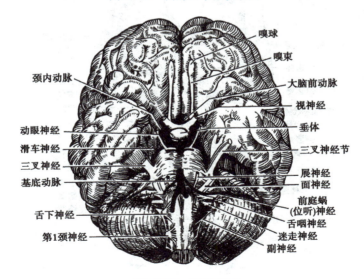

图 10-15 脑的底面

（一）脑干

脑干位于颅后窝内，自下而上为延髓、脑桥、中脑。下端接脊髓，上端接间脑，延髓、脑桥的背面与小脑相连。延髓、脑桥背面和小脑之间的室腔为第四脑室，向上通中脑水管，向下与脊髓的中央管连通（图 10-16、图 10-17）。

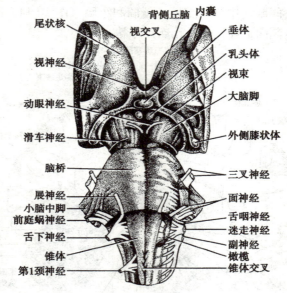

图 10-16　脑干的腹侧面

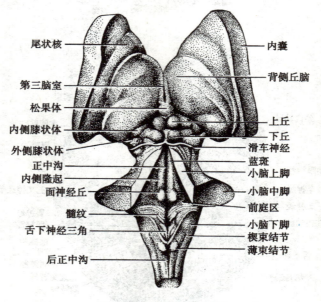

图 10-17　脑干的背侧面

1. 脑干的外形

（1）延髓的外形：延髓下半较细，平枕骨大孔处与脊髓相接；上半较膨大，接脑桥；

腹面以横行的延髓脑桥沟与脑桥分界。

延髓的腹面可见由脊髓向上延伸的前正中裂和前外侧沟。前正中裂两侧有纵行隆起称锥体，为锥体束集中膨大形成。锥体束向下大部分纤维左右交叉形成锥体交叉。锥体外侧有卵圆形隆起，称橄榄，其深面有下橄榄核。锥体与橄榄之间的前外侧沟有舌下神经根丝。在橄榄背方，从上至下依次有舌咽神经、迷走神经和副神经根丝附着。

延髓的背面上部，中央管敞开形成第四脑室底的下半。延髓下部形似脊髓，脊髓后索中的薄束和楔束向上延伸，在延髓背侧中部膨大形成薄束结节和楔束结节，此两结节深面分别有薄束核和楔束核。楔束结节的外上方稍隆起，为小脑下脚，由进入小脑的纤维束构成。

（2）脑桥的外形：脑桥的腹面是宽阔膨隆的基底部，正中有纵行的浅沟，称基底沟，容纳基底动脉。脑桥向两侧逐渐变窄，移行为小脑中脚，由脑桥进入小脑的粗大纤维束构成。脑桥腹面与小脑中脚之间有三叉神经根。脑桥下部以延髓脑桥沟与延髓分界，沟内自内侧向外侧，分别附有展神经、面神经和前庭蜗神经根。延髓脑桥沟的外侧端，脑桥、延髓和小脑的交接处，临床上称脑桥小脑三角，前庭蜗神经和面神经根位于此处。前庭蜗神经的肿瘤能影响面神经或其他脑神经和小脑，引起相应的各种临床症状。

脑桥背面形成第四脑室底的上部。第四脑室底的两侧为左、右小脑上脚，由进出小脑的纤维束构成。左、右小脑上脚之间的薄层白质板称上髓帆，参与构成第四脑室顶。

（3）中脑的外形：中脑腹面上部邻接视束，下部与脑桥相接。腹面的两侧部为粗大的隆起，称大脑脚。大脑脚之间的深凹称脚间窝，窝底有许多血管穿过，称后穿质。大脑脚的内侧面有动眼神经根出脑。

中脑背面有两对圆形的隆起，上方一对称上丘；下方一对称下丘。上、下丘向外侧各伸出一条隆起，分别称上丘臂和下丘臂。在下丘的下方，滑车神经根穿上髓帆出脑。滑车神经是唯一从脑干背面出脑的脑神经。

（4）第四脑室：是位于延髓、脑桥背面与小脑之间的室腔，向下通脊髓的中央管，向上通中脑水管。室顶朝向小脑，其前上部由小脑上脚及上髓帆组成，后下部由下髓帆和第四脑室脉络组织形成。第四脑室脉络组织由室管膜上皮、软脑膜和血管组成。脉络组织部分血管分支成丛，夹带着软膜和室管膜上皮突入室腔，形成第四脑室脉络丛，是产生脑脊液的结构。第四脑室借3个孔与蛛网膜下隙相通：第四脑室正中孔，单个，位于第四脑室下角的上方；第四脑室外侧孔，成对，开口于第四脑室外侧角尖端。

第四脑室的底呈菱形，称菱形窝，上部边界为小脑上脚，下部边界自外上向内下为小脑下脚、楔束结节和薄束结节。窝正中有纵行的正中沟，将窝分成左右两半。正中沟中部发出数条横行向外侧角的髓纹，为延髓与脑桥在脑干背面的分界线，也将菱形窝分为上、下两部分。正中沟的外侧有纵行的界沟，界沟外侧部分呈三角形，称前庭区，其深面有前庭神经核。前庭区外侧角处有一小隆起，称听结节，内含蜗神经核。界沟上端的外侧，新鲜标本可见一蓝黑色的小区域，称蓝斑，深面有含色素的去甲肾上腺素能的神经细胞团。界沟与正中沟之间为内侧隆起。在髓纹稍上方，内侧隆起上有一圆形隆凸，称面神经丘，其深面为展神经核。内侧隆起在髓纹下方的延髓部可见两个三角，内上方为舌下神经三角，深面有舌下神经核；外下方为迷走神经三角，深面有迷走神经背核。

2. 脑干的内部结构

脑干内部与脊髓一样，也由灰质和白质构成。但脑干的灰质不是呈连续的纵柱状，而是被穿行于其间的纤维束分隔成大小不等的灰质团块或短柱称神经核。脑干神经核又分为两类：一类与第Ⅲ~Ⅻ对脑神经相连，称脑神经核；另一类不与脑神经直接相连，称非脑神经核。脑干的白质主要由上、下行纤维束构成。此外，脑干的内部还有明显的网状结构。

1）脑干的灰质

（1）脑神经核：12对脑神经中除嗅神经入端脑，视神经入间脑外，其余脑神经的核都位于脑干内。脑干内的脑神经核排列与脊髓灰质的配布基本相似，但方位有所改变。脊髓灰质中，躯体运动、内脏运动和感觉性核团围绕中央管排列，从前到后依次为前角、侧角和后角。在脑干内，由于中央管后移，逐渐敞开成为第四脑室，致使与脊髓中央管周围灰质相当的灰质结构，由腹（前）、背（后）关系变成内、外侧关系，以界沟为界，界沟内侧为脑神经运动性核团，相当于脊髓前角、侧角，界沟外侧为脑神经感觉性核团，相当于脊髓后角。此外，由于鳃弓演化及头面部特殊感觉器的出现（如味蕾和位听器），在脑干中出现了与这些结构有关的核团（图10-18，表10-4）。脑神经的纤维成分分为7种，因此，脑干的脑神经核也相应分为7种。

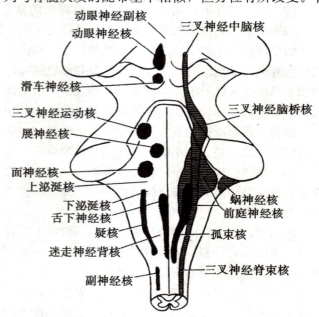

图10-18　脑神经核在脑干背侧面的投影

①一般躯体运动核：支配由肌节衍化的骨骼肌、眼球外肌和舌肌的随意运动。

动眼神经核：位于中脑上部，平上丘高度，中脑水管腹侧。发出纤维向腹侧，经大脑脚内侧面出脑，参与构成动眼神经，支配大部分眼球外肌（除上斜肌和外直肌）和上睑提肌。

滑车神经核：位于中脑下部，平下丘高度，中脑水管腹侧，发出纤维向背侧，绕中脑水管穿上髓帆左右交叉出脑，组成滑车神经根，支配眼球上斜肌。

展神经核：位于脑桥下部、面神经丘的深方，发出纤维向腹侧，在脑桥下缘与锥体之间出脑组成展神经根，支配眼球外直肌的运动。

舌下神经核：位于延髓上部，舌下神经三角的深面。此核发出纤维组成舌下神经根，在锥体与橄榄之间出脑，支配舌肌的运动。

表 10-4 脑神经核的类别、位置和功能

类别	脑神经核名称	位置	主要功能
一般躯体运动核	动眼神经核	中脑	支配上直肌、下直肌、内直肌、下斜肌和上睑提肌
	滑车神经核	中脑	支配上斜肌
	展神经核	脑桥	支配外直肌
	舌下神经核	延髓	支配舌肌
特殊内脏运动核	三叉神经运动核	脑桥	支配咀嚼肌
	面神经核	脑桥	支配面肌
	疑核	延髓	支配咽喉肌
	副神经核	延髓上部、第1~5颈髓节段	支配斜方肌和胸锁乳突肌
一般内脏运动核	动眼神经副核	中脑	支配睫状肌和瞳孔括约肌
	上泌涎核	脑桥	支配泪腺、下颌下腺和舌下腺的分泌
	下泌涎核	延髓	支配腮腺的分泌
	迷走神经背核	延髓	支配大部分胸腹腔器官的活动
一般内脏感受核和特殊内脏感受核	孤束核	延髓	一般内脏感觉核：孤束核其余部分，接受咽、喉和胸腔、腹腔大部分器官的一般内脏感觉 特殊内脏感觉核：孤束核上端，接受味觉
一般躯体感觉核	三叉神经中脑核	中脑	可能接受咀嚼肌和表情肌的本体觉
	三叉神经脑桥核	脑桥	接受面部皮肤和口腔、鼻腔黏膜的一般感觉（痛觉、温度觉和触觉）
	三叉神经脊束核	脑桥和延髓	
特殊躯体感觉核	前庭神经核	脑桥和延髓	接受内耳的平衡觉冲动
	蜗神经核		接受内耳的听觉冲动

②特殊内脏运动核：支配由腮弓演化的咀嚼肌、面肌和咽喉肌等。

三叉神经运动核：位于脑桥中部的背外侧网状结构内。此核发出纤维行向腹外侧，在小脑中脚与脑桥基底部的交界处出脑，加入下颌神经，支配咀嚼肌、二腹肌前腹、下颌舌骨肌、腭帆张肌和鼓膜张肌。

面神经核：位于脑桥的下部、展神经核的腹外侧。此核发出纤维，先行向背内方，绕过展神经核，再沿面神经核的外侧，经延髓脑桥沟出脑参与构成面神经，支配面肌、颈阔肌、二腹肌后腹、茎突舌骨肌和镫骨肌。

疑核：位于延髓上部的网状结构中。发出轴突先向背内，然后再折向腹外出脑。此核发出的纤维参与构成舌咽神经、迷走神经和副神经，支配软腭、咽、喉和食管上部的骨骼

肌，因此与发声、语言和吞咽功能有关。

副神经核：位于疑核的下面，其下部已伸入上部5节或6节颈髓前角。此核发出纤维组成副神经的脊髓根，支配胸锁乳突肌和斜方肌。

③一般内脏运动核：又称副交感神经核，支配头、颈、胸腹部的平滑肌、心肌和腺体。

动眼神经副核：位于动眼神经核的背内侧，又称E-W核，此核起于纤维经动眼神经，止于睫状神经节，在此交换神经元后，由神经节的节细胞发出纤维支配眼球瞳孔括约肌和睫状肌。

上泌涎核：位于脑桥下部，下泌涎核的上方。此核发出纤维进入面神经，支配泪腺、舌下腺和下颌下腺的分泌。

下泌涎核：位于延髓橄榄上部网状结构内。核团界线不清，发出纤维加入舌咽神经，支配腮腺的分泌。

迷走神经背核：位于迷走神经三角的深方、舌下神经核的外侧，几乎与其同长。发出纤维经橄榄背侧出脑，随迷走神经行走分布，支配颈、胸、腹大部分脏器的活动。

④一般内脏感觉核和特殊内脏感觉核：一般内脏感觉核接受心血管、脏器的初级感觉纤维，特殊内脏感觉核接受味觉的初级感觉纤维。

孤束核：位于界沟外侧，迷走神经背核的腹外侧。孤束核的头端属特殊内脏感觉核，接受味觉传入纤维；其余部分为一般内脏感觉核，接受颈、胸、腹部脏器的一般内脏感觉纤维。

⑤一般躯体感觉核：接受头、面部皮肤，口、鼻腔黏膜的初级感觉纤维。其为三叉神经感觉核群，自上而下包括了三叉神经中脑核、脑桥核和脊束核。三叉神经中脑核：从三叉神经脑桥核头端向上延伸至中脑上丘平面，接受咀嚼肌的本体感觉传入纤维。三叉神经脑桥核：位于脑桥中部，为三核中最膨大部，主要接受来自头面部皮肤，口、鼻腔黏膜和牙的触、压觉的冲动。三叉神经脊束核：为三叉神经脑桥核向下延续而成，下部可达脊髓和第1、2颈段，主要接受来自头面部皮肤，口、鼻腔黏膜和牙的温、痛觉的冲动。

⑥特殊躯体感觉核：接受听觉和平衡感受器的初级感觉纤维。

前庭神经核：是由数个核团组成的核群，位于第四脑室底界沟的外侧，前庭区的深面。此核接受前庭神经节的平衡觉传入纤维；发出纤维除向上至间脑外，还参与构成前庭脊髓束、前庭小脑束、内侧纵束。

蜗神经核：位于脑桥与延髓交界处，在小脑下脚和听结节的深面，可分为蜗腹侧核和蜗背侧核，它们接受来自蜗神经节的听觉传入纤维。蜗神经核发出纤维横行至对侧形成斜方体，再折转向上行，形成上行的纤维束称外侧丘系。外侧丘系沿内侧丘系外侧上行，经下丘和下丘臂止于间脑的内侧膝状体。

2）非脑神经核

①薄束核和楔束核（图10-18）：分别位于延髓中下部背侧的薄束结节与楔束结节深面，脊髓后索内上行的薄束和楔束分别止于此两核。由薄束核和楔束核发出的纤维呈弓形走向中央管的腹侧，在中线上左右交叉，称内侧丘系交叉。

②下橄榄核：位于橄榄的深面，锥体束的背外侧。人类此核特别发达，在切面上呈开口朝向背内侧的囊袋状。下橄榄核接受大脑皮质、脊髓、中脑红核等处的纤维。发出纤维

至对侧，形成橄榄小脑束，经小脑下脚至小脑。下橄榄核对小脑在运动的控制及运动的学习、记忆方面起作用具有重要意义。

③脑桥核：由若干群细胞构成，散在分布于脑桥基底部，它们接受来自同侧大脑半球的皮质的皮质脑桥纤维，发出纤维越过中线至对侧，形成脑桥小脑纤维，经小脑中脚进入小脑，是大脑皮质与小脑之间的重要中继核团。

④上橄榄核：位于脑桥中下部，面神经核的腹侧，主要接受双侧蜗神经核的上行纤维，发出纤维加入两侧外侧丘系，与听觉冲动传导有关。

⑤下丘核：位于中脑下部背侧下丘深面，为听觉通路上的重要中继核团，接受外侧丘系的听觉传入纤维，发出纤维组成下丘臂至间脑内侧膝状体，参与听觉信息传递。下丘核也发出纤维至上丘，参与完成由声音引起的转头和眼球运动的反射活动。

⑥上丘核：位于中脑上部背侧上丘深面，是与视觉功能密切相关的核团。上丘接受经上丘臂来自视束的纤维和大脑皮质视区的纤维，同时还接受来自下丘、脊髓等处的纤维。发出纤维绕中脑水管至中线对侧，下行至脊髓形成顶盖脊髓束；部分纤维止于与眼球活动有关的运动核团。因此，上丘核是一个能对视觉信息和各种其他来源信息进行整合，并引起眼、头和身体对视觉刺激做出相应的运动反应的核团。

⑦红核：位于中脑上丘高度，是一界线较清楚的圆形核团，可分尾端的大细胞部和头端的小细胞部。人类小细胞部十分发达，占红核的绝大部分。红核接受来自小脑和大脑皮质的传入纤维，发出纤维左右交叉下行至脊髓，形成红核脊髓束。发自小细胞部的纤维至同侧下橄榄核，通过后者与对侧小脑联系。因此红核是与躯体运动控制相关的重要核团。

⑧顶盖前区：位于中脑和间脑交界处。这群细胞接受经上丘臂来自视网膜节细胞的轴突，发出纤维至双侧动眼神经副核，经动眼神经和睫状神经节完成瞳孔对光的反射。

⑨黑质：位于中脑被盖和大脑脚底之间，属锥体外系核团，在人类发达。其可分为背侧的致密部和腹侧的网状部。致密部主要由多巴胺能神经元组成，神经元的细胞质含有黑色素颗粒，其纤维主要投射到端脑的新纹状体。当多巴胺能神经元受损时，会引起黑质和新纹状体内的多巴胺水平降低，出现震颤性麻痹。

2）脑干的白质

脑干的白质主要由长的上行、下行的纤维束和进出小脑的神经纤维构成。进出小脑的神经纤维在脑干背面形成了小脑的上、中、下三对小脑脚。

（1）上行纤维束

①内侧丘系：由薄束核和楔束核发出的纤维呈弓形走向中央管的腹侧，在锥体交叉的上方左右交叉，称内侧丘系交叉。交叉后的纤维，折转向上在中线两旁形成腹背方向纵行向上的纤维束，称内侧丘系。该束纤维上行经脑桥、中脑，止于背侧丘脑，传导对侧躯干和上下肢的精细触觉和本体觉冲动。

②脊髓丘系：为脊髓丘脑侧束和脊髓丘脑前束的延续。该纤维束经延髓下橄榄核的背外侧，脑桥和中脑内侧丘系的外侧，止于背侧丘脑的腹后外侧核，传导躯干、四肢的温、痛觉与粗触觉。

③三叉丘系：由对侧三叉神经脑桥核和三叉神经脊束核发出的纤维越中线上行组成（部分为同侧三叉神经中脑核的纤维），该束纤维行于内侧丘系外侧，向上止于背侧丘脑，传导面部皮肤、口腔、鼻腔等处的一般躯体感觉冲动。

④外侧丘系：主要由对侧蜗神经核的上行纤维与双侧上橄榄核的上行纤维组成。外侧丘系沿内侧丘系外侧上行，大部分止于中脑下丘核，最后投射到间脑内侧膝状体，传导听觉信息。因此，尽管一侧外侧丘系含有双侧听觉传入纤维，但主要为对侧，故一侧外侧丘系损伤引起双侧听力减弱，以对侧为主，但不会完全失听。

⑤内侧纵束：主要由前庭神经核发出的纤维在中线两侧组成，向上止于运动眼球外肌的脑神经核（Ⅲ、Ⅳ、Ⅵ），完成眼肌运动的前庭反射，如眼球震颤；向下至脊髓颈段，止于副神经核和颈髓前角运动细胞，完成头颈部的前庭反射和转眼、转头的协调运动，如跟踪飞行物。

（2）下行纤维束

①锥体束：锥体束是大脑皮质发出支配骨骼肌随意运动的重要下行纤维束。其中下行至脊髓，直接或间接止于前角运动细胞的纤维构成的纤维束，称皮质脊髓束；另一部分止于脑干一般躯体运动核和特殊内脏运动核的纤维构成的纤维束称皮质核束。锥体束行至延髓部，在腹侧中线两旁，形成隆起的锥体，主要由皮质脊髓束纤维聚成。至延髓下部，皮质脊髓束纤维的大部分在前正中裂左右交叉，形成锥体交叉。交叉后的纤维在对侧脊髓侧索内下行，形成对侧皮质脊髓侧束。小部分没有交叉的纤维仍在同侧前索内下行形成皮质脊髓前束。

②红核脊髓束：主要起自红核尾端的大细胞部，发出的纤维交叉后下行，至脊髓，对支配屈肌的前角运动神经元有较强的兴奋作用，人类该束不发达。

③顶盖脊髓束：由上、下丘发出的纤维组成，在导水管周围灰质腹侧中线上交叉后下行，止于脊髓前角运动细胞，完成与视觉和听觉有关的反射活动。

（3）脑干的网状结构：脑干内除脑神经核和境界明确的非脑神经核，以及长的上、下行纤维束外，在脑干被盖的中央部，神经元与纤维交错排列成网状的广大区域，称网状结构。其特点是：发生古老，分化低级，功能原始。网状结构内神经元的特点是树突分支多且长，能接受多方面的传入信息，同时，网状结构的传出纤维可直接或间接到达中枢神经系统的各部，因此网状结构的功能也是多方面的，涉及觉醒、睡眠的周期节律、脑和脊髓的运动控制及各种内脏活动的调节等（图10-18）。

（二）小脑

1. 小脑的位置和外形小脑

外形小脑位于颅后窝，大脑半球枕叶下方，延髓和脑桥的后方，占据颅后窝的大部分。其上面平坦，与硬脑膜形成的小脑幕贴近；下面两侧膨隆而中部凹陷。小脑两侧的膨大部称小脑半球；中间部缩窄，略似卷曲的蚓蚓称小脑蚓，小脑蚓在小脑下面从前向后依次为蚓小结、蚓垂和蚓锥体。在蚓垂和蚓锥体的两侧，小脑半球的前内侧部各有一卵圆形隆起，称小脑扁桃体（图10-19、

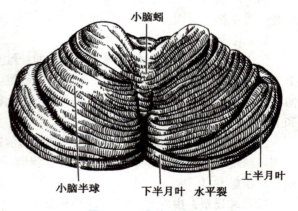

图 10-19　小脑（上面）

（图中标注：小脑蚓　小脑半球　下半月叶　水平裂　上半月叶）

图 10-20)。

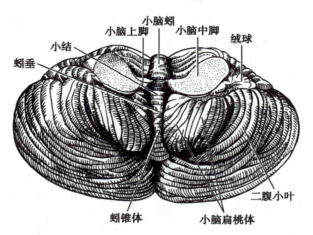

图 10-20 小脑 (下面)

在小脑的表面，可见许多大致平行的浅沟，两浅沟之间的薄片为小脑叶片。在小脑的上面（图 10-19），从前向后的第一条深沟为原裂，是小脑前叶与小脑后叶的分界。在小脑的前下方，有与脑干相连的 3 对脚，即小脑上脚、小脑中脚和小脑下脚，小脑中脚的后外侧有绒球，绒球有纤维束连于蚓小结称绒球脚。

2. 小脑的分叶

根据小脑进化、纤维联系和功能将小脑分为 3 叶。

（1）绒球小结叶：由绒球、蚓小结及连于两者之间的绒球脚构成。此叶在进化上出现最早，称原小脑，接受来自前庭神经核和前庭神经的纤维，又称前庭小脑，主要与维持身体的平衡有关。

（2）前叶：在小脑半球的上面，为原裂以前的部分。前叶与小脑下面的蚓垂、蚓锥体在进化上较绒球小结叶晚，称旧小脑，接受来自脊髓的脊髓小脑束的纤维，又称脊髓小脑。其主要与肌张力的调节与姿势的维持有关。

（3）后叶：为介于小脑上面原裂以后和小脑下面绒球小结叶以后的部分，在进化上出现最晚，与大脑皮质的发展有关，称新小脑或大脑小脑。其接受大脑皮质传来的信息。

3. 小脑的内部结构

小脑的内部结构由小脑皮质和其深面的髓质两部分构成，髓质深面埋藏有小脑核。

（1）小脑皮质：是位于小脑表面具有严密构筑方式的灰质，其结构由浅至深可分为 3 层，即分子层、梨状细胞层和颗粒层。

①分子层：最浅，厚为 $300\sim400~\mu m$，其主要成分是梨状细胞的树突和颗粒细胞的无髓鞘轴突、上皮胶质细胞的放射纤维及稀疏分布的少量神经元。

②梨状细胞层：位于分子层深面，由单层梨状细胞即 Purkinje 细胞胞体、较小的上皮胶质细胞的胞体、成簇的颗粒细胞构成。梨状细胞在小脑皮质内约 1 500 万个，一般多排列于叶片的顶部，在叶片基部者较少，其胞体体积大，呈梨形或烧瓶状，有 1～3 个粗大的树突，呈扇形伸入分子层，其扇面的方向与颗粒细胞的轴突相垂直，轴突穿过颗粒层进入白质，大部分止于小脑中央核团。

③颗粒层：位于梨状细胞层的深面，主要由大量密集的小型神经元即颗粒细胞构成，每一个颗粒细胞有一无髓的轴突，伸入分子层的深部，形成 T 字形分支，这种分支与小脑叶片的长轴平行，穿过梨状细胞的树突，与梨状细胞的树突形成突触。

（2）小脑髓质：位于小脑皮质深面，又称髓体，由神经纤维构成，其深部藏有 4 种成对的小脑核（图 10-21）。

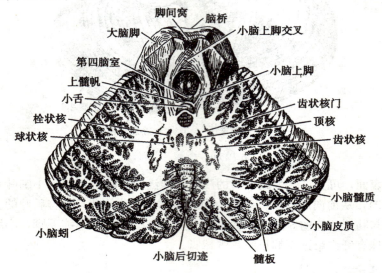

图 10-21　小脑的横切面

①齿状核：位于髓体的中部，多呈皱褶袋状，袋口朝向腹内侧，为齿状核门。此核在人类发达，接受来自新小脑皮质的纤维，其轴突出齿状核门组成小脑上脚。

②顶核：位于第四脑室顶的上方，靠近正中面，主要接受前庭神经核和前庭神经的纤维，发出纤维返回延髓，止于前庭神经核和网状结构。

③球状核：位于顶核的外侧，为不规则的灰质块，接受旧小脑皮质的纤维，其轴突加入小脑上脚。

④栓状核：位于齿状核门处，球状核的背侧，接受新、旧小脑皮质的纤维，其轴突也加入小脑上脚。

4. 小脑的纤维联系

小脑的纤维联系主要是通过 3 对脚与脑干、脊髓保持广泛的联系。

（1）小脑皮质的传入纤维：①前庭小脑接受前庭神经核和前庭神经的纤维，这两种纤维都通过小脑下脚进入小脑；②脊髓小脑接受脊髓小脑前束和脊髓小脑后束的纤维，其中脊髓小脑前束经小脑上脚进入小脑，脊髓小脑后束经小脑下脚进入小脑；③大脑小脑主要接受脑桥核发出的脑桥小脑纤维和下橄榄核发出的橄榄小脑束，前者经小脑中脚进入小脑，后者经小脑下脚进入小脑。

（2）小脑的传出纤维：小脑的传出纤维主要是由齿状核、栓状核与球状核发出，构成小脑上脚，沿第四脑室上部的背外侧壁上行至脑桥的被盖部，继续上行至中脑下丘水平全部交叉，小部分止于对侧中脑红核，大部分止于对侧背侧丘脑的腹中间核。此外，小脑还发出小脑前庭纤维和小脑网状纤维，均经小脑下脚至脑干前庭神经核和网状结构。

5. 小脑的功能

小脑主要是一个与运动调节有关的中枢，其主要功能是维持身体平衡、调节肌张力和协调骨骼肌随意运动。小脑损伤时，平衡失调，站立不稳，行走时两脚叉开，左右摇晃。肌群作用不协调，出现共济失调、肌张力减低、做精细动作时发生震颤、令患者以示指指鼻尖时动作不准确等。

（三）间脑

间脑位于中脑和端脑之间，其背面和两侧面被大脑半球所包绕并与之愈着。间脑可分为背侧丘脑（丘脑）、后丘脑、上丘脑、下丘脑和底丘脑五部分（图10-22）。间脑的内腔为第三脑室，向下通中脑水管，向上经室间孔与侧脑室相通（图10-23）。

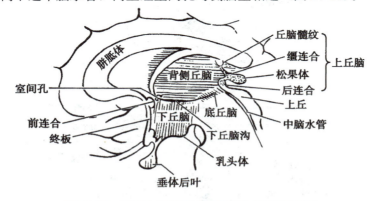

图 10-22 脑正中矢状面（示间脑的位置和分布）

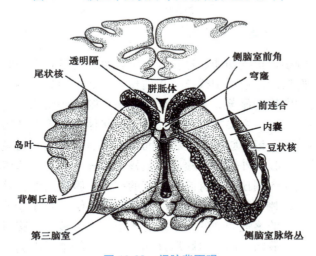

图 10-23 间脑背面观

1. 背侧丘脑

背侧丘脑又称丘脑，为两个卵圆形的灰质团块，其间呈矢状位的狭窄腔隙为第三脑室。两侧背侧丘脑之间，借丘脑间黏合（中间块）相连（出现率约为80%）。背侧丘脑前端狭窄而隆突，称丘脑前结节；后端较宽大，称丘脑枕。丘脑内侧面与背面相交处有线状

197

突出的纤维束，称丘脑髓纹。

背侧丘脑的内部有一呈"Y"形的白质板，称内髓板，内髓板将背侧丘脑的灰质分为前核群、内侧核群和外侧核群，前核群位于内髓板分叉处前上方，内、外侧核群分别位于内髓板的内侧和外侧（图10-24）。外侧核又分为背侧部和腹侧部两层，每层从前向后再各分为3个核团，即腹侧部的腹前核、腹中间核（腹外侧核）和腹后核；背侧部的外侧背核、外侧后核和枕核。背侧丘脑的外侧面被覆有一薄层白质，称外髓板，外髓板外侧与内囊相邻，外髓板与内囊之间有一薄层灰质，称丘脑网状核。背侧丘脑的内侧面无白质板覆盖，与第三脑室室管膜紧邻的薄层细胞统称中线核。此外，在内髓板内有一些散在的核团，统称板内核。

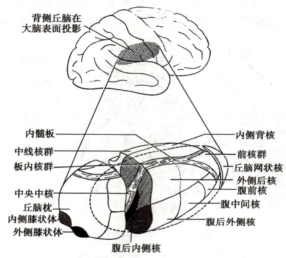

图 10-24　背侧丘脑的分布及主要核团

背侧丘脑的核团较多，根据功能、进化及纤维联系，可将它们分为以下3类。

（1）非特异性投射核团：包括中线核、板内核。这类核团为背侧丘脑内进化上古老的部分，在低等脊椎动物中特别显著。它们主要接受来自脑干网状结构的传入纤维，发出纤维除弥散投射至大脑皮质外，主要投射至下丘脑、纹状体等皮质下结构。

（2）特异性中继核团：包括腹前核、腹中间核和腹后核，是间脑最重要的一类核群。

腹后核按位置又分为腹后外侧核和腹后内侧核，两核是一般躯体感觉冲动传导路上的中继核。腹后外侧核接受内侧丘系和脊髓丘脑束的纤维，腹后内侧核接受三叉丘系的纤维和自孤束核发出的味觉纤维。这样，传导来自头面部的感觉冲动的纤维投射至腹后内侧核，传导来自躯干、四肢的感觉冲动的纤维投射至腹后外侧核。自腹后内侧核发出纤维经内囊投射至大脑皮质中央后回下部；自腹后外侧核发出的纤维经内囊投射至大脑皮质中央后回的中、上部和中央旁小叶后部。

（3）联络性核团：包括内侧核群、外侧核群的背层及前核群。这类核团与感觉纤维无直接联系，而与背侧丘脑的其他核团及大脑皮质的联络区有往返的纤维联系。背侧丘脑除腹中间核和腹前核与运动功能有关外，多数核团与各种感觉冲动的传导有关，是特异性和非特异性感觉传导路上重要的中继站，并且具有复杂的分析、整合功能。一般认为，粗略的痛觉产生于丘脑水平，但感知痛觉仍在大脑皮质。丘脑损害，临床上主要表现为感觉功能的紊乱，如感觉丧失、过敏、错乱，并可伴有剧烈的自发性疼痛或情绪不稳等。

2. 后丘脑

后丘脑位于丘脑枕的外下方，为两个隆起，分别称为内侧膝状体和外侧膝状体（图10-16、图10-17），它们分别为听觉和视觉冲动传导路上的中继核，性质上与背侧丘脑的腹后核相同。内侧膝状体借下丘臂连于下丘，接受外侧丘系的终止，发出纤维组成听辐射，止于大脑皮质听觉中枢。外侧膝状体在内侧膝状体外侧，借上丘臂与上丘相连，接受视束的纤维，发出纤维组成视辐射，止于枕叶的视觉中枢。

3. 上丘脑

上丘脑位于第三脑室顶周围，包括丘脑髓纹、缰三角、缰连合和松果体，后者为内分泌腺。

4. 底丘脑

底丘脑位于背侧丘脑的腹侧，是中脑被盖和丘脑的过渡区，中脑红核与黑质的颅端延伸至底丘脑区，但此区只有在切面上才能见到。底丘脑最主要的核团是底丘脑核（丘脑底核），此核位于黑质的背外侧、内囊的内侧，与苍白球有往返纤维联系，属锥体外系的结构。

5. 下丘脑

下丘脑位于下丘脑沟的下方，构成第三脑室下壁和侧壁的下部（图10-25）。从脑底观察，下丘脑在脑表面可见的部分从前向后分别是视交叉、灰结节、漏斗和乳头体。视交叉向后外延续为视束，视交叉的前上方有终板与之相连，视交叉的后方为灰结节，后者向下移行为漏斗，漏斗的下端连垂体。灰结节后方的一对圆形隆起即为乳头体。

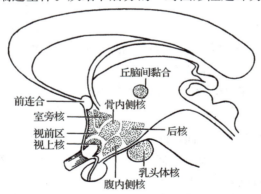

图 10-25　下丘脑的主要核团

（1）下丘脑的主要核团：下丘脑内的大量神经元仅少数聚集成边界明确的核团（图10-25），多数呈弥散分布，其中重要的核团有：视上核和室旁核，前者位于视交叉背外侧，后者紧贴第三脑室侧壁；乳头体核，位于乳头体深面；漏斗核（又称弓状核），由小型细胞组成，位于第三脑室侧壁，靠近漏斗处。

（2）下丘脑的纤维联系：下丘脑的纤维联系非常复杂，由于其所处的位置介于端脑、丘脑和脑干、脊髓之间，它与上位的端脑和丘脑及下位的脑干、脊髓均有传入和传出纤维联系，并且还发出纤维至垂体。

下丘脑的传入纤维：①来自脑干网状结构的纤维，这些纤维传递经网状结构中继的躯体和内脏的信息。从孤束核发出的传导内脏感觉和味觉冲动的纤维也止于下丘脑。②来自端脑的纤维，最粗大致密的纤维束是穹窿，它起于大脑皮质颞叶的海马结构，从后向前绕过背侧丘脑的上方，于前连合后方向下，止于乳头体核。另有纤维直接或间接传递嗅觉冲动至下丘脑，这些纤维由紧靠终板和前连合前方的隔核等区域发出，在下丘脑外侧区形成前脑内侧束。此外，还有一细小的纤维束，称终纹，起于杏仁体，在背侧丘脑和尾状核之间向前，止于下丘脑。上述纤维的起始都在端脑，属于边缘系统，与下丘脑的情绪活动密切相关。

下丘脑的传出纤维：①上行纤维束，下丘脑的传出纤维上行，直接或间接止于端脑。下丘脑发出的最粗大的上行纤维束是乳头丘脑束，起于乳头体核，止于丘脑前核。②下行纤维束，从第三脑室周围灰质发出的纤维，通过中脑导水管周围灰质和网状结构等到达脑干和脊髓的内脏运动核，影响内脏的活动。现已证实，从室旁核发出的纤维直接止于迷走神经背核。

（3）下丘脑与垂体的关系：从视上核和室旁核发出的纤维分别组成视上垂体束和室旁垂体束，经漏斗进入垂体后叶，其末梢在血管周围形成末梢器官。在适宜的刺激下，冲动传至神经末梢，神经元产生的激素在此处释放入血，被输送到靶器官。视上核主要分泌加压素（抗利尿激素），室旁核主要分泌催产素。加压素作用于肾脏，增加对水的重吸收，减少水分从尿排出，催产素有促进子宫收缩及排乳的作用。加压素不足或缺乏可引起尿崩症。

（4）下丘脑的功能：下丘脑是调节内脏活动及内分泌活动的高级中枢，机体体温、摄食、水平衡和内分泌的调节主要依靠下丘脑，同时下丘脑也参与情绪反应活动。

（四）端脑

端脑是由胚胎时期神经管头端发育而来，是脑的最高级部位。端脑位于颅腔内，主要由左右两侧大脑半球构成，大脑半球之间是大脑纵裂，纵裂底部是连接两侧大脑半球的胼胝体（图 10-26）。大脑半球与小脑半球之间是大脑横裂。

1. 端脑的外形和分叶

每侧大脑半球分为平直的内侧面、隆凸的上外侧面和凹凸不平的下面。由于大脑半球各部的皮质发育不平衡，因此在半球表面出现许多隆起的脑回和深陷的脑沟（图 10-26～图 10-28）。其中，重要而恒定的沟有：①外侧沟，起于半球下面，在半球上外侧面行向后上方；②中央沟，位于半球上外侧面，起于半球上缘中点稍后处，行向前下几乎达外侧沟，中央沟的上端延伸到半球内侧面；③顶枕沟，位于半球内侧面的后部，自下而上越过半球的上缘达上外侧面。大脑半球借上述 3 条沟分为 5 叶：外侧沟上方和中央沟之前的部分为额叶；外侧沟以下的部分为颞叶；中央沟与顶枕沟之间、外侧沟以上的部分为顶叶；位于外侧沟深面，被额、顶和颞叶所掩盖的呈三角形的部分是岛叶；顶枕沟以后的部分是枕叶。在半球上外侧面枕叶与顶叶、颞叶的分界线是人为假设的，常以顶枕沟至枕前切迹（半球下缘枕极前方约 4 cm 处的凹陷）的连线为枕叶的前界，自此线中点至外侧沟后端的连线是顶、颞二叶的分界。

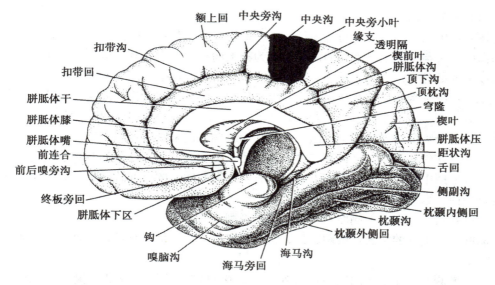

图 10-26　大脑半球的内侧面

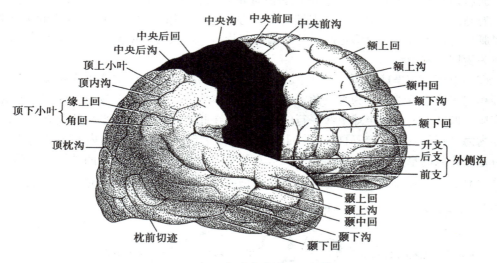

图 10-27　大脑半球的上外侧面

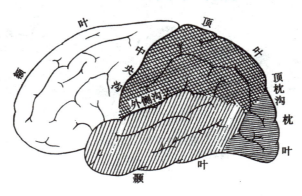

图 10-28　大脑半球的分叶

（1）上外侧面

额叶：中央沟的前方有与之平行的中央前沟，此沟与中央沟之间为中央前回。从中央前沟向前，有与半球上缘平行的两条沟，为额上沟和额下沟。额上沟以上，延至内侧面扣带沟以上的部分为额上回，额上、下沟之间为额中回，额下沟以下为额下回。

顶叶：中央沟的后方有与之平行的中央后沟，此沟与中央沟之间为中央后回。在中央后沟后方，有一条与半球上缘平行的顶内沟。顶内沟上方为顶上小叶，下方为顶下小叶。顶下小叶又分为围绕外侧沟末端的缘上回和围绕颞上沟末端的角回。

颞叶：在外侧沟的下方，有与之平行的颞上沟和颞下沟。外侧沟与颞上沟之间为颞上回，自颞上回中部转入外侧沟的下壁上，有两个短而横行的脑回称颞横回。颞上、下沟之间为颞中回，颞下沟下方为颞下回。

枕叶：最小，在上外侧面上，其沟回不规则。

岛叶：外侧沟的深面，被额、顶、颞叶包绕掩盖，并借岛环状沟与额、顶、颞叶分界（图10-28）。

（2）内侧面：在半球内侧面，上外侧面的中央前、后回延伸到内侧面形成中央旁小叶。胼胝体背面有胼胝体沟，它绕过胼胝体的后方向前移行为海马沟。在胼胝体沟的上方，有与之平行的扣带沟，此沟末端转向背方称缘支。扣带沟与胼胝体沟之间为扣带回。在胼胝体的后下方，有弓形走向枕叶后端的距状沟。距状沟与顶枕沟之间为楔叶，距状沟下方为舌回（图10-27）。

（3）下面：在半球下面，额叶下方有前后方向的嗅束，其前端膨大为嗅球，后者与嗅神经相连。嗅束后端扩大为嗅三角。嗅三角与视束之间为前穿质，该处有许多小血管穿入脑实质。颞叶下面有与半球下缘平行的枕颞沟，在此沟内侧有与之平行的侧副沟，侧副沟内侧为海马旁回（又称海马回），此回的前端弯曲为钩。海马旁回的内侧为海马沟，其上方有呈锯齿状的窄条皮质，称齿状回。从侧脑室的内面看，在齿状回的外侧，侧脑室下角底壁上有一弓形隆起为海马，海马和齿状回构成海马结构（图10-29）。

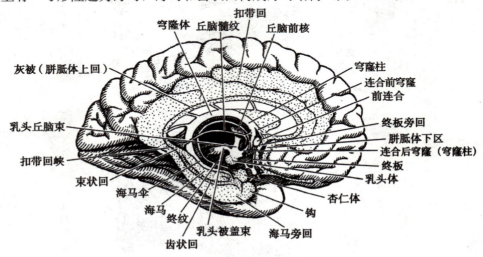

图10-29　边缘叶示意图

2. 端脑的内部结构

大脑半球表面的灰质称皮质，其深面有大量的白质（髓质），埋在髓质内的灰质团块靠近端脑的底部称基底核；大脑半球内部的腔隙为侧脑室。

1）侧脑室：见本项目任务五。

2）大脑皮质：是覆盖在大脑半球表面的灰质，由数以亿计的神经元和神经胶质细胞构成。大脑皮质各区的厚度不同，如中央前回厚达 4.5 mm，枕叶的视区为 1.5 mm，一般为 2.5mm。根据进化，大脑皮质分为形成海马和齿状回的原皮质、组成嗅脑的旧皮质和占绝大部分的新皮质（占大脑半球皮质的 96％以上）。在组织结构上，原皮质和旧皮质为 3 层结构，新皮质为 6 层结构。

（1）大脑皮质的细胞构筑。

①大脑皮质的神经元主要分为 5 类：锥体细胞、颗粒细胞、梭形细胞、水平细胞和上行轴突细胞。其中锥体细胞和梭形细胞属投射神经元，颗粒细胞、水平细胞和上行轴突细胞属中间神经元。大脑皮质神经元是以分层方式排列的，原皮质和旧皮质为 3 层结构，新皮质为 6 层结构，而过渡区的中间皮质可分为 4～6 层。

②新皮质分层：新皮质由浅入深的 6 层结构是，Ⅰ分子层（主要是水平细胞）、Ⅱ外颗粒层（主要是颗粒细胞）、Ⅲ锥体细胞层（主要是中、小型锥体细胞）、Ⅳ内颗粒层（主要是星形细胞）、Ⅴ节细胞层（主要是大、中型锥体细胞，中央前回有巨型锥体细胞即Betz 细胞）和Ⅵ梭形细胞层（主要是梭形细胞和上行轴突细胞）。以内颗粒层为界，新皮质又可分为粒上层和粒下层。粒上层发育最晚，是新皮质的特征（原皮质和旧皮质无此层），该层接受和发出大量的联络纤维，实现皮质内的联系，该层发育不好，往往易患痴呆。内颗粒层主要接受来自间脑的特异性传入纤维。粒下层主要发出投射纤维（包括发自Ⅴ层的皮质核束、皮质脊髓束、皮质纹状体束和发自Ⅵ层的皮质丘脑束）联系皮质下结构，调控躯体和内脏的活动。

③柱形单位：是指与软膜垂直并贯穿皮质全层，直径为 350～450 μm 的柱状结构，柱内包括传入纤维、传出纤维、联络纤维和投射神经元、中间神经元，其是大脑皮质的基本功能单位。

（2）大脑皮质各层神经元的相互关系：大脑皮质各层内神经元的相互作用多种多样，可概括为以下几种。①反馈。例如第Ⅳ层的上行轴突细胞可由锥体细胞的轴突接受信息，再通过本身的轴突与锥体细胞的树突形成突触。②同步。如第一层水平细胞的轴突可同时与多个锥体细胞的树突形成突触，产生同步效应。③汇聚。如第Ⅳ层的颗粒细胞可同时接受传入和传出的纤维侧支进行整合。④扩散。一根传入纤维可终止于第Ⅱ、Ⅲ、Ⅳ层的不同神经细胞，导致信息的广泛传播。⑤局部回路。在大脑皮质众多的各类神经元之间存在着大量的神经回路，这是协调大脑活动的重要形态学基础。

（3）皮质的分区：根据皮质细胞构筑和纤维分布的特点，将皮质分为若干区，通常采用的是 Brodmann 分区法。

（4）大脑皮质的功能定位：大量的实验和临床资料表明，大脑皮质不同的区域具有不同的功能。通常将具有一定功能的皮质区称为中枢，但是这些中枢只是完成某种功能的核心区域，相邻的皮质或其他部位也有类似的功能，因此大脑皮质的功能定位是相对的。此外，大脑皮质的广泛区域，不是完成某种特定的功能，而是对各种信息进行加工和整合，完成更高级的神经精神活动，称联络区。大脑皮质主要的功能分区如下（图 10-30、图 10-31）。

①躯体运动中枢：位于中央前回和中央旁小叶前部（Brodmann 4、6 区），它是控制骨骼肌随意运动的最高中枢。其具有以下特点：交叉性支配，即一侧躯体运动中枢支配身体对侧骨骼肌的运动，但一些与联合运动有关的肌肉则受两侧躯体运动中枢的支配，如眼球外肌、咽喉肌、咀嚼肌等。倒置性支配，即中央前回上部和中央旁小叶前部支配下肢肌的运动；中央前回中部支配躯干肌和上肢肌的运动，中央前回下部支配头颈肌的运动。它与人体各部的关系，犹如头在下、脚在上的倒立人形，但头面部的投影依然是正立位。身体各部分在皮质代表区的大小取决于功能的重要性和运动的复杂精细程度，而与各部形体大小无关（图 10-31、图 10-32）。

②躯体感觉中枢：位于中央后回和中央旁小叶后部（Brodmann 3、1、2 区），接受对侧身体痛、温、触、压觉及本体感觉的神经冲动。身体各部在此区的投影与躯体运动中枢相似，即上下倒置、左右交叉、身体各部在此区投影范围的大小与形体的大小无关，而是取决于该部感觉的敏感程度（图 10-33）。

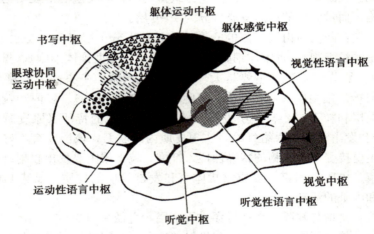

图 10-30　大脑皮质的中枢（上外侧面）

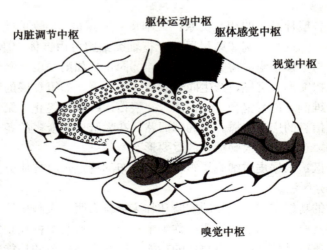

图 10-31　大脑皮质的中枢（内侧面）

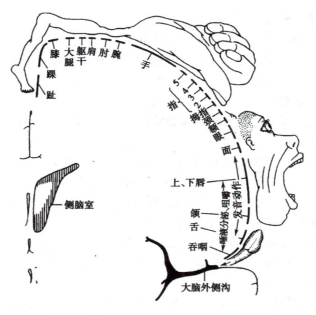

图 10-32　人体各部在躯体运动中枢的定位

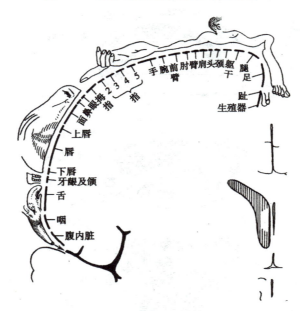

图 10-33　人体各部在躯体感觉中枢的定位

③视觉中枢：位于枕叶内侧面距状沟两侧的皮质（Brodmann 17 区）。一侧视区接受同侧视网膜颞侧半和对侧视网膜鼻侧半的视觉冲动。因此，一侧视区损伤，可引起双眼视野同向性偏盲（图 10-31）。

④听觉中枢：位于颞横回（Brodemann 41、42 区）。每侧听区接受来自内侧膝状体传来的两耳听觉冲动。因此，一侧听区受损，不致引起全聋（图 10-29）。

⑤平衡中枢：中央后回下端头面部代表区附近。

⑥嗅觉中枢：位于海马旁回的钩附近（图 10-31）。

⑦味觉中枢：可能位于中央后回下方的岛盖部。

⑧语言中枢：是人类大脑皮质所特有的区域，通常存在于左侧大脑半球（图 10-30）。即善用右手（右利）者，其语言中枢在左侧半球，善用左手（左利）者，其语言中枢也在左侧半球，只有一小部分人在右侧半球，故左侧半球是语言区的优势半球。临床观察证明，90％以上的失语症都是左侧大脑半球受损伤的结果。语言区包括说话、听话、书写和阅读 4 区。运动性语言中枢（说话中枢），位于额下回的后部（Brodmann 44、45 区），又称 Broca 区。此区受损，产生运动性失语症，即患者与发音有关的唇、舌、咽喉肌未瘫痪，但丧失说话能力。听觉性语言中枢（听话中枢），在颞上回后部（Brodmann 22 区），此区受损，患者听觉正常，但听不懂别人说话的意思，也不能理解自己讲话的意义，称感觉性失语症。书写中枢，在额中回后部（Brodmann 8 区），邻中央前回的上肢投影区。此区受损，患者手部运动无障碍，但不能以书写方式表达意思，称失写症。视觉性语言中枢（阅读中枢），在角回（Brodmann 39 区），此区受损，患者视觉无障碍，但不能理解文字符号（包括曾经理解）的意义，称失读症。

3）基底核：为埋藏在大脑半球底部髓质中的核团，包括尾状核、豆状核、屏状核和杏仁体。尾状核和豆状核合称纹状体（图 10-34）。

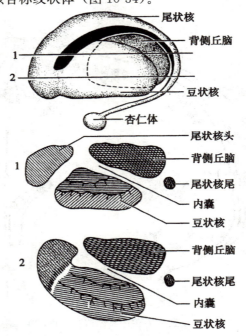

图 10-34 纹状体和背侧丘脑示意图
（下两图是上图 1、2 的水平切面）

（1）尾状核：呈 C 形，全长与侧脑室相邻，分头、体、尾 3 部。头部膨大与侧脑室前角的底相邻，体部呈弧形，沿背侧丘脑向后，再转向腹侧移行为尾部，末端接杏仁体。

（2）豆状核：位于岛叶深部，核的前下部与尾状核头部相连，其余部分借内囊与尾状核和背侧丘脑相隔。豆状核在冠状切面和水平切面均呈尖向内侧的三角形，并被两个白质板分为三部分：外侧部最大，称壳，其余两部分称苍白球。在种系发生上，尾状核和壳是较新的结构，合称新纹状体，苍白球为较古老的部分，称旧纹状体。人类由于大脑皮质的高度发育，纹状体退居从属地位。

（3）屏状核：是岛叶皮质与豆状核之间的薄层灰质，其功能不十分清楚。

（4）杏仁体：在侧脑室下角前端的深面，与尾状核尾相连，属边缘系统。其功能与行为、内分泌和内脏活动有关。

4）大脑半球的髓质：大脑半球的髓质由大量神经纤维组成，实现皮质各部之间及皮质与皮质下结构间的联系，按其位置、长短和方向的不同，分为联络纤维、连合纤维和投射纤维。

（1）联络纤维：是联系同侧半球内叶与叶或回与回之间的纤维。联系相邻脑回、位置表浅的短纤维称弓状纤维。联系相邻各叶的较长纤维称长纤维，主要有：①钩束，呈钩状绕过外侧沟，连接额、颞两叶的前部；②上纵束，位于岛叶的上方，联系额、顶、枕、颞4个叶；③下纵束，位于半球底面，联系枕叶与颞叶的纤维；④扣带，位于扣带回和海马旁回的深部，连接边缘叶的各部。

（2）连合纤维：连接左、右大脑半球皮质的纤维，包括胼胝体、前连合和穹窿连合。①胼胝体（图10-35），位于大脑纵裂的底部，其下面与侧脑室的顶相邻，联系两侧大脑半球广泛区域的皮质。在矢状切面上胼胝体呈弓形，其前端弯曲为膝，膝向下变细为嘴，中间的大部分为干，后端增厚称压部。平对胼胝体上部做脑水平切面，可见连接两侧额叶皮质的纤维称额钳，连接两侧枕叶的纤维称枕钳，以及由胼胝体干向左右呈放射状的联系两侧顶叶的纤维。②穹窿和穹窿连合，穹窿是海马到下丘脑乳头体的弓形纤维束，行于胼胝体的下方，部分纤维越边到对侧，其纤维交叉处称穹窿连合。③前连合，位于穹窿的前方，呈X形，连接左、右嗅球和颞叶。

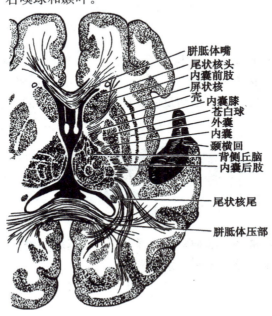

图10-35　大脑半球的水平切面

（3）投射纤维：是皮质与皮质下结构之间的上、下行纤维，这些长距离的纤维束绝大部分构成内囊。内囊（图10-36）是由上、下行纤维构成的宽厚的白质板，位于尾状核、背侧丘脑与豆状核之间。内囊的水平切面上，内囊呈开口向外侧的 V 字形，分 3 部分：①内囊前肢，位于尾状核头部与豆状核之间，有额桥束、丘脑前辐射通过；②内囊后肢，位于背侧丘脑与豆状核之间，有皮质脊髓束、顶枕颞桥束、皮质红核束、视辐射、听辐射、丘脑中央辐射（丘脑皮质束）通过；③内囊膝，位于内囊前后肢交界处，有皮质核束通过。由于内囊内有管理对侧半身躯体感觉和运动的纤维及视辐射通过，故此区损伤出现的症状表现为对侧偏身感觉丧失、对侧偏瘫和偏盲，即"三偏综合征"。

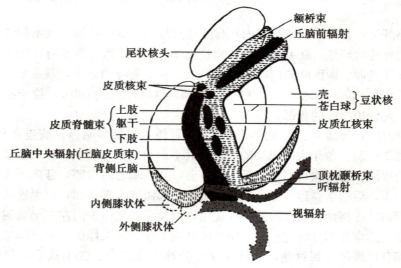

图 10-36　内囊模式图

3. 边缘系统

边缘系统由边缘叶和有关的皮质与皮质下结构（如杏仁体、隔核、下丘脑、上丘脑、丘脑前核等）共同组成，边缘叶（图10-29）由隔区、扣带回、海马旁回、海马和齿状回共同构成。边缘系统与内脏活动、情绪反应、性活动和记忆等的机制有关。

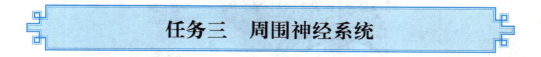

任务三　周围神经系统

周围神经系统包括脊神经、脑神经。脊神经借前、后根与脊髓相连，分布于躯干和四肢。脑神经与脑相连，主要分布于头、颈部。

一、脊神经

脊神经是指与脊髓相连的神经，共31对，其中颈神经8对、胸神经12对、腰神经5对、骶神经5对和尾神经1对。每对脊神经都由前根和后根在椎间孔处汇合而成，后根上有一膨大部称脊神经节，内含假单极神经元的胞体。各脊神经根经椎间孔穿出椎管的部位是：第1颈神经从寰椎与枕骨之间穿出，第2～7颈神经从同序数颈椎上方的椎间孔穿出，第8颈神经从第7颈椎与第1胸椎之间的椎间孔穿出。全部胸神经和腰神经从同序数椎骨下方的椎间孔穿出。第1～4骶神经从同序数骶前、后孔穿出。第5骶神经和尾神经从骶管裂孔穿出（图10-7）。

前根由运动纤维组成，其胞体位于脊髓前角和中间带侧角内；后根由感觉纤维组成，其胞体位于脊神经节内。由前、后根合成的脊神经均为混合性神经。脊神经由4种神经纤维成分组成：①躯体感觉纤维，主要分布于皮肤、肌、腱和关节，将皮肤浅感觉和肌、腱、关节的深感觉冲动传入中枢；②内脏感觉纤维，分布于内脏、心血管和腺体，传导来自这些结构的感觉冲动；③躯体运动纤维，分布于骨骼肌，支配其运动；④内脏运动纤维，支配平滑肌、心肌的运动和腺体的分泌（图10-37）。

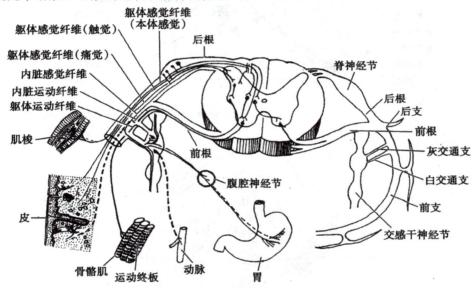

图 10-37　脊神经的组成和分布模式图

脊神经出椎间孔后立即分为前支和后支，两者均为混合性神经。后支细小，经相邻椎骨横突之间或骶后孔向后走行，呈节段性分布。肌支分布于项、背、腰、骶部深层肌；皮支分布于枕、项、背、腰、骶、臀部的皮肤。其中第2颈神经后支的皮支粗大称枕大神经，穿斜方肌腱达皮下，分布枕项部皮肤。第1～3腰神经后支的外侧支较粗大，分布臀上部皮肤，称为臀上皮神经。第1～3骶神经后支的皮支分布于臀中部皮肤，称为臀中皮神经。前支粗大，分布于躯干前外侧和四肢的骨骼肌及皮肤。除胸神经前支保持原有的节段性走行和分布，其余的前支分别交织成丛，由丛再发出分支，分布于一定区域。脊神经前支形成的神经丛有颈丛、臂丛、腰丛和骶丛。

（一）颈丛

颈丛由第1～4颈神经前支组成，位于胸锁乳突肌上部的深面（图10-38）。颈丛的分支有皮支和肌支。皮支在胸锁乳突肌后缘中点附近穿出，呈扇形走向后方（图10-39）。颈丛的分支如下。

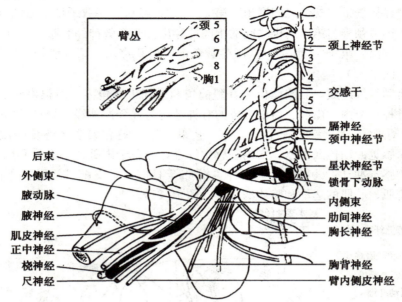

图 10-38　颈丛和臂丛

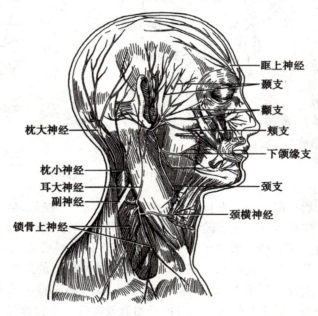

图 10-39　颈丛皮支

1. 枕小神经

枕小神经沿胸锁乳突肌后缘上升，分布于枕部和耳郭背面上部的皮肤。

2. 耳大神经

耳大神经沿胸锁乳突肌表面行向前上，分布于耳郭、乳突和腮腺区的皮肤。

3. 颈横神经

颈横神经从胸锁乳突肌后缘中点穿出后，横行越过其表面，分布于颈前部皮肤。

4. 锁骨上神经

锁骨上神经有 2～4 支行向外下方，分布于颈外侧部、胸壁上部和肩部的皮肤。

5. 膈神经

膈神经是颈丛中最重要的分支。从颈丛发出后，沿前斜角肌的表面下降，在锁骨下动、静脉之间经胸廓上口入胸腔，越过肺根前方，在心包和纵隔胸膜之间下行达膈。膈神经的运动纤维支配膈的运动；其感觉纤维分布于纵隔胸膜和膈胸膜、心包及膈下面中央部的腹膜。右膈神经的感觉纤维还可分布到肝、胆囊、胆总管等（图 10-40）。一侧膈神经损伤，引起膈的同侧半瘫痪，该侧半膈位置升高，腹式呼吸减弱。双侧膈神经损伤时，整个膈瘫痪，位置上移，患者腹式呼吸消失。膈神经受到刺激时，可出现呃逆。

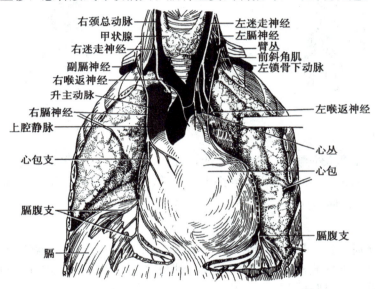

图 10-40　膈神经

（二）臂丛

臂丛由第 5～8 颈神经前支和第 1 胸神经前支的大部分纤维组成。经斜角肌间隙穿出，走在锁骨下动脉后上方，然后经锁骨后方进入腋窝（图 10-38）。在锁骨中点后方，组成臂丛的 5 个脊神经前支先合成上、中、下 3 个干，每个干在锁骨上方又分为前、后 2 股。由上、中干前股合成外侧束，下干前股延续为内侧束，3 个干的后股合成后束。3 个束分别从内侧、外侧、后方三面包绕腋动脉。臂丛在锁骨上窝处位置表浅，在上肢手术时，锁骨中点常作为臂丛阻滞麻醉的定位标志。臂丛的主要分支如下（图 10-38、图 10-41、图 10-42）。

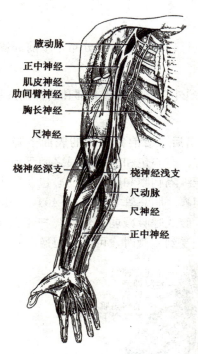

图 10-41　上肢前面的神经

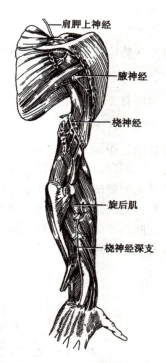

图 10-42　上肢后面的神经

1. 肌皮神经

肌皮神经发自臂丛外侧束，斜穿喙肱肌，经肱二头肌与肱肌之间下行。肌支支配臂肌前群。肌皮神经的终支在肘关节稍上方穿出深筋膜，沿前臂外侧面下行，称前臂外侧皮神经，分布于前臂外侧面的皮肤。

2. 正中神经

正中神经分别起自臂丛内、外侧束。在臂部，正中神经与肱动脉伴行，沿肱二头肌内侧沟至肘窝，向下穿旋前圆肌，行于指浅屈肌和指深屈肌之间，在桡侧腕屈肌和掌长肌之间下行，经腕管到达手掌。正中神经在臂部无分支。在前臂，其发出肌支支配除肱桡肌、尺侧腕屈肌和指深屈肌尺侧半以外的所有前臂前群肌。在手掌，正中神经通常先发出一粗短的肌支，称返支，进入鱼际，支配鱼际肌（拇收肌除外）。然后正中神经分成2～3支指掌侧总神经，它们下行至掌骨头附近，各分成2支指掌侧固有神经，沿第1～4指的相对缘下行直至指尖；从这些神经发出的皮支分布于掌心和鱼际的皮肤（手掌桡侧2/3的皮肤）、桡侧3个半指的掌面及其中节和末节背面的皮肤（图10-43、图10-44），肌支支

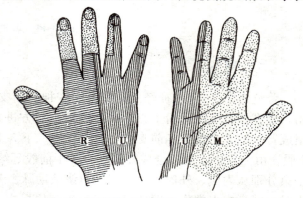

M—正中神经，R—桡神经，U—尺神经。

图 10-43　手部皮肤的神经分布

配第 1、2 蚓状肌（图 10-45）。

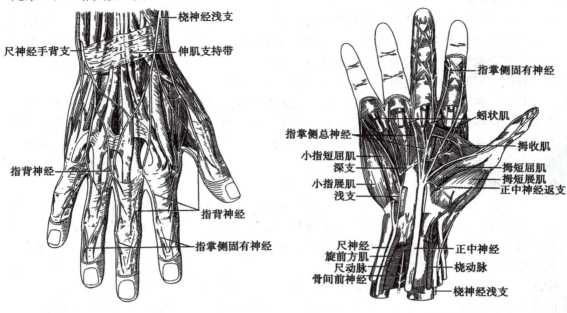

图 10-44　手背面的神经　　　　　图 10-45　手掌面的神经

　　正中神经干损伤后，由于前臂的主要旋前肌（旋前圆肌、旋前方肌）均瘫痪，前臂在旋后肌的作用下处于旋后位。由于桡侧腕屈肌、指浅屈肌、拇长屈肌等瘫痪，前臂屈肌的屈腕能力减弱（因尺侧腕屈肌功能正常，故仍可屈腕）。由于指浅屈肌、指深屈肌桡侧半瘫痪，因此示指和中指的近侧、远侧指骨间关节均不能屈而处于伸的位置。环指和小指由于指深屈肌尺侧半未瘫痪，所以它们的指骨间关节都还可以屈，但屈的力量因指浅屈肌瘫痪而减弱。由于鱼际肌中的拇短屈肌和前臂的拇长屈肌都瘫痪，拇指的指骨间关节、掌指关节、腕掌关节都不能屈而处于伸的位置。鱼际肌中的拇短展肌和拇对掌肌瘫痪，拇指展的能力减弱，丧失对掌能力。手掌桡侧半和桡侧 3 个半指掌面的皮肤感觉迟钝，尤以第 1～3 指末节最为明显。鱼际肌萎缩后，手掌显得平坦（图 10-46）。

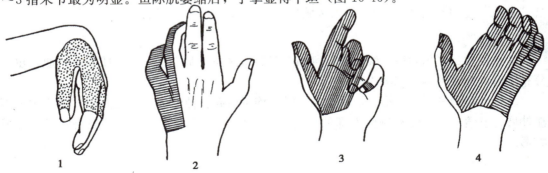

1. 垂腕（桡神经损伤）；2. "爪形手"（尺神经损伤）
3. 正中神经损伤时的手形；4. "猿手"（正中神经和尺神经合并损伤）
图 10-46　桡、尺、正中神经损伤的手形及皮肤感觉丧失区

3. 尺神经

尺神经发自臂丛内侧束，在肱动脉内侧下行，后至臂后面下行至肱骨内上髁后方的尺神经沟，此处位置表浅又贴近骨面，易触及也易受损伤；再向下穿尺侧腕屈肌起点，行于尺侧腕屈肌和指深屈肌之间，在尺动脉内侧下行，在桡腕关节上方发出手背支，本干经豌豆骨桡侧、屈肌支持带浅面下行，经掌腱膜深面入手掌。

尺神经在臂部无分支，在前臂上部发出肌支支配尺侧腕屈肌和指深屈肌尺侧半。在前臂下部，尺神经发出手背支分布于手背尺侧半、小指和环指近节背面、中指近节背面尺侧半等处的皮肤。在腕部发出的浅支分布于小鱼际的皮肤、小指和环指尺侧半掌面的皮肤及该1个半指中节、末节背面的皮肤（图10-43）。深支支配小鱼际肌，全部骨间肌，第3、4蚓状肌，拇收肌（图10-44、图10-45）。

尺神经干损伤时，由于指深屈肌尺侧半瘫痪，环指和小指的远侧指骨间关节不能屈，该二指的近侧指骨间关节在指浅屈肌作用下仍可做屈的运动。又由于全部骨间肌和第3、4蚓状肌瘫痪，环指和小指的掌指关节屈的力量大幅度减弱而呈过伸状态，该二指的近侧和远侧指骨间关节不能伸，于是该二指的近侧指骨间关节呈屈的状态，远侧指骨间关节处于中间位（半屈位）、不能做屈伸运动。拇收肌瘫痪，拇指不能收而处于展的位置。由于骨间肌及小鱼际肌瘫痪，第2~5指不能做展和收的运动。骨间肌和小鱼际肌萎缩，呈现"爪形手"（图10-46）。

4. 桡神经

桡神经发自臂丛后束，在腋动脉的后方与肱深动脉伴行，经肱三头肌长头和内侧头之间进入桡神经沟行向下外，在肱骨外上髁上方穿外侧肌间隔至肱桡肌深处，分成浅支与深支。桡神经在臂部发出肌支支配肱三头肌、肱桡肌和桡侧腕长伸肌。

（1）浅支：为皮支，沿桡动脉外侧下行，在前臂中1/3和下1/3交界处转向背侧，发出分支分布于手背桡侧半和桡侧2个半指近节指背的皮肤（图10-44）。

（2）深支：主要是肌支，穿过旋后肌至前臂背面，在前臂后肌群浅、深层之间下行至腕部，分支支配前臂后肌群各肌。深支还发出关节支分布于腕部各关节。

肱骨中部骨折易伤及桡神经，其运动障碍主要表现为前臂的伸肌瘫痪，抬起前臂时出现"垂腕"。皮肤感觉障碍最明显的区域是手背第1、2掌骨之间的"虎口区"（图10-46）。

5. 腋神经

腋神经发自臂丛后束，绕肱骨外科颈至三角肌深面。肌支支配三角肌和小网肌，皮支分布于肩部和臂外侧上部的皮肤。

肱骨外科颈骨折或不恰当地使用腋杖时，均可引起腋神经损伤。主要表现为肩关节不能外展，三角肌区和臂外侧面上部的感觉丧失。由于三角肌萎缩使肩部失去圆隆状而成方形。

6. 胸背神经

胸背神经发自臂丛后束，沿肩胛骨外侧缘伴肩胛下血管下行，支配背阔肌。

7. 前臂内侧皮神经

前臂内侧皮神经发自臂丛内侧束，经腋动、静脉之间下行达臂部中下份，与贵要静脉一同穿深筋膜，分布于前臂尺侧面的皮肤。

（三）胸神经前支

胸神经前支共 12 对，第 1～11 对胸神经前支位于相应肋间隙中，称肋间神经，第 12 对胸神经前支位于第 12 肋下方称肋下神经。肋间神经在肋间内、外肌之间伴肋间血管沿肋沟走行。第 1～6 对肋间神经分支分布于肋间肌、胸壁皮肤和壁胸膜。第 7～11 肋间神经分布于相应的肋间肌和胸壁皮肤及壁胸膜，并斜向前下和肋下神经一起行于腹内斜肌和腹横肌之间，还分布于腹前外侧群肌和腹壁皮肤及壁腹膜（图 10-47）。

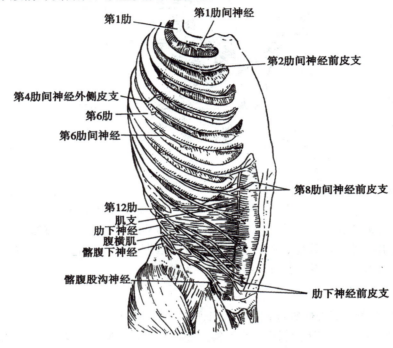

图 10-47　胸神经

（四）腰丛

腰丛是由第 12 胸神经前支一部分、第 1～3 腰神经前支及第 4 腰神经前支的一部分组成，腰丛位于腰大肌深面、腰椎横突前方。除发出支配髂腰肌和腰方肌的肌支外，还发出许多分支分布于腹股沟区、大腿前部和内侧部（图 10-48）。腰丛的主要分支如下。

1. 股神经

股神经是腰丛最大的分支（图 10-48、图 10-49），起初自腰大肌外缘穿出，继而在腰大肌与髂肌之间下行，在腹股沟韧带中点稍外侧经韧带深面进入股部，随即分为数支。①肌支：分布于髂肌、耻骨肌、股四头肌和缝匠肌。②皮支：有数条较短的皮支分布于大腿及膝关节前面的皮肤。最长的皮支为隐神经，伴随大隐静脉沿小腿内侧面下行至足内侧缘，沿途分布于膝关节下部、小腿内侧面及足内侧缘皮肤。

股神经损伤后表现为屈髋无力，坐位时不能伸膝，行走困难，膝跳反射消失，大腿前面和小腿内侧面皮肤感觉障碍。

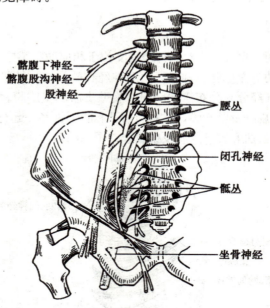

髂腹下神经
髂腹股沟神经
股神经
腰丛
闭孔神经
骶丛
坐骨神经

图 10-48 腰丛和骶丛

2. 闭孔神经

闭孔神经自腰丛发出后从腰大肌内侧缘穿出，贴小骨盆内侧壁前行，与闭孔血管伴行，穿闭膜管出小骨盆，分前、后两支，分别经短收肌前、后面进入大腿区，分布于大腿内收肌群和大腿内侧面皮肤（图 10-48、图 10-49）。

3. 髂腹下神经

髂腹下神经自腰大肌外侧缘穿出后，行于腹横肌与腹内斜肌之间，至髂前上棘内侧 2～3 cm 处穿过腹内斜肌，行于腹内斜肌和腹外斜肌腱膜之间，至腹股沟管浅环上方穿过腹外斜肌腱膜，分布于耻骨联合上方的皮肤，肌支支配腹肌前外侧群（图 10-47）。

4. 髂腹股沟神经

髂腹股沟神经自髂腹下神经下方出腰大肌外缘，斜行跨过腰方肌和髂肌下部，在髂嵴前端附近穿过腹横肌，在该肌与腹内斜肌之间前行，继而穿入腹股沟管，伴精索（子宫圆韧带）下行，自腹股沟管浅环穿出。皮支分布于腹股沟区、阴囊或大阴唇皮肤，其肌支支配腹肌前外侧群（图 10-47）。

（五）骶丛

骶丛由第 4 腰神经前支一部分和第 5 腰神经前支合成的腰骶干及全部骶神经和尾神经前支组成。骶丛位于盆腔内，髂骨和梨状肌的前面。骶丛发出分支分布于盆壁、臀部、会阴、股后部、小腿和足部的肌肉及皮肤（图 10-48）。骶丛的主要分支如下（图 10-50）。

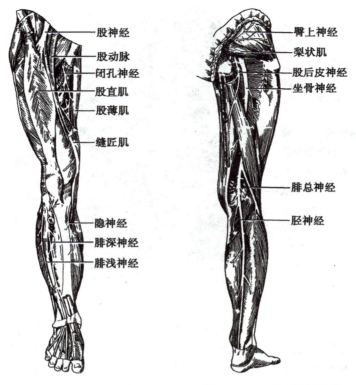

图10-49 下肢前面的神经　　　图 10-50　下肢后面的神经

图10-49 标注：股神经、股动脉、闭孔神经、股直肌、股薄肌、缝匠肌、隐神经、腓深神经、腓浅神经

图10-50 标注：臀上神经、梨状肌、股后皮神经、坐骨神经、腓总神经、胫神经

1. 臀上神经

臀上神经与臀上动、静脉伴行，由梨状肌上孔出盆腔，支配臀中肌和臀小肌。

2. 臀下神经

臀下神经与臀下动、静脉伴行，由梨状肌下孔出盆腔，支配臀大肌。

3. 阴部神经

阴部神经自梨状肌下孔穿出，伴阴部内血管经坐骨小孔至坐骨直肠窝（图 10-51）。主要分支有：①肛神经，分布于肛门外括约肌和肛门部的皮肤；②会阴神经，分布于会阴诸肌和阴囊或大阴唇的皮肤；③阴茎（阴蒂）背神经，分布于阴茎（阴蒂）的海绵体及皮肤。

4. 坐骨神经

坐骨神经是全身最粗大的神经，自梨状肌下孔出盆腔，经坐骨结节与股骨大转子之间至股后部，在腘窝上角处分为胫神经和腓总神经。在股后部发肌支支配大腿后肌群（图 10-50）。

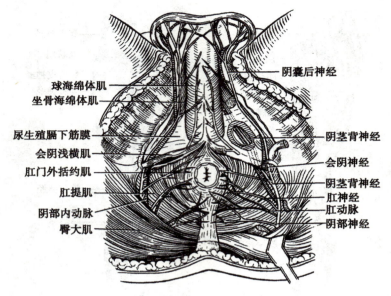

图 10-51　男性阴部神经

（1）胫神经：为坐骨神经的直接延续，沿腘窝的正中线下行，经腓肠肌内、外侧之间进入小腿后部，与其深面的腘血管及胫后动脉伴行，向下经内踝后方至足底，分为足底内侧神经和足底外侧神经。胫神经分布范围包括小腿后群和足底肌、小腿后面和足底的皮肤（图 10-50、图 10-52）。

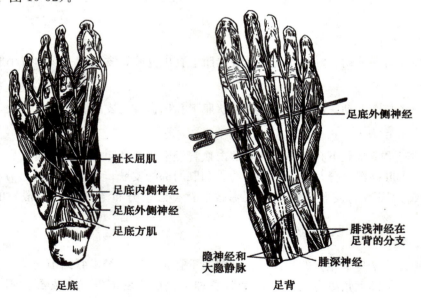

图 10-52　足的神经

胫神经损伤后主要表现为小腿后群肌无力，足不能跖屈，不能以足尖站立，内翻力弱，足底皮肤感觉障碍明显。由于小腿前、外侧群肌过度牵拉，使足呈背屈、外翻位，呈现"钩状足"畸形。

（2）腓总神经：自坐骨神经分出后，沿股二头肌腱的内侧下行，至腓骨颈外侧，分为腓浅神经和腓深神经两个终支（图 10-49、图 10-50）。腓浅神经在腓骨长、短肌与趾长伸肌之间下行，在小腿中下 1/3 交界处浅出成为皮支，分布于小腿外侧、足背和第 2～5 趾背的皮肤。其肌支支配腓骨长、短肌。腓深神经伴随胫前血管下行于胫骨前肌与趾长伸肌之间，经踝关节前方至足背，分布于小腿前群肌、足背肌和第 1、2 趾相对缘的皮肤。

腓总神经行程中贴近腓骨颈的骨面，腓骨颈骨折易损伤腓总神经，损伤后致小腿前群肌、外侧群肌和足背肌瘫痪，其中小腿前群肌瘫痪，足不能背屈，趾屈曲并伴有内翻；腓骨长、短肌瘫痪，外翻力锐减，足呈"马蹄内翻足"，患者行走时呈跨阈步态。小腿前外侧面及足背感觉障碍。

【附】脊髓对皮肤的节段性支配

脊髓对皮肤的节段性支配，以躯干部最为典型，自背侧中线至腹侧中线较有规律地形成连续横行的环形带。例如第 2 胸段支配胸骨角平面皮肤，第 4 胸段支配乳头平面皮肤，第 6 胸段支配剑突平面皮肤，第 8 胸段支配肋弓平面皮肤，第 10 胸段支配脐平面皮肤，第 12 胸段支配耻骨联合和脐连线中点的平面皮肤（图 10-53）。了解皮肤的节段性支配，有助于对脊髓损伤进行定位诊断。

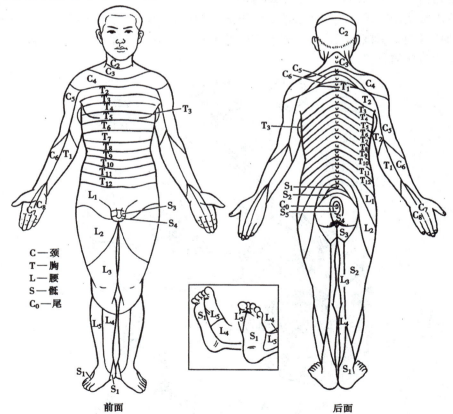

图 10-53　脊髓对皮肤的节段性支配

二、脑神经

脑神经（图 10-54）是指与脑相连的神经，共 12 对，其排列顺序通常用罗马数字表示，见表 10-5。

脑神经纤维成分较脊神经复杂，根据胚胎发生来源和功能特点划分为以下 7 种纤维成分。

一般躯体感觉纤维：分布于头面部皮肤、肌、腱、口及鼻腔大部分黏膜、视器和脑膜，传导痛觉、温度觉、触觉和本体感觉。

特殊躯体感觉纤维：分布于由外胚层衍化来的视器和前庭蜗器等特殊感觉器官，传导视觉、听觉和平衡觉。

一般内脏感觉纤维：分布于头、颈、胸、腹部的内脏器官，传导头、颈、胸、腹部的内脏感觉。

特殊内脏感觉纤维：分布于味蕾和嗅黏膜，传导味觉和嗅觉；因味觉和嗅觉与消化道的功能相关，故将其归类为特殊内脏感觉纤维。

一般躯体运动纤维：由脑干内一般躯体运动核的轴突组成，分布于眼球外肌、舌肌等非鳃弓衍化而来的骨骼肌，支配它们的运动。

一般内脏运动纤维：分布于心肌、平滑肌和腺体，为副交感神经纤维。由脑干内一般内脏运动核（副交感核）发出，经过器官旁节或器官内节交换神经元后，支配平滑肌、心肌的运动和腺体的分泌。

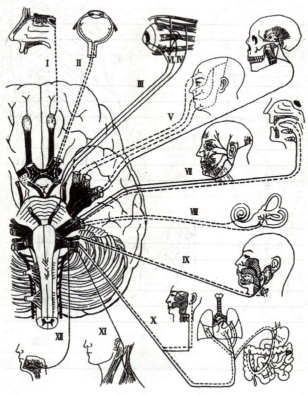

图 10-54　脑神经概观

表 10-5　脑神经名称

顺序和名称	性质	出入脑的部位	出入颅腔的部位
Ⅰ 嗅神经	感觉性	端脑	筛孔
Ⅱ 视神经	感觉性	间脑	视神经管
Ⅲ 动眼神经	运动性	中脑	眶上裂
Ⅳ 滑车神经	运动性	中脑	眶上裂
Ⅴ 三叉神经	混合性	脑桥	眼神经——眶上裂 上颌神经——圆孔 下颌神经——卵圆孔
Ⅵ 展神经	运动性	脑桥	眶上裂
Ⅶ 面神经	混合性	脑桥	内耳门——茎乳孔
Ⅷ 前庭蜗神经	感觉性	脑桥	内耳门
Ⅸ 舌咽神经	混合性	延髓	颈静脉孔
Ⅹ 迷走神经	混合性	延髓	颈静脉孔
Ⅺ 副神经	运动性	延髓	颈静脉孔
Ⅻ 舌下神经	运动性	延髓	舌下神经管

特殊内脏运动纤维：由脑干内特殊内脏运动核发出的轴突组成，分布于鳃弓衍化而来的骨骼肌，包括咀嚼肌、面肌和咽喉肌等，并支配它们的运动。

为了学习方便，根据脑神经支配的对象可将以上 7 种纤维成分总括为以下 4 种。

躯体感觉纤维：包括前述的一般躯体感觉纤维和特殊躯体感觉纤维，传导头面部痛觉、温度觉、触觉、视觉、听觉和平衡觉。

内脏感觉纤维：包括前述的一般内脏感觉纤维和特殊内脏感觉纤维，传导头、颈、胸、腹部的内脏感觉及嗅觉和味觉。

躯体运动纤维：包括前述的一般躯体运动纤维和特殊内脏运动纤维，支配头颈部的骨骼肌运动。

内脏运动纤维：即前述的一般内脏运动纤维，支配平滑肌、心肌和腺体。

根据脑神经所含纤维成分的不同，可将 12 对脑神经分为 3 类：①感觉性神经，包括Ⅰ嗅神经、Ⅱ视神经、Ⅷ前庭蜗神经；②运动性神经，包括Ⅲ动眼神经、Ⅳ滑车神经、Ⅵ展神经、Ⅺ副神经和Ⅻ舌下神经；③混合性神经，包括Ⅴ三叉神经、Ⅶ面神经、Ⅸ舌咽神经、Ⅹ迷走神经。

（一）嗅神经

嗅神经（图 10-55）为感觉性神经，传导嗅觉冲动。鼻腔嗅黏膜内嗅细胞的中枢突聚集成 20 多条嗅丝（即嗅神经），穿颅前窝的筛孔入颅，止于嗅球。颅前窝骨折伤及筛板时可撕脱嗅丝而导致嗅觉障碍。

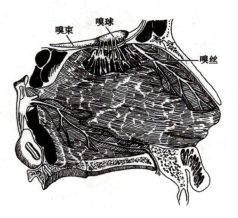

图 10-55 嗅神经

（二）视神经

视神经（图 10-56、图 10-57）为感觉性神经，传导视觉冲动。视网膜内节细胞的轴突在视神经盘处汇聚，穿过巩膜构成视神经，向后经视神经管入颅中窝，于垂体前方续为视交叉，经视束连于间脑的外侧膝状体。

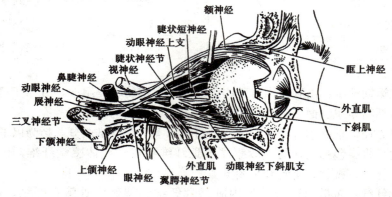

图 10-56 眶内神经（外侧面观）

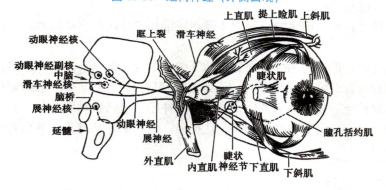

图 10-57 动眼神经、滑车神经、展神经分布示意图

（三）动眼神经

动眼神经（图 10-56、图 10-57、图 10-83）为运动性神经，含有躯体运动纤维和内脏

运动（副交感）纤维两种纤维成分。躯体运动纤维起于中脑内的动眼神经核，内脏运动纤维起于中脑内的动眼神经副核。动眼神经自中脑腹侧脚间窝出脑，前行进入海绵窦外侧壁上部，再经眶上裂入眶，分成上、下两支：上支细小，支配上睑提肌和上直肌；下支粗大，支配下直肌、内直肌和下斜肌。动眼神经中的内脏运动纤维由下斜肌支单独分出一小支进入睫状神经节，在节内交换神经元，节后纤维支配睫状肌和瞳孔括约肌，参与调节反射和瞳孔对光反射。睫状神经节（图10-56、图10-57）为副交感神经节，位于视神经与外直肌之间。

动眼神经损伤可致上睑提肌、上直肌、内直肌、下直肌和下斜肌瘫痪，出现上睑下垂、瞳孔斜向外下方；其瞳孔括约肌、睫状肌瘫痪可出现瞳孔散大、瞳孔对光反射消失等症状。

（四）滑车神经

滑车神经（图10-57、图10-83）为运动性神经，含躯体运动纤维，起于中脑内的滑车神经核，自下丘下方出中脑后，绕大脑脚外侧前行，穿经海绵窦外侧壁，经眶上裂入眶，支配上斜肌。滑车神经损伤后上斜肌瘫痪，瞳孔不能转向外下方。

（五）三叉神经

三叉神经（图10-58～图10-60）为混合性神经，含有躯体感觉纤维和躯体运动纤维两种纤维成分。躯体感觉纤维的细胞体位于三叉神经节内，该节位于颞骨岩部尖端处，节内为假单极神经元，中枢突聚集成粗大的三叉神经感觉根，在脑桥基底部与小脑中脚交界处入脑，止于三叉神经脑桥核和三叉神经脊束核；周围突组成三叉神经的3大分支，即眼神经、上颌神经和下颌神经，分布于面部皮肤、口腔和鼻腔黏膜、牙、鼻旁窦、眼球等处。躯体运动纤维起于脑桥内的三叉神经运动核，组成三叉神经运动根，在感觉根的下内侧经三叉神经节进入下颌神经，再经卵圆孔出颅，支配咀嚼肌。

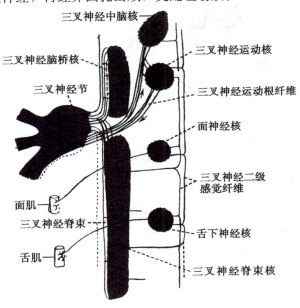

图10-58 三叉神经核团及其与中枢的联系

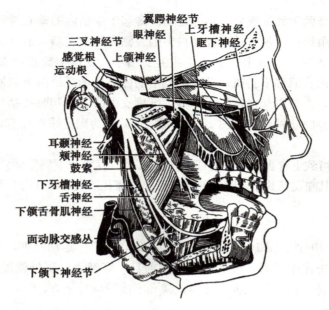

图 10-59　三叉神经（外面观）

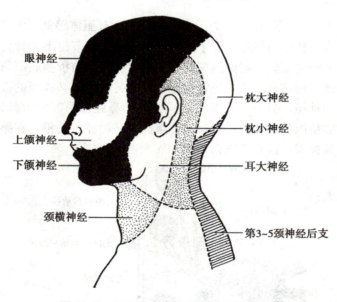

图 10-60　三叉神经头面部皮肤的神经分布

1. 眼神经

眼神经（图 10-59、图 10-60、图 10-83）为感觉性神经，自三叉神经节分出后，穿经海绵窦外侧壁，在动眼神经和滑车神经下方经眶上裂入眶，分支分布于眼球、泪腺、结膜、部分鼻腔黏膜和硬脑膜。眼神经的终支为眶上神经，自眶上孔穿出后分布于上睑、鼻背和额顶部的皮肤。

2. 上颌神经

上颌神经（图 10-59、图 10-60、图 10-83）为感觉性神经，自三叉神经节分出后，穿经海绵窦外侧壁，由圆孔出颅后，经眶下裂入眶，延续为眶下神经，其经眶下孔穿出。上颌神经分布于上颌牙齿、牙龈、上颌窦、鼻腔黏膜及眼裂和口裂间的皮肤。

3. 下颌神经

下颌神经（图 10-59、图 10-60）是 3 支中最粗大的一支，为混合性神经，自三叉神经节分出后，经卵圆孔出颅，分为前、后两干。前干细小，除发肌支支配咀嚼肌外，还分出一支颊神经，分布于颊部皮肤及颊黏膜。后干粗大，分布于硬脑膜、下颌牙齿及牙龈、舌前 2/3 及口腔底的黏膜、耳颞区和口裂以下的皮肤等处，其主要分支如下。

（1）耳颞神经：两根起于下颌神经后干，其间夹持脑膜中动脉，向后合成一干，经下颌颈内侧与颞浅血管伴行，穿过腮腺上行，分布于腮腺、耳前面及颞区皮肤。

（2）舌神经：在下颌支内侧下降，向前呈弓形越过下颌下腺上方，达口腔黏膜深面，分布于口腔底及舌前 2/3 的黏膜。舌神经行程中有来自面神经的鼓索加入，分布于舌前 2/3 黏膜的味蕾，感受味觉。

（3）下牙槽神经：在舌神经后方，沿翼内肌外侧下行，经下颌孔入下颌管，在管内分支组成下牙丛，分支分布于下颌牙齿和牙龈。其终支自颏孔浅出称颏神经，分布于颏部及下唇的皮肤和黏膜。

一侧三叉神经完全损伤，出现同侧面部皮肤及口、鼻腔黏膜感觉障碍，角膜反射消失；同侧咀嚼肌瘫痪、萎缩，张口时下颌偏向患侧。临床上三叉神经痛可涉及三叉神经某一分支或全部分支，压迫眶上孔、眶下孔或颏孔可诱发患支分布区域的疼痛。

（六）展神经

展神经（图 10-56、图 10-57、图 10-83）为运动性神经，含躯体运动纤维，起于脑桥内的展神经核，自延髓脑桥沟中部出脑，前行至颞骨岩部尖端穿入海绵窦，经眶上裂入眶，分布于外直肌。展神经损伤可引起外直肌麻痹，出现眼内斜视。

（七）面神经

面神经（图 10-61 ～ 图 10-63）为混合性神经，含有 3 种纤维成分。躯体运动纤维起于脑桥内的面神经核，支配面部表情肌；内脏运动纤维属副交感神经纤维，起于脑桥内上泌涎核，交换神经元后的节后纤维分布于泪腺、下颌下腺、舌下腺及鼻腔、腭的黏膜腺，管理腺体的分泌；内脏感觉纤维即味觉纤维，其胞体位于膝神经节，周围突分布于舌前 2/3 黏膜的味蕾，中枢突止于孤束核。

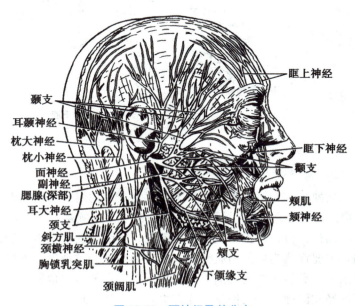

眶上神经
颞支
耳颞神经
枕大神经
枕小神经
面神经
副神经
腮腺(深部)
耳大神经
颈支
斜方肌
颈横神经
胸锁乳突肌
颈阔肌
眶下神经
颧支
颊肌
颊支
颏神经
下颌缘支

图 10-61　面神经及其分支

膝神经节位于面神经管内转折处。

面神经由两个根组成，一个是较大的运动根，另一个是较小的混合根（含感觉和副交感纤维），自脑桥延髓沟出脑，进入内耳门后两根合成一干，穿过内耳道底进入面神经管，再由茎乳孔出颅，向前穿过腮腺到达面部。

1. 面神经管内的分支

（1）鼓索（图 10-62、图 10-63）：在面神经出茎乳孔前约 6 mm 处发出，向前上行进入鼓室，继而穿岩鼓裂出鼓室至颞下窝，行向前下并入舌神经。鼓索含两种纤维：一种称为味觉纤维，随舌神经分布于舌前 2/3 的味蕾，传导味觉；另一种为副交感纤维，进入下颌下神经节交换神经元，节后纤维分布于下颌下腺和舌下腺，管理腺体分泌。

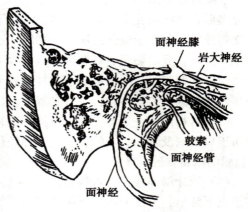

图 10-62　面神经在面神经管内的走行

（2）岩大神经（图 10-62、图 10-63）：含副交感纤维，自膝神经节处分出至颅底内面，再经破裂孔至颅底外面的翼腭窝，进入翼腭神经节交换神经元，其节后纤维管理泪腺、腭及鼻腔黏膜的腺体分泌。

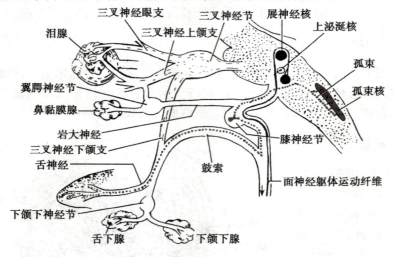

图 10-63　面神经纤维分布示意图

2. 面神经管外的分支

面神经出茎乳孔后前行进入腮腺，在腮腺内组成腮腺内丛，由丛再发分支由腮腺前缘呈扇形穿出，发出的分支包括颞支、颧支、颊支、下颌缘支和颈支等，支配表情肌等（图 10-61）。

面神经行程较长，损伤部位不同，所引起的症状也有所差异。若面神经出茎乳孔后损伤，主要症状为患侧面肌瘫痪，表现为患侧额纹消失，不能皱眉；睑裂不能闭合，角膜反射消失；鼻唇沟变浅或消失，口角下垂，发笑时口角歪向健侧；不能吹口哨和鼓腮等。若面神经在面神经管内损伤，除有患侧面瘫的表现外，还伴有舌前 2/3 味觉丧失、唾液腺和泪腺等腺体分泌障碍引起的眼干、鼻腔干燥等症状。

【附】角膜反射

以棉絮轻触一侧角膜时，引起两眼同时闭合，此现象称为角膜反射。其反射通路如下：角膜→三叉神经的眼神经→三叉神经脑桥核和脊束核→两侧的面神经核→面神经→两侧的眼轮匝肌。

（八）前庭蜗神经

前庭蜗神经由前庭神经和蜗神经组成，为感觉性神经，含躯体感觉纤维。

1. 前庭神经

前庭神经（图 10-64）传导平衡觉。其所属双极神经元的胞体在内耳道底聚集成前庭神经节，周围突穿内耳道底分布于内耳椭圆囊斑、球囊斑和壶腹嵴中的毛细胞，中枢突组成前庭神经，经内耳门入颅，经脑桥延髓沟外侧入脑，止于脑干的前庭神经核。

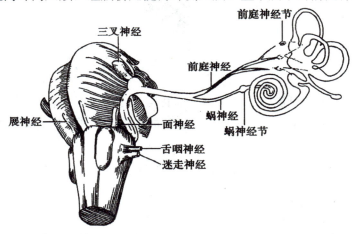

图 10-64　前庭蜗神经

2. 蜗神经

蜗神经（图 10-64）传导听觉。其所属双极神经元的胞体在内耳蜗轴内聚集成蜗神经节，周围突分布于内耳螺旋器上的毛细胞，中枢突组成蜗神经，经内耳门入颅，经脑桥延髓沟外侧入脑，止于脑干的蜗神经核。

前庭蜗神经损伤后，患侧可出现神经性耳聋和平衡功能障碍。前庭神经受刺激可引起眩晕，常伴有眼球震颤、呕吐等症状。

（九）舌咽神经

舌咽神经（图 10-65）为混合性神经，含 4 种纤维成分：躯体运动纤维，起于疑核，支配茎突咽肌；内脏运动纤维，属副交感纤维，起于下泌涎核，在耳神经节交换神经元，其节后纤维分布于腮腺，管理腺体分泌；内脏感觉纤维，其胞体位于颈静脉孔处的舌咽神经下神经节内，中枢突止于孤束核，其周围突分布于咽、舌后 1/3、咽鼓管和鼓室等处黏膜及颈动脉窦和颈动脉小球，传导内脏感觉；躯体感觉纤维，其胞体位于颈静脉孔内的舌咽神经上神经节内，中枢突止于三叉神经脊束核，其周围突分布于耳后皮肤。

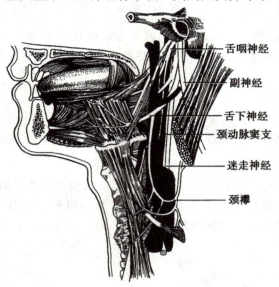

图 10-65　舌咽神经、副神经及舌下神经

标注：舌咽神经、副神经、舌下神经、颈动脉窦支、迷走神经、颈襻

舌咽神经的根丝连于延髓橄榄的后方，前行与迷走神经和副神经同穿颈静脉孔出颅。出颅后先在颈内动、静脉间下降，继而呈弓形向前达舌根。其主要分支如下。

1. 舌支

舌支（图 10-65）为舌咽神经的终支，分布于舌后 1/3 黏膜和味蕾，传导一般感觉和味觉。

2. 颈动脉窦支

颈动脉窦支（图 10-65）有 1～2 支，属感觉性神经，在颈静脉孔下方发出，沿颈内动脉下行，分布于颈动脉窦和颈动脉小球，分别感受血压和血液中二氧化碳浓度的变化，反射性地调节血压和呼吸。

3. 鼓室神经

鼓室神经发自下神经节，进入鼓室后，在鼓室内侧壁黏膜内与交感神经纤维共同形成鼓室丛，分布于鼓室、咽鼓管和乳突小房黏膜，传导感觉。鼓室神经的终支为岩小神经，含有来自下泌涎核的副交感纤维，出鼓室达耳神经节（位于卵圆孔下方，贴附于下颌神经的内侧）交换神经元，其节后纤维随耳颞神经分布于腮腺，支配其分泌。

（十）迷走神经

迷走神经（图 10-65、图 10-66）为混合性神经，是行程最长、分布范围最广的脑神经，含有 4 种纤维成分：躯体运动纤维，起于疑核，支配咽喉肌；内脏运动纤维，属副交感纤维，起于迷走神经背核，分布于颈、胸和腹部的脏器，在器官旁节或器官内节交换神经元，其节后纤维管理平滑肌、心肌和腺体的活动；内脏感觉纤维，其胞体位于迷走神经下神经节内，中枢突止于孤束核，其周围突分布于颈、胸和腹部的脏器；躯体感觉纤维，其胞体位于迷走神经上神经节内，中枢突止于三叉神经脊束核，其周围突分布于耳郭、外耳道的皮肤和硬脑膜。

迷走神经根丝连于延髓橄榄的后方，经颈静脉孔出颅，在此处有膨大的迷走神经上、下神经节。迷走神经干在颈部位于颈动脉鞘内，在颈内静脉与颈内动脉或颈总动脉之间的后方下行至颈根部，由此向下，左迷走神经在左颈总动脉与左锁骨下动脉之间下行，越过主动脉弓的前方，经左肺根的后方至食管前面分成许多细支，构成左肺丛和食管前丛，在食管下段又集中起来延续为迷走神经前干。右迷走神经过右锁骨下动脉前方，沿气管右侧下行，经右肺根后方达食管后面，分支构成右肺丛和食管后丛，向下集中起来延续为迷走神

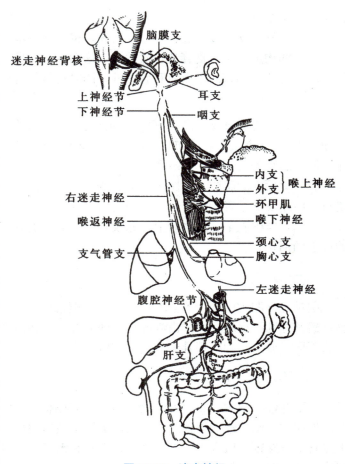

图 10-66 迷走神经

经后干。迷走神经前、后干向下与食管一起穿膈的食管裂孔进入腹腔，分布于胃前、后壁，其终支为腹腔支，参与构成腹腔丛。迷走神经沿途发出许多分支，其中较重要的分支如下。

1. 颈部的分支

主要有喉上神经（图 10-66），其发自迷走神经下神经节，沿颈内动脉内侧下行，在舌骨大角水平分成喉内、喉外两支。喉外支支配环甲肌。喉内支为感觉支，分布于咽、会厌、舌根及声门裂以上的喉黏膜。

2. 胸部的分支

（1）喉返神经（图 10-66）：右、左侧喉返神经均由迷走神经在胸部发出后返回至颈部，但两者勾绕的结构各不相同。右喉返神经在右锁骨下动脉前方处由右迷走神经发出，并勾绕此动脉，上行返回至颈部。左喉返神经在主动脉弓前方处由左迷走神经发出，并勾绕主动脉弓返回至颈部。在颈部，两侧的喉返神经均上行于气管食管间沟内，至甲状腺侧叶深面、环甲关节后方进入喉内，终支称喉下神经，分数支分布于喉。其躯体运动纤维支配除环甲肌以外的所有喉肌，内脏感觉纤维分布于声门裂以下的喉黏膜。喉返神经在行程中还发出胸心支，参加心丛。一侧喉返神经损伤可致声音嘶哑，两侧同时损伤可引起呼吸

困难，甚至窒息。

（2）支气管支和食管支：是左、右迷走神经在胸部发出的一些细小分支，与交感神经的分支共同构成肺丛和食管丛，然后，自这两丛再发出分支分布于气管、支气管、肺及食管，除支配这些器官的平滑肌和腺体外，同时还传导这些脏器和胸膜的感觉。

3. 腹部的分支

（1）胃前支和肝支（图 10-66）：为迷走神经前干的两个终支，胃前支沿胃小弯向右，沿途发出 4～6 个小支，分布于胃前壁。肝支有 1～3 条，参加构成肝丛，随肝固有动脉分布于肝、胆囊等处。

（2）胃后支和腹腔支（图 10-66）：为迷走神经后干的两个终支，胃后支沿胃小弯深部走行，沿途发支至胃后壁，分布于幽门窦及幽门管后壁。腹腔支向右行与交感神经一起构成腹腔丛，伴腹腔干、肠系膜上动脉及肾动脉等分支分布于肝、胆、胰、脾、肾及结肠左曲以上的消化管。

（十一）副神经

副神经（图 10-65）为运动性神经，含躯体运动纤维，起自副神经核，在延髓侧面出脑，经颈静脉孔出颅，绕颈内静脉行向外下方，经胸锁乳突肌深面继续向外下斜行进入斜方肌深面，分支支配胸锁乳突肌和斜方肌。

（十二）舌下神经

舌下神经（图 10-65）为运动性神经，含躯体运动纤维。由舌下神经核发出后，自延髓前外侧沟出脑，经舌下神经管出颅，下行于颈内动脉和颈内静脉之间，在舌神经和下颌下腺管下方穿颏舌肌入舌，支配全部舌内肌和大部舌外肌。一侧舌下神经损伤，患侧舌肌瘫痪，伸舌时舌尖偏向患侧。

12 对脑神经的纤维成分、起核和止核、分布与损伤症状见表 10-6。

表 10-6　12 对脑神经总结表

名称	纤维成分	起核	止核	分布	损伤症状
Ⅰ嗅神经	内脏感觉纤维	—	嗅球	鼻腔嗅黏膜	嗅觉障碍
Ⅱ视神经	躯体感觉纤维	—	外侧膝状体	眼球视网膜	视觉障碍
Ⅲ动眼神经	躯体运动纤维	动眼神经核	—	上、下、内直肌，下斜肌，上睑提肌	眼球外斜视、上睑下垂
	内脏运动纤维	动眼神经副核	—	瞳孔括约肌、睫状肌	瞳孔散大，瞳孔对光反射消失
Ⅳ滑车神经	躯体运动纤维	滑车神经核	—	上斜肌	眼球不能向外下斜视

名称	纤维成分	起核	止核	分布	损伤症状
Ⅴ三叉神经	躯体感觉纤维	—	三叉神经脊束核 三叉神经脑桥核	头面部皮肤，口腔、鼻腔黏膜、牙、眼球、硬脑膜	感觉障碍
	躯体运动纤维	三叉神经运动核	—	咀嚼肌	咀嚼肌瘫痪
Ⅵ展神经	躯体运动纤维	展神经核	—	外直肌	眼球内斜视
Ⅶ面神经	躯体运动纤维	面神经核	—	面部表情肌	额纹消失、眼不能闭合、口角歪向健侧、鼻唇沟变浅
	内脏运动纤维	上泌涎核	—	泪腺、下颌下腺、舌下腺及鼻腔和腭的腺体	分泌障碍
	内脏感觉纤维	—	孤束核	舌前2/3味蕾	味觉障碍
Ⅷ前庭蜗神经	躯体感觉	—	前庭神经核	前庭器	眩晕、眼球震颤等
		—	蜗神经核	螺旋器	听觉障碍
Ⅸ舌咽神经	躯体运动纤维	疑核	—	茎突咽肌	—
	内脏运动纤维	下泌涎核	—	腮腺	分泌障碍
	内脏感觉纤维	—	孤束核	咽、鼓室、咽鼓管、软腭、舌后1/3黏膜、颈动脉窦、颈动脉小球	咽后与舌后1/3感觉（包括味觉）障碍等
	躯体感觉纤维	—	三叉神经脊束核	耳后皮肤	—

续表

名称	纤维成分	起核	止核	分布	损伤症状
Ⅹ迷走神经	内脏运动纤维	迷走神经背核	—	胸腹腔内脏平滑肌、心肌、腺体	心动过速、内脏活动障碍
	躯体运动纤维	疑核	—	咽、喉肌	发音困难、声音嘶哑、吞咽障碍
	内脏感觉纤维	—	孤束核	胸腹腔脏器、咽喉黏膜	—
	躯体感觉纤维	—	三叉神经脊束核	硬脑膜、耳郭及外耳道皮肤	—
Ⅺ副神经	躯体运动纤维	副神经核	—	胸锁乳突肌、斜方肌	一侧胸锁乳突肌瘫痪，头无力转向对侧；斜方肌瘫痪，肩下垂，提肩无力
Ⅻ舌下神经	躯体运动纤维	舌下神经核	—	舌肌	舌肌瘫痪、萎缩、伸舌时舌尖偏向患侧

任务四　内脏神经系统

内脏神经系统是神经系统的重要组成部分之一，内脏神经主要分布于内脏、心血管和腺体。内脏神经和躯体神经一样，均含有运动（传出）和感觉（传入）2 种纤维成分。内脏运动神经调节内脏和心血管的运动，控制腺体的分泌，通常不受人的意志控制，故又称自主神经系统。内脏感觉神经将来自内脏、心血管等处的感觉冲动传入各级中枢，经中枢整合后，通过内脏运动神经调节这些器官的活动，在维持机体内、外环境的动态平衡和机体正常生命活动中发挥重要作用（图 10-67）。

一、内脏运动神经

内脏运动神经和躯体运动神经在结构和功能上有较大差别，现将其主要差异归纳如下。

（1）支配的器官不同：躯体运动神经支配骨骼肌，内脏运动神经支配心肌、平滑肌和腺体。

（2）神经元数目不同：躯体运动神经自低级中枢至骨骼肌，只有一级神经元。内脏运动神经自低级中枢发出后，都要在周围部的内脏神经节交换神经元，再由节内神经元发出纤维到达效应器。因此，内脏运动神经从低级中枢到达所支配的器官需经过两级神经元。第一级神经元称节前神经元，胞体位于脑干和脊髓内，其轴突称节前纤维；第二级神经元为节后神经元，胞体位于周围部的内脏神经节内，其轴突称节后纤维（图 10-68、图 10-69）。

（3）分布形式不同：躯体运动神经以神经干的形式分布，而内脏运动神经则常攀附于脏器或血管的表面形成神经丛，再由丛发出分支至所支配的器官。

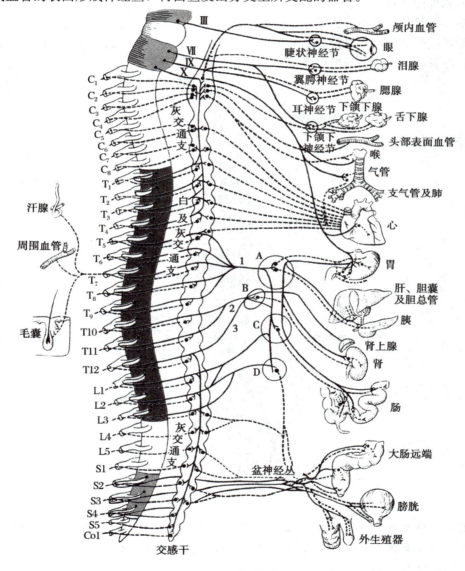

图 10-67　内脏神经系

（4）纤维类型不同：躯体运动神经纤维一般比较粗，为有髓纤维；而内脏运动神经纤维则是薄髓（节前纤维）和无髓（节后纤维）的细纤维。

（5）纤维成分不同：躯体运动神经只有一种纤维成分，即躯体运动纤维；而内脏运动神经有交感和副交感两种纤维成分。多数内脏器官接受交感神经和副交感神经的双重支配。

1. 交感神经

交感神经的低级中枢位于脊髓第1胸节段～第3腰节段（T_1～L_3）的侧角内。根据交感神经低级中枢的位置，故交感神经也称"内脏神经胸腰部"。交感神经的周围部包括交感神经节及由节发出的分支和交感神经丛等。

（1）交感神经节：为交感神经节后神经元胞体所在处。依其所在位置不同，可分为椎旁神经节和椎前神经节。

①椎旁神经节：位于脊柱两旁，同侧相邻椎旁神经节之间借节间支相连，形成链索状的交感干，故椎旁神经节又称交感干神经节。左、右交感干均上起自颅底，下至尾骨，两干下端在尾骨前合为单个的奇神经节（图10-68）。

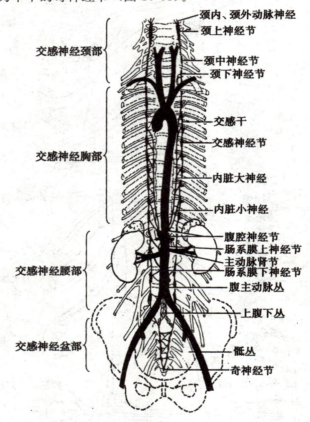

图 10-68　交感干及椎前神经节

椎旁神经节共有39～47个。颈部交感干神经节一般有3对，分别称颈上神经节、颈中神经节和颈下神经节。胸部有10～12对，腰部有4～5对，骶部有2～3对，尾部为1个单节（奇神经节）。

②椎前神经节：位于脊柱前方，腹主动脉脏支根部，呈不规则的节状团块。主要有腹腔神经节、主动脉肾神经节、肠系膜上神经节及肠系膜下神经节等（图10-68、图10-69）。

（2）交通支：交感干神经节借交通支与相应的脊神经相连。交通支分为白交通支和灰交通支（图10-67）。白交通支是脊髓侧角细胞发出的节前纤维离开脊神经进入交感干神经节的通路，只见于全部胸神经和上3对腰神经与交感干神经节之间，因纤维有髓鞘，呈白色，故称白交通支。灰交通支是交感干神经节发出的节后纤维进入脊神经的通路，存在于交感干神经节与全部脊神经之间，因纤维无髓鞘，呈灰色，故称灰交通支。

（3）交感神经节前纤维和节后纤维的去向：交感神经节前纤维自脊髓侧角发出，经脊神经前根、脊神经、白交通支进入交感干后有三种去向。①终止于相应的交感干神经节，并交换神经元。②在交感干内上升或下降，然后终止于上方或下方交感干神经节，并交换神经元。③穿过交感干神经节后，至椎前神经节交换神经元。

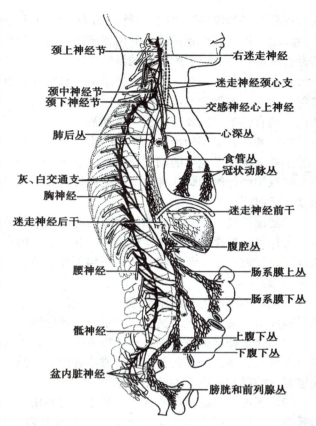

图10-69 交感干和内脏神经丛

由交感干神经节发出的节后纤维也有三种去向：①经灰交通支返回脊神经，随脊神经分布至头颈部、躯干部和四肢的血管、汗腺和立毛肌（竖毛肌）等。31对脊神经与交感干神经节之间都有灰交通支联系，故脊神经分支内一般都含有交感神经的节后纤维。②攀附于动脉形成神经丛，并随动脉及其分支到达所支配的器官。③由交感干神经节发出分支直接分布到所支配的器官。

自椎前神经节发出的节后纤维主要是形成神经丛攀附动脉走行，分布到腹腔和盆腔脏器。

（4）交感神经的分布（图10-67～图10-69）：交感神经的分布大致为，自脊髓第1～5胸节段（$T_{1\sim5}$）侧角细胞发出的节前纤维交换神经元后，其节后纤维支配头、颈、胸腔脏器和上肢的血管、汗腺及立毛肌；自脊髓第5～12胸节段（$T_{5\sim12}$）侧角细胞发出的节前纤维交换神经元后，其节后纤维支配肝、脾、肾等实质性器官和腹腔内结肠左曲以上的消化管；自脊髓上腰节段（$L_{1\sim3}$）侧角细胞发出的节前纤维交换神经元后，其节后纤维支配结肠左曲以下的消化管、盆腔脏器和下肢的血管、汗腺及立毛肌。

2. 副交感神经

副交感神经的低级中枢位于脑干内的副交感核和脊髓第2～4骶节段（$S_{2\sim4}$）的骶副交感核。由副交感神经核发出副交感神经的节前纤维至周围部的副交感神经节交换神经元，发出节后纤维到达所支配的器官。根据副交感神经低级中枢的位置，副交感神经也称为"内脏神经脑骶部"。副交感神经的周围部包括副交感神经节及进出于节的节前纤维和节后纤维。根据副交感神经节的位置不同，可分为器官旁节和器官内节，前者位于所支配的器官附近，后者位于所支配的器官壁内。其中，位于颅部的副交感神经节体积较大，肉眼可见，如睫状神经节、下颌下神经节、翼腭神经节和耳神经节等。除颅部以外，身体其他部位的副交感神经节体积很小，肉眼难以辨别，如位于心丛、肺丛、膀胱丛和子宫阴道丛内的器官旁节，以及位于支气管和消化管壁内的器官内节，需借助显微镜才能观察到。

（1）颅部副交感神经：其节前纤维行于动眼神经、面神经、舌咽神经和迷走神经内。

①随动眼神经走行的副交感神经节前纤维，由中脑内的动眼神经副核发出，进入眶后，在视神经外侧的睫状神经节内交换神经元，其节后纤维穿入眼球壁，分布于瞳孔括约肌和睫状肌。

②随面神经走行的副交感神经节前纤维，由脑桥内的上泌涎核发出，一部分节前纤维经岩大神经至翼腭神经节交换神经元，其节后纤维至泪腺和鼻腔黏膜的腺体；另一部分节前纤维通过鼓索加入舌神经，再到下颌下神经节交换神经元，其节后纤维分布于下颌下腺和舌下腺。

③随舌咽神经走行的副交感神经节前纤维，由延髓内的下泌涎核发出，至卵圆孔下方的耳神经节交换神经元，其节后纤维分布到腮腺。

④随迷走神经走行的副交感神经节前纤维，由延髓内的迷走神经背核发出，随迷走神经分支到胸、腹腔脏器的器官旁节或器官内节交换神经元，其节后纤维随即分布于胸、腹腔脏器（结肠左曲以下的消化管除外）。

（2）骶部副交感神经：其节前纤维由脊髓第 2～4 骶节段（$S_{2\sim4}$）副交感神经核发出，随骶神经前根、前支出骶前孔至盆腔，组成盆内脏神经，参加盆丛，随盆丛分支到降结肠、乙状结肠和盆腔脏器，在器官旁节或器官内节交换神经元，节后纤维支配这些器官的平滑肌和腺体。

3. 交感神经和副交感神经的主要区别

（1）低级中枢的部位不同：交感神经的低级中枢位于脊髓第 1 胸节段～第 3 腰节段（$T_1\sim L_3$）的侧角内；副交感神经的低级中枢位于脑干内的副交感神经核和脊髓第 2～4 骶节段（$S_2\sim S_4$）的副交感神经核。

（2）周围神经节的位置不同：交感神经节位于脊柱的两旁（椎旁神经节）和脊柱的前方（椎前神经节）；副交感神经节位于所支配的器官近旁（器官旁节）和器官壁内（器官内节）。因此，副交感神经节前纤维比交感神经节前纤维长，而节后纤维则较短。

（3）分布范围不同：交感神经在周围的分布范围较广，除至头颈部、胸腹腔脏器外，还遍及全身的血管、腺体及立毛肌等。副交感神经的分布不如交感神经广泛，一般认为大部分血管、汗腺、立毛肌和肾上腺髓质均无副交感神经支配。

（4）节前神经元与节后神经元的比例不同：一个交感神经节前神经元的轴突可与较多节后神经元组成突触；而一个副交感神经节前神经元的轴突则与较少的节后神经元组成突触。

（5）对同一器官所起的作用不同：交感神经与副交感神经对同一器官的作用是互相拮抗、又互相统一的。例如：当机体运动加强时，为适应机体代谢的需要，交感神经兴奋增强，而副交感神经兴奋减弱，于是出现心率加快、血压升高、支气管扩张、瞳孔开大、消化活动受抑制等现象。当机体处于安静或睡眠状态时，副交感神经兴奋加强，交感神经相对抑制，因而可出现心率减慢、血压下降、支气管收缩、消化活动增强等，以利于体力的恢复和能量的储存。

二、内脏感觉神经

内脏感觉神经通过感受器接受来自内脏的刺激，将其转变为神经冲动传至中枢。如同躯体感觉神经一样，内脏感觉神经元的胞体位于脊神经节和脑神经节内，亦为假单极神经元。周围突随交感神经和副交感神经分布；中枢突进入脊髓和脑干，分别止于脊髓后角和脑干内的孤束核。内脏感觉纤维一方面借中间神经元与内脏运动神经元联系，形成内脏-内脏反射，或与躯体运动神经元联系，形成内脏-躯体反射；另一方面经过较复杂的传导途径将冲动传至大脑皮质，产生内脏感觉。

内脏感觉包括特殊内脏感觉和一般内脏感觉。特殊内脏感觉指的是嗅觉和味觉，而一般内脏感觉指的是除嗅觉和味觉外的全部心、血管、腺体和内脏的感觉。

由于内脏感觉纤维数目较少，且多为细纤维，痛阈较高，故一般强度的刺激不引起主观感觉。内脏感觉的传入途径比较分散，即一个脏器的感觉纤维经过多个节段的脊神经进入中枢，而一条脊神经又包含来自几个脏器的感觉纤维。因此，内脏痛往往是弥散的，定位也不准确，比较模糊。某些内脏器官发生病变时，常在体表的一定区域产生感觉过敏或痛觉，这种现象称牵涉性痛（图10-70）。

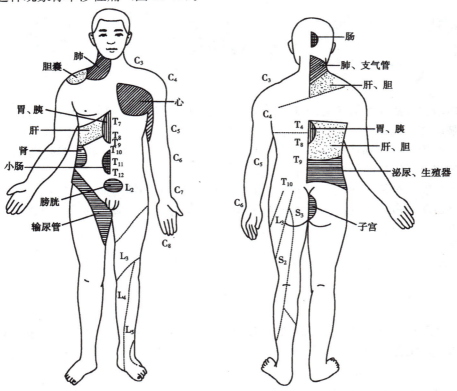

图 10-70　内脏患病时的牵涉性痛区

海德带与牵涉性痛

　　海德带又称"痛觉过敏带""内脏皮肤反射""海德区"，指内脏的感觉神经（交感神经）借交通支与脊髓相连，内脏疾患的疼痛可投射到身体表面感觉神经分布的区域内。临床上将内脏患病时体表发生感觉过敏及骨骼肌反射性僵硬和血管运动、汗腺分泌等障碍的部位称为海德带。该带有助于内脏疾病的定位诊断。

　　牵涉性痛是指当某些脏器官发生病变时，常在体表一定区域（海德带）产生感觉过敏或痛觉。如肝胆疾病可引起右肩痛，心绞痛引起胸前区及左臂内侧痛，肾结石引起腰痛，盆腔疾病引起腰骶痛等。

　　关于牵涉性痛的发生机制，目前尚未完全清楚。一般认为，发生牵涉性痛的体表部位与病变器官往往接受同一脊髓节段支配，体表部位和病变器官的感觉神经进入同一脊髓节段，并在脊髓后角内密切联系。因此，从病变内脏传来的冲动可以扩散或影响到邻近的躯体感觉神经元，从而产生牵涉性痛。近年来的研究发现，一个脊神经节神经元的周围突既分支到躯体，又分支到内脏器官，研究者认为这是牵涉性痛机制的形态学基础。

任务五　神经传导通路

　　机体内、外的感受器接受的刺激转变为神经冲动，经周围神经传入中枢神经系统，最后至大脑皮质产生感觉。大脑皮质将这些信息整合后发出指令，传递到脑干或脊髓的运动神经元，经传出神经到达躯体或内脏效应器，引起效应。高级中枢与感受器或效应器之间，通过神经元组成的传导神经冲动的通路，称传导通路。

　　由感受器经过传入神经、皮质下各级中枢至大脑皮质的神经通路，称感觉传导通路或上行传导通路；由大脑皮质经皮质下各级中枢、传出神经至效应器的神经通路称运动传导通路或下行传导通路。

一、感觉传导通路

（一）本体觉传导通路

　　本体觉是指肌、腱、关节等运动器官的位置觉、运动觉和震动觉，又称深感觉。躯干和四肢的本体觉传导通路分为意识性和非意识性两种。

1. 躯干和四肢意识性本体觉和精细触觉传导通路

　　意识性本体觉传导通路是指将本体觉冲动传至大脑皮质，产生意识性感觉。此传导通路中还传导躯干和四肢的皮肤精细触觉，故可称为躯干和四肢意识性本体觉与精细触觉传导通路，其由 3 级神经元组成（图 10-71、图 10-72）。

第 1 级神经元胞体位于脊神经节内，为假单极神经元，其周围突随脊神经分布到躯干和四肢的肌、腱、关节等处的本体觉感受器和皮肤精细触觉感受器，中枢突经脊神经后根，进入脊髓同侧的后索。来自脊髓第 5 胸节以下的纤维走在内侧，形成薄束，传导躯干下部、下肢的本体觉和皮肤的精细触觉；来自第 4 胸节以上的纤维位于薄束的外侧，形成楔束，传导躯干上部、上肢的本体觉和皮肤的精细触觉。薄束和楔束在脊髓后索内上升，分别止于延髓的薄束核和楔束核。

第 2 级神经元胞体位于延髓的薄束核和楔束核，由此两核发出的纤维呈弓形前行至中央管腹侧，在中线与对侧纤维交叉，形成内侧丘系交叉，交叉后的纤维在中线两侧上行，称内侧丘系，经过脑桥和中脑止于背侧丘脑腹后外侧核。

第 3 级神经元胞体位于背侧丘脑腹后外侧核，此核发出纤维参与组成丘脑皮质束，经内囊后肢投射到中央后回的上、中部和中央旁小叶的后部。

该传导通路损伤，患者闭目不能确定相应部位的位置姿势和运动方向，震动觉消失，同时精细触觉也丧失。

2. 躯干和四肢非意识性本体觉传导通路

非意识性本体觉传导通路是指将躯干和四肢本体觉感受器产生的信息传至小脑的通路，产生非意识性感觉，反射性调节躯干和四肢的肌张力和协调运动，维持身体的平衡和姿势（图 10-71）。

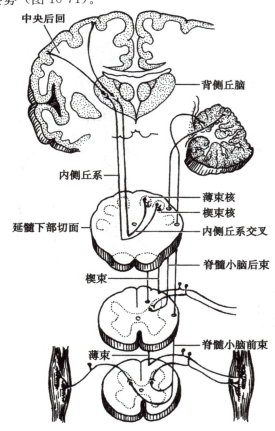

图 10-71　本体觉和精细触觉传导通路

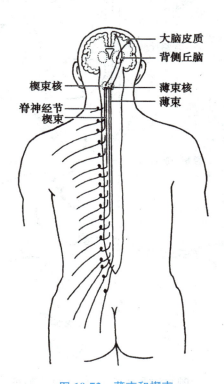

图 10-72　薄束和楔束

（二）浅感觉传导通路

浅感觉传导通路传导痛觉、温度觉、粗触觉和压觉的冲动，由3级神经元组成。

1. 躯干和四肢浅感觉传导通路

第1级神经元胞体位于脊神经节内，为假单极神经元，周围突随脊神经分布到躯干、四肢皮肤的感受器，中枢突经脊神经后根进入脊髓，止于后角细胞。

第2级神经元胞体位于脊髓后角的后角细胞，它发出纤维上升1～2个脊髓节段，再经中央管前方的白质前连合交叉到对侧。其中一部分纤维进入外侧索组成脊髓丘脑侧束，传导痛觉和温度觉；另一部分纤维进入前索组成脊髓丘脑前束，传导粗触觉和压觉。两束纤维分别在脊髓外侧索和前索上行，经脑干止于背侧丘脑腹后外侧核。

第3级神经元胞体位于背侧丘脑腹后外侧核，它们发出的纤维参与组成丘脑皮质束，经内囊后肢投射到中央后回上、中部和中央旁小叶的后部（图10-73、图10-74）。

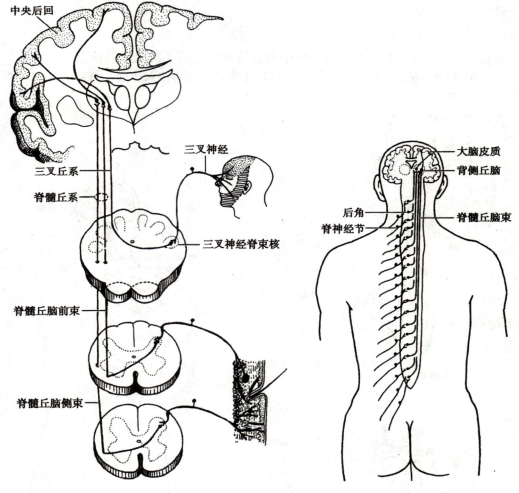

图 10-73　痛觉、温度觉和粗触觉传导通路　　　　图 10-74　脊髓丘系的构成

一侧脊髓丘脑侧束和脊髓丘脑前束受损，受损平面1～2个脊髓节段以下对侧皮肤痛

觉、温度觉减弱或丧失，触觉缺失不显著，因后索亦传导精细触觉。

2. 头面部浅感觉传导通路

第 1 级神经元胞体位于三叉神经节内，为假单极神经元，其周围突经三叉神经分布于头面部皮肤和口、鼻腔黏膜等感受器，中枢突组成三叉神经根入脑桥，其中传递痛觉和温度觉的纤维下降，形成三叉神经脊束，止于三叉神经脊束核；传递触觉和压觉的纤维终止于三叉神经脑桥核。

第 2 级神经元胞体位于三叉神经脊束核和脑桥核，它们发出纤维交叉到对侧，组成三叉丘系，止于背侧丘脑腹后内侧核。

第 3 级神经元胞体位于背侧丘脑腹后内侧核，它们发出纤维参与组成丘脑皮质束，经内囊后肢投射到中央后回下部。

此通路在交叉部位以上损伤则对侧头面部出现浅感觉障碍，若在交叉部位以下损伤则同侧头面部出现浅感觉障碍。

（三）视觉传导通路

视觉传导通路传导两眼视觉。当两眼向前平视时所能看到的空间范围称视野。视野分为鼻侧半视野和颞侧半视野。物体由于眼球屈光系统对光线的折射，鼻侧半视野的物象投射到颞侧半视网膜，颞侧半视野的物象投射到鼻侧半视网膜。

视网膜的视杆细胞和视锥细胞为感光细胞，感受光刺激后，将冲动传至双极细胞。双极细胞为第 1 级神经元，将神经冲动传至神经节细胞。神经节细胞为第 2 级神经元，其轴突在视神经盘处集合成视神经，经两侧视神经管入颅腔，汇合为视交叉，经视束向后，主要终止于外侧膝状体。

视神经纤维在视交叉处做不完全交叉，即来自两眼视网膜鼻侧半的纤维在视交叉处交叉后加入对侧视束；而来自颞侧半的纤维不交叉，直接进入同侧视束。因此，每侧视束包含同侧眼球视网膜颞侧半的纤维和对侧眼球视网膜鼻侧半的纤维。视束绕过大脑脚，终止于外侧膝状体。第 3 级神经元胞体位于外侧膝状体，发出的轴突组成视辐射，经内囊后肢投射到枕叶距状沟上、下皮质的视觉中枢。

视觉传导通路不同部位损伤时，可引起不同的视野缺损（图 10-75）：

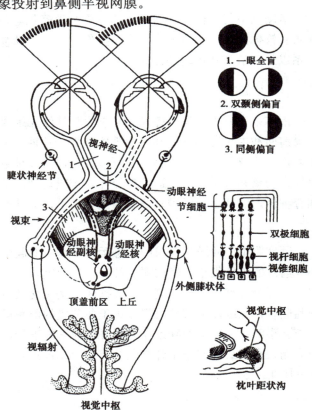

图 10-75 视觉传导通路和瞳孔对光反射通路

①一侧视神经损伤可导致患侧视野全盲；②视交叉中间部（交叉纤维）损伤可导致双眼视野颞侧半偏盲；③一侧视束、外侧膝状体、视辐射或视觉中枢皮质损伤，可导致双眼对侧视野同向性偏盲，如左侧视束损伤，则引起双眼视野右侧半偏盲（即左眼鼻侧视野和右眼颞侧视野偏盲）。

【附】瞳孔对光反射

光照一侧瞳孔，引起两眼瞳孔同时缩小的现象称为瞳孔对光反射（图 10-75）。光照侧瞳孔缩小的反应称直接对光反射，未照射侧瞳孔缩小的反应称间接对光反射。瞳孔对光反射是由视神经和动眼神经中的副交感纤维共同完成的。其传导通路为：视网膜→视神经→视交叉→两侧视束→顶盖前区→两侧动眼神经副核→动眼神经→睫状神经节→节后纤维→瞳孔括约肌收缩→两侧瞳孔缩小。

一侧视神经损伤，光照患侧瞳孔，两侧瞳孔均无反应；光照健侧瞳孔，则两侧瞳孔都缩小，此即患侧直接对光反射消失，间接对光反射存在。

一侧动眼神经损伤，分别光照两侧瞳孔，患侧瞳孔均无反应，此即患侧直接对光反射和间接对光反射均消失。

二、运动传导通路

运动（下行）传导通路是大脑皮质对骨骼肌运动进行调节和控制的传导通路，包括锥体系和锥体外系。锥体系直接或间接作用于下运动神经元执行随意运动。锥体外系是指锥体系以外调节随意运动的传导通路。

（一）锥体系

锥体系主要由上运动神经元和下运动神经元组成。上运动神经元的胞体位于大脑皮质中央前回和中央旁小叶前部，为锥体细胞，其轴突聚集形成锥体束，其中下行至脊髓的纤维束称皮质脊髓束；止于脑神经躯体运动核的纤维束称皮质核束。下运动神经元是脑神经躯体运动核和脊髓前角的运动神经元，构成运动冲动传导的最后公路，其轴突构成脑神经和脊神经内躯体运动纤维。正常情况下，上运动神经元控制下运动神经元的活动。

1. 皮质脊髓束

管理躯干、四肢骨骼肌的随意运动。其主要起于大脑皮质中央前回上、中部和中央旁小叶前部的锥体细胞，经内囊后肢、中脑大脑脚、脑桥基底部至延髓形成锥体。在锥体下部，大部分纤维交叉至对侧，形成锥体交叉。交叉后的纤维在脊髓外侧索下行，形成皮质脊髓侧束，陆续逐节直接或间接止于各节段的前角运动神经元，皮质脊髓侧束存在于脊髓全长。小部分未交叉的纤维在同侧脊髓前索内下行，形成皮质脊髓前束，再陆续逐节交叉至对侧，直接或间接止于各节段的前角运动神经元，皮质脊髓前束只存在于脊髓中胸段以上（图 10-76）。

2. 皮质核束（皮质脑干束）

管理头面部骨骼肌的随意运动。主要起于大脑中央前回下部的锥体细胞，经内囊膝下降至脑干。皮质核束的大部分纤维终止于双侧的躯体运动核，只有一小部分纤维完全交叉到对侧，终止于面神经核的下部和舌下神经核，支配对侧的面下部面肌和舌肌。因此，除面神经核下部和舌下神经核受单侧（对侧）皮质核束支配外，其他躯体运动核均接受双侧的皮质核束的支配。一侧皮质核束损伤时，只有对侧面下部面肌和对侧舌肌瘫痪，而眼外肌、咀嚼肌、咽喉肌和面上部表情肌均不受影响（图10-77）。

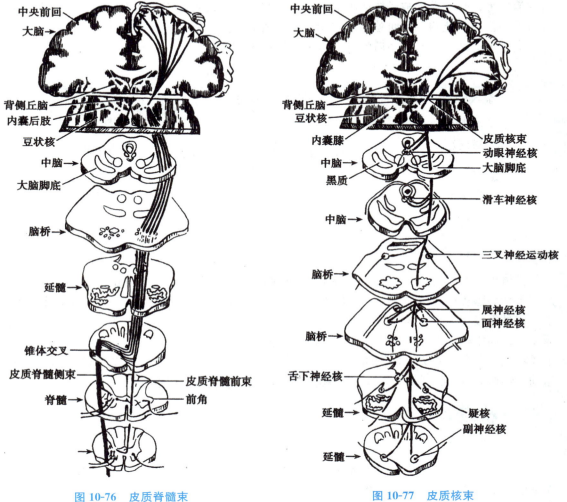

图 10-76　皮质脊髓束　　　　　　　　　　图 10-77　皮质核束

　　锥体系任何部分受损都可引起骨骼肌随意运动障碍，出现瘫痪，但上运动神经元和下运动神经元损伤所表现的症状不同。

　　上运动神经元损伤：指脊髓前角运动神经元和脑干躯体运动核以上的大脑皮质躯体运动中枢或锥体束损伤，表现为随意运动障碍，肌张力增高，病理反射阳性，腱反射亢进，瘫痪的肌肉呈痉挛状态，故称中枢性瘫痪（硬瘫），主要是由于下运动神经元失去上运动神经元对其的抑制作用，下运动神经元的兴奋性增强所致。当一侧皮质核束受损时，对侧睑裂以下的面肌和对侧舌肌可出现瘫痪，表现为病灶对侧鼻唇沟消失，口角低垂并向病灶侧偏斜，流涎，不能做鼓腮、露齿等动作，伸舌时舌尖偏向病灶对侧，临床上又称核上瘫。

下运动神经元损伤：指脊髓前角运动神经元或脑干躯体运动核或脊神经、脑神经受损。因反射弧破坏，骨骼肌失去神经直接支配，表现为瘫痪的肢体肌张力降低，浅、深反射消失，肌萎缩，病理反射阴性，临床上称此为周围性瘫痪（软瘫）。一侧面神经核或面神经损伤时，可致病灶侧所有面肌瘫痪，表现为额纹消失，眼睑不能闭合，口角下垂，鼻唇沟消失等；一侧舌下神经核或舌下神经受损伤时，可致病灶侧全部舌肌瘫痪，表现为伸舌时舌尖偏向病灶侧，舌肌萎缩，临床上又称核下瘫。

上、下运动神经元损伤后的临床表现比较见表10-7。

表10-7　上、下运动神经元损伤后的临床表现比较

症状与体征	上运动神经元损伤	下运动神经元损伤
肌张力	增高	降低
腱反射	亢进	消失或减弱
病理反射	出现（阳性）	不出现（阴性）
肌萎缩	不明显	明显
瘫痪	痉挛性（硬瘫）	弛缓性（软瘫）

（二）锥体外系

锥体外系是指锥体系以外所有影响和控制躯体运动的神经传导通路。其结构十分复杂，包括大脑皮质及皮质下基底神经核、红核、黑质、小脑、网状结构等及它们的纤维联系。在种系发生上，锥体外系出现较早，从鱼类开始出现，在鸟类和低等哺乳动物是控制运动的最高中枢。在人类由于锥体系的出现，锥体外系处于从属和辅助地位。锥体外系的主要功能是调节肌张力，协调肌的运动，维持体态姿势，完成习惯性和节律性动作及精细运动。锥体系和锥体外系互相配合，相互协调，共同控制骨骼肌的随意运动。

【附】中枢神经系统若干部位损伤的临床表现

1. 大脑皮质躯体运动中枢损伤

大脑皮质躯体运动中枢损伤常见中央前回或中央旁小叶某一局部病变，出现对侧上肢或下肢单个肢体瘫痪，临床上称单瘫。

2. 一侧内囊损伤

一侧内囊损伤表现为：①对侧偏身感觉障碍（丘脑皮质束受损）；②对侧半身瘫痪，包括面下部肌、舌肌瘫痪（皮质核束受损）和上、下肢肌痉挛性瘫痪（皮质脊髓束受损）；③两眼对侧视野同向性偏盲（视辐射受损）。这就是所谓的"三偏"症状（图10-78）。

3. 中脑一侧大脑脚损伤

如小脑幕切迹疝压迫大脑脚底，可使一侧锥体束及动眼神经根受损，表现为患侧动眼神经麻痹，对侧肢体中枢性瘫痪、面神经核上瘫及舌下神经核上瘫（图10-79）。

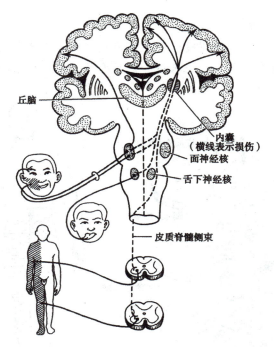

图 10-78　一侧内囊损伤

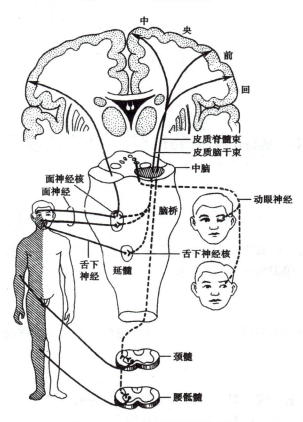

图 10-79　中脑一侧大脑脚损伤

4. 脊髓半横断损伤

表现为：①损伤平面以下同侧肢体中枢性瘫痪（一侧皮质脊髓侧束受损）；②损伤平面以下同侧肢体深感觉和精细触觉丧失（一侧后索的薄束、楔束损伤）；③损伤平面以下对侧身体痛、温觉丧失（一侧脊髓丘脑束受损）（图 10-80）。

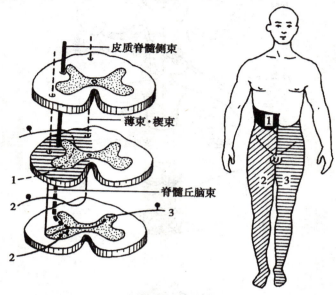

图 10-80　脊髓半横断损伤
（左图 **1**、**2**、**3** 与右图 **1**、**2**、**3** 区域相对应）

任务六　脑和脊髓的被膜、血管及脑脊液循环

一、脑和脊髓的被膜

脑和脊髓表面有三层被膜，由外向内分别为硬膜、蛛网膜和软膜。三层被膜在枕骨大孔处相续，有支持、保护脑和脊髓的作用。

（一）硬膜

硬膜由致密结缔组织构成，厚而坚韧。其中包被脊髓的部分称硬脊膜，包被脑的部分称硬脑膜。

1. 硬脊膜

硬脊膜呈囊状包裹脊髓（图 10-81）。硬脊膜与椎管的骨膜之间有一个窄隙称硬膜外隙（腔），内含疏松结缔组织、脂肪、淋巴管和椎内静脉丛。此隙略呈负压，有脊神经根通过，临床上进行硬膜外麻醉术时将药物注入此隙，以达到阻滞脊神经传导的作用。

硬脊膜向上与硬脑膜相续，由于在枕骨大孔边缘与骨膜紧密相贴，故硬膜外隙不与颅腔相通。硬膜外隙及其内容物对脊髓起到很好的保护作用。

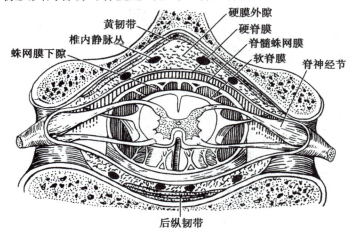

图 10-81　脊髓的被膜

2. 硬脑膜

硬脑膜是包被脑的纤维膜，坚韧而有光泽，由内、外两层结合而成（图 10-82）。在颅盖，硬脑膜与颅骨结合疏松，容易分离，当颅盖部外伤时，常因硬脑膜血管损伤而在硬脑膜与颅骨之间形成硬膜外血肿。硬脑膜在颅底则与颅骨结合紧密而牢固，故颅底骨折时，容易将硬脑膜与蛛网膜同时撕裂，导致脑脊液外漏。

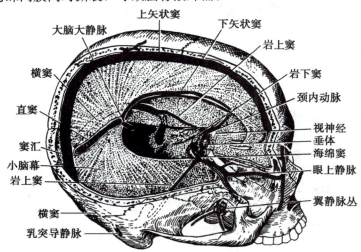

图 10-82　硬脑膜和硬脑膜窦

硬脑膜内层在一定部位折叠形成隔幕，并突入脑的裂隙中。其中主要有，①大脑镰：伸入大脑纵裂内，下缘游离，直到胼胝体上方，前端附于鸡冠，后端连于小脑幕上面的正中线上；②小脑幕：呈半月形，位于大脑半球与小脑之间，前缘游离称幕切迹，围绕中脑，后缘和两侧附于枕骨和颞骨上。小脑幕将颅腔分隔成不完全的上、下两部。当小脑幕上颅脑发生病变引起颅内压增高时，可能将幕切迹上方的海马旁回和钩挤入小脑幕切迹和中脑之间，形成小脑幕切迹疝。

　　硬脑膜在有些部位两层分开，内衬内皮细胞，形成含静脉血的腔隙，称硬脑膜窦。主要的硬脑膜窦有：①上矢状窦。在大脑镰上缘，向后汇入窦汇。②下矢状窦。位于大脑镰下缘，向后汇入直窦。③直窦。位于大脑镰与小脑幕连接处，向后通窦汇。④横窦。在小脑幕的后缘，位于横窦沟内，连于窦汇和乙状窦之间。⑤乙状窦。位于乙状窦沟内，是横窦的延续，到达颈静脉孔处，移行为颈内静脉。⑥窦汇。位于左、右横窦与上矢状窦和直窦的汇合处。⑦海绵窦。位于蝶鞍的两侧（图10-83），内有颈内动脉和展神经通过。在窦的外侧壁处，自上而下有动眼神经、滑车神经、眼神经和上颌神经通过。由于眼上静脉直接注入海绵窦，故面部感染有可能经面静脉、内眦静脉和眼上静脉波及海绵窦，造成海绵窦炎或血栓形成，从而累及上述神经，出现相应的症状。海绵窦可以经颞骨岩部上缘处的岩上窦注入横窦，也可以经岩下窦注入颈内静脉。硬脑膜窦还借若干导静脉与颅外静脉相交通（图10-84），故头皮感染有可能蔓延至颅内。

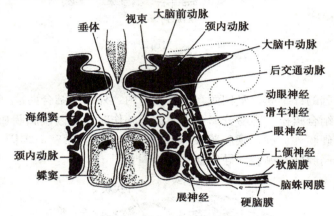

图 10-83　海绵窦

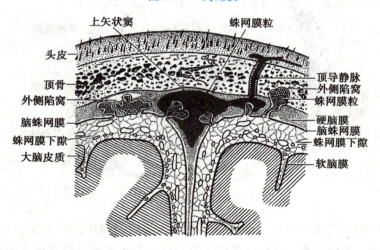

图 10-84　蛛网膜粒和硬脑膜窦

硬脑膜窦内的血液流向如下：

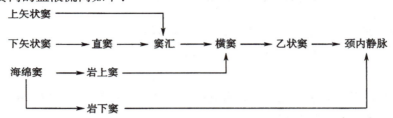

（二）蛛网膜

蛛网膜位于硬膜的深面，为透明薄膜，缺乏血管和神经。除了大脑纵裂和大脑横裂处外，其跨越脑和脊髓表面的沟、裂。蛛网膜与软膜之间的空隙称蛛网膜下隙（腔），两膜之间有结缔组织小梁相连，隙内充满脑脊液。此腔隙在某些部位扩大，其内纤维组织小梁消失，称蛛网膜下池，其中最大的为小脑延髓池，位于小脑和延髓背侧面之间，临床上可在此处做小脑延髓池穿刺，抽取脑脊液进行检验。在脊髓末端与第 2 骶椎水平之间有终池，其内有马尾和终丝而无脊髓，在此处做腰椎穿刺，不致损伤脊髓。脑蛛网膜在上矢状窦附近形成许多颗粒状突起并突入上矢状窦内，称蛛网膜粒，脑脊液通过蛛网膜粒渗入硬脑膜窦，汇入静脉（图 10-85）。

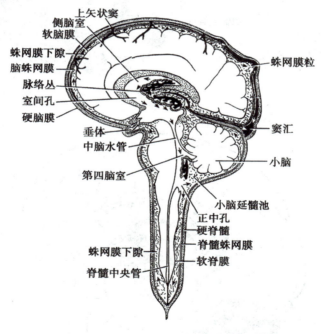

图 10-85　脑脊液循环示意图

（三）软膜

软膜富含血管和神经，紧贴在脑和脊髓表面，并伸入脑和脊髓的沟、裂之中，按位置分别称软脑膜和软脊膜。在脑室的一定部位，软脑膜及其表面的血管与室管膜共同构成脉络组织。在某些部位，脉络组织中的血管反复分支成丛，夹带其表面的软脑膜和室管膜上皮突入脑室，形成脉络丛，脑脊液主要由此结构产生。

二、脑室和脑脊液

（一）脑室

脑室是脑中的腔隙，主要包括左、右侧脑室，第三脑室和第四脑室，脑室壁内衬有室管膜上皮，脑室腔内充满脑脊液。

1. 侧脑室

侧脑室位于大脑半球内，左、右各一（图 10-86、图 10-87），延伸至半球的各个叶中，可分为4部：中央部，位于顶叶内，是一狭窄的水平裂隙；前角，是中央部向前伸入额叶内的部分；后角，是中央部向后伸入枕叶内的部分；下角，是中央部折向前下方伸入颞叶内的部分。两个侧脑室各自经左、右室间孔与第三脑室相通。

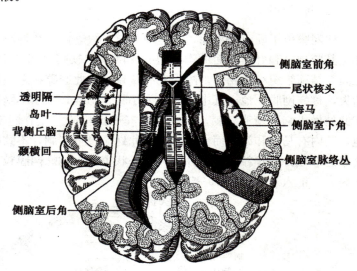

图 10-86　侧脑室（上面观）

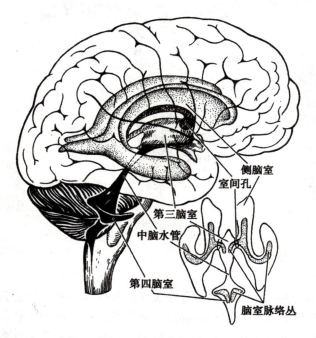

图 10-87　脑室投影图

2. 第三脑室

第三脑室是间脑中间的矢状裂隙，位于两侧背侧丘脑和下丘脑之间，向上外经室间孔与侧脑室相通，向后下借中脑水管与第四脑室相通。

3. 第四脑室

第四脑室是位于延髓、脑桥和小脑之间的腔隙（图 10-14）。第四脑室的顶朝向小脑。底呈菱形，即菱形窝。第四脑室向上经中脑水管通第三脑室，向下通延髓和脊髓的中央管。第四脑室分别通过顶下部单个的第四脑室正中孔和两个外侧角处的第四脑室外侧孔与蛛网膜下隙相通（图 10-88）。

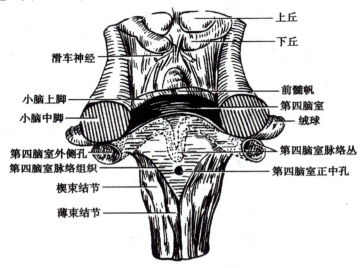

图 10-88 第四脑室正中孔和外侧孔

（二）脑脊液

脑脊液是充满脑室、蛛网膜下隙和脊髓中央管内的无色透明液体，对中枢神经系统起缓冲、保护、营养、运输代谢产物和维持颅内压的作用。成人的脑脊液总量约为 150 mL，它处于不断产生、循环和回流的平衡状态。

脑脊液主要由脑室脉络丛产生。侧脑室内的脑脊液经室间孔流入第三脑室，伴随第三脑室脉络丛产生的脑脊液一起向下经中脑水管至第四脑室，再汇合第四脑室脉络丛产生的脑脊液一起经第四脑室正中孔和两个外侧孔流入蛛网膜下隙，最后经蛛网膜粒渗透到硬脑膜窦内，回流入血液中（图 10-85）。如果脑脊液循环的通路发生阻塞，可引起脑积水或颅内压增高。

三、脑和脊髓的血管

（一）脑的血管

1. 脑的动脉

脑的血液供应来源于椎动脉和颈内动脉（图 10-89）。椎动脉供应大脑半球后 1/3 及部分间脑、脑干和小脑；颈内动脉供应大脑半球的前 2/3 和部分间脑。

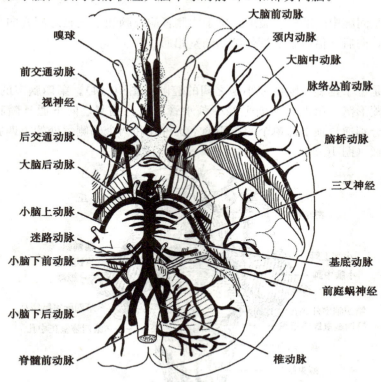

嗅球

前交通动脉

视神经

后交通动脉

大脑后动脉

小脑上动脉

迷路动脉

小脑下前动脉

小脑下后动脉

脊髓前动脉

大脑前动脉

颈内动脉

大脑中动脉

脉络丛前动脉

脑桥动脉

三叉神经

基底动脉

前庭蜗神经

椎动脉

图 10-89　脑底的动脉

（1）椎动脉：发自锁骨下动脉，向上穿经第 6～1 颈椎横突孔后，经枕骨大孔入颅。入颅后，左、右椎动脉在脑桥下缘处汇合成一条基底动脉。此动脉沿脑桥腹侧面的基底沟上行，至脑桥上缘处，分为左、右大脑后动脉两大终支（图 10-90、图 10-91）。大脑后动脉绕大脑脚行向外后方，皮质支主要分布于大脑半球的枕叶和颞叶大部。椎动脉的主要分支还有脊髓前、后动脉和小脑下后动脉等。

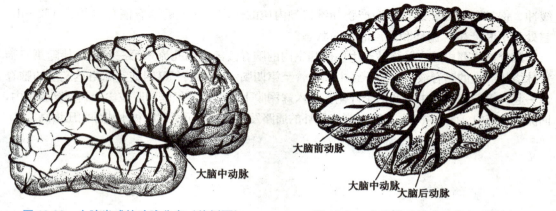

大脑中动脉

大脑前动脉

大脑中动脉　大脑后动脉

图 10-90　大脑半球的动脉分布（外侧面）　　图 10-91　大脑半球的动脉分布（内侧面）

（2）颈内动脉：起自颈总动脉，向上行经颈动脉管入颅，主要分支如下。

①大脑前动脉发出后行向前内，进入大脑纵裂，沿胼胝体沟后行，皮质支主要分布于顶枕沟以前的大脑半球内侧面和额、顶叶上外侧面的上部。两侧大脑前动脉进入大脑纵裂处，有前交通动脉相连。

②大脑中动脉是颈内动脉的直接延续，向外行进入大脑外侧沟并沿此沟向外后行，皮质支主要分布于大脑半球外侧的大部分和岛叶。

③后交通动脉向后与大脑后动脉吻合（图 10-89）。

（3）大脑动脉环：或称 Willis 环，由大脑后动脉、后交通动脉、颈内动脉、大脑前动脉和前交通动脉在脑底环绕视交叉、灰结节及乳头体吻合而成。此环使两侧颈内动脉和基底动脉互相交通，具有调节血流的作用（图 10-89）。

大脑前、中、后动脉共同发出两类分支：一类是皮质支（图 10-92），主要分布于大脑皮质和皮质深面的髓质；另一类是中央支（图 10-92），口径细小，从上述动脉发出后，垂直走行，进入脑实质内，主要供应大脑的基底核和内囊等处。其中大脑中动脉发出的皮质支和中央支最为重要。大脑中动脉的皮质支分布区域内有躯体运动中枢、躯体感觉中枢和语言中枢，若该动脉发生阻塞，对机体功能将有严重影响；大脑中动脉的中央支营养内囊、纹状体和背侧丘脑等，它们口径小，管壁薄，发出处距颈内动脉很近，压力较高，所以在一些因素影响下，易于破裂出血，常累及内囊，从而引起对侧半身的运动和感觉障碍及两眼对侧视野同向性偏盲等，即"三偏"症状。

图 10-92　大脑中动脉的皮质支和中央区

2. 脑的静脉

脑的静脉不与动脉伴行，可分为浅、深两组，两组静脉最终经硬脑膜窦回流至颈内静脉。

（1）浅静脉：包括大脑上静脉、大脑中浅静脉和大脑下静脉，位于大脑表面，收集大脑皮质和皮质深面髓质的静脉血，分别注入附近的硬脑膜窦（图 10-93）。

（2）深静脉：收集大脑深部的静脉血，最后汇成一条大脑大静脉，注入直窦。

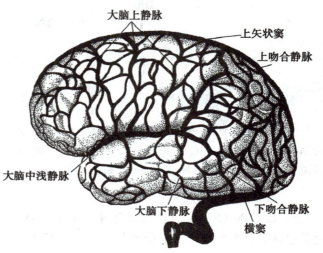

图 10-93　大脑浅静脉

（二）脊髓的血管

脊髓的动脉血液供应主要来自椎动脉发出的脊髓前、后动脉和肋间后动脉及腰动脉发出的脊髓支（图10-94）。脊髓前动脉在延髓腹侧合成一干，沿前正中裂下行至脊髓末端；脊髓后动脉沿脊髓后外侧沟下行。脊髓各动脉互相吻合，营养脊髓各部。脊髓的静脉分布情况和动脉相类似。

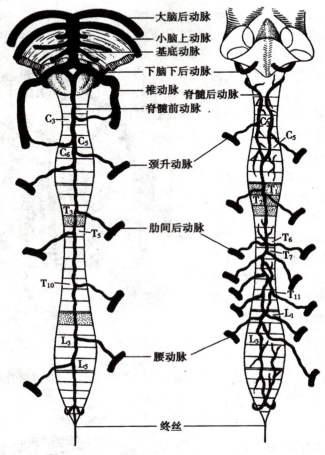

图 10-94　脊髓的动脉

【附】脑屏障

中枢神经系统内神经元的正常活动，需要保持微环境的稳定，维持这种微环境稳定性的结构为脑屏障，它能选择性地允许或阻止某些物质通过。脑屏障包括三部分，即血-脑屏障、血-脑脊液屏障和脑脊液-脑屏障。

1. 血-脑屏障

血-脑屏障（BBB）包括血液与神经元之间的一系列结构，即毛细血管内皮细胞之间的紧密连接、基膜及毛细血管外周的胶质细胞突起。脑和脊髓内毛细血管内皮细胞无窗孔，内皮细胞之间又有紧密连接，成为血-脑屏障的主要形态基础，大分子物质不易透过。

在脑中，有些部位，如脉络丛、神经垂体等的毛细血管有窗孔，内皮细胞间亦无紧密连接，留有间隙，可使大分子物质自由通过。

2. 血-脑脊液屏障

在脉络丛处的毛细血管与脑脊液之间隔有毛细血管内皮细胞、基膜及脉络丛上皮细胞。脉络丛的毛细血管内皮细胞与脑毛细血管内皮细胞大不相同，它是有窗孔的，所以活性染料容易扩散通过内皮，但是在脉络丛上皮细胞间隙的顶部有起屏障作用的闭锁小带能挡住染料，不让它扩散入脑脊液。

3. 脑脊液-脑屏障

脑室的室管膜上皮和覆盖脑表面的软脑膜及软脑膜下的胶质细胞突起组成了脑脊液-脑屏障。室管膜上皮之间无闭锁小带连接，不能有效地限制大分子物质通过。软脑膜上皮和它下面的胶质膜的屏障效能也很低。故把活性染料、荧光染料或同位素等注入脑脊液内，很容易通过软膜胶质膜而进入脑组织，因此，脑脊液成分的改变很容易影响神经元的周围环境。

由于脑屏障的存在，尤其是血-脑屏障和血-脑脊液屏障，可防止有害物质进入脑组织，起到保护脑和脊髓的作用。

复习思考

1. 左侧第四胸髓半边损伤，患者会在哪些部位出现功能障碍？若这个脊髓节全部受到损伤，又会出现哪些功能障碍？

2. 试述臂丛的组成、位置、主要分支。

3. 试述内囊的位置、组成及临床意义。

4. 简述面部、舌各自的神经支配。

5. 针刺合谷穴（虎口区）时，其皮肤的痛觉如何传至大脑皮质？

6. 试述腰椎穿刺术（腰穿）的进针层次。

参考文献

［1］金宏波，黄菊芳．人体解剖生理学学习指导与习题集［M］．北京：人民卫生出版社，2024.

［2］陈洁松，王志强，苏丹．人体解剖学［M］．南京：江苏大学出版社，2017.

［3］邵水金．人体解剖学［M］．5 版．北京：中国中医药出版社，2021.

［4］黄秀峰，张辉．人体解剖学［M］．南京：江苏科学技术出版社，2014.

［5］董忻．人体解剖学［M］．2 版．北京：人民卫生出版社，2015.

［6］Richard L. Drake，A. Wayne Vogl，Adam W Mitchell. 格氏解剖学教学版［M］．3 版．北京：北京大学医学出版社，2016.

［7］王怀经，张绍祥．局部解剖学［M］．2 版．北京：人民卫生出版社，2014.

［8］陈晓杰，孟繁伟．人体解剖学［M］．4 版．北京：人民卫生出版社，2024.

［9］于春水，郑传胜，王振常．医学影像诊断学［M］．5 版．北京：人民卫生出版社，2024.